Physiologisches Praktikum

Von

Dr. med. **Ferdinand Scheminzky**

o. ö. Professor für Physiologie und Vorstand des Physiologischen Institutes
an der Universität in Innsbruck

Vierte, neubearbeitete Auflage

Mit 107 Textabbildungen

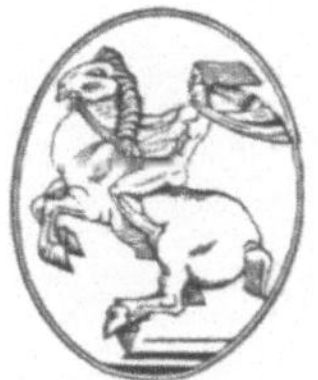

Wien

Springer-Verlag Wien GmbH

ISBN 978-3-7091-3553-2   ISBN 978-3-7091-3552-5 (eBook)
DOI 10.1007/978-3-7091-3552-5

Vorwort zur vierten Auflage.

Die vorliegende vierte Auflage des „Praktikum" wurde gegenüber der dritten in verschiedener Hinsicht umgearbeitet. Unwesentlich ist der Austausch einiger Abbildungen sowie die Streichung minderwertiger Versuche; dagegen wurde als neu die Aufnahme von Hörschwellenkurven mit dem Audiometer eingefügt, wodurch auch in der Physiologie des Ohres ein für die Zukunft wichtiges quantitatives Untersuchungsverfahren Berücksichtigung fand.

So wie bisher ist der Beschreibung der Versuchsdurchführung eine wiederholende Erörterung der Grundlagen vorangestellt; während aber früher die eigentliche Versuchsbeschreibung gleichfalls in laufendem Text gebracht wurde, ist sie nunmehr in schlagwortartiger Darstellung punktweise aufgegliedert. Abgesehen von der Kürzung des Textes wird dadurch vor allem eine wesentlich größere Übersichtlichkeit und Klarheit über die auszuführenden Handgriffe und deren Reihenfolge gewonnen, ein besonderer Vorteil dann, wenn, wie im vorliegenden Fall, die Anleitung neben und während der Versuchsdurchführung benützt werden soll; die einführende Vorlesung in den jeweils vorgesehenen Praktikumsstoff wird dadurch natürlich nicht überflüssig, die punktartige Aufgliederung ruft aber die Erinnerung an das bereits Gehörte schneller wieder in das Gedächtnis zurück.

Für die Durchsicht des Manuskriptes und manchen guten Rat danke ich meiner Frau, Dr. med. Friederike Scheminzky; besonderen Dank schulde ich auch dem Verlag, der selbst unter erschwerten Bedingungen alles daran setzte, das Buch trotz mancher Hindernisse wieder in guter Ausstattung herauszubringen und auf alle meine Wünsche so wie immer zustimmend einging.

So möge das Buch wie in früheren Auflagen dem Studierenden wieder ein treuer Helfer sein, Arbeitsmethoden der Physiologie und der Klinik in den Grundlagen und in der Praxis kennen zu lernen.

Innsbruck, im Mai 1947.

F. Scheminzky.

Inhaltsverzeichnis.

Inhaltsverzeichnis. VII

I. Untersuchung des Blutes.

Das Blut besteht aus dem flüssigen *Blutplasma*, den mikroskopisch kleinen *geformten Elementen* (rote Blutkörperchen *[Erythrozyten]*, weiße Blutkörperchen *[Leukozyten* im weiteren Sinn]* und Blutplättchen *[Thrombozyten]*) sowie dem Blutstaub *(Hämokonien)*. Durch Ausfallen des gelösten Fibrinogens wird aus dem Blut*plasma* das Blut*serum*.

Größere Blutmengen für das Praktikum werden in Form von Schlachthaus- oder frischem Kaninchenblut beigestellt, kleinere Blutmengen durch Einstich in die Fingerbeere oder in das Ohrläppchen gewonnen. Zum *Einstich* benützt man eine lanzettförmige Nadel, über die eine Kappe zur Einstellung einer bestimmten Stichtiefe geschraubt ist („Schnepper", Franksche Nadel). Durch Herausziehen des Knopfes am oberen Ende wird eine Feder gespannt; nach Aufsetzen dieses Schneppers drückt man den seitlichen Hebel, worauf die Nadel durch die Federkraft selbsttätig in die Haut eingestoßen wird. Einstichstelle und Instrument sind vorher durch Abreiben mit einem in Äther, Alkohol oder Toluol getauchten Wattebausch gründlich zu reinigen; der Einstich selbst darf erst erfolgen, wenn die Reinigungsflüssigkeit vollständig verdunstet ist, weil schon Spuren dieser die Blutkörperchen zerstören würden. Zum Einstechen legt man den Finger mit der Rückseite auf eine harte Unterlage oder stützt das Ohrläppchen durch Unterhalten eines Fingers. Der erste austretende Blutstropfen wird mit einem trockenen Wattebausch abgewischt, da er mit Gewebsflüssigkeit und auch mit Resten der in den Hautfurchen etwa zurückgebliebenen Reinigungsflüssigkeit gemischt sein kann. Die Blutung aus der kleinen Wunde steht sehr rasch; durch Aufdrücken eines reinen Wattebausches läßt sich dies beschleunigen.

Der Bau eines üblichen Mikroskopes geht aus Abb. 1 und ihrer Legende hervor. Zum **Mikroskopieren** öffnet man die Irisblende (*g*), wendet, unter Einblicken durch das Okular, den Hohl- oder Planspiegel (*h*) der Lichtquelle zu und verstellt diesen so, daß das Gesichtsfeld gleichmäßig hell erscheint. Bei Tageslicht oder starken Vergrößerungen wendet man im allgemeinen den *Plan* s p i e g e l, bei künstlichem Licht den *Hohl* s p i e g e l an, wobei jedoch im Einzelfall der andere Spiegel eine noch günstigere Beleuchtung ergeben kann. Ist, besonders bei Kunstlicht, das Gesichtsfeld nicht gleichmäßig hell zu bekommen, so hilft man sich durch Senken des ABBEschen Beleuchtungskondensors (*f*) oder durch Einlegen einer Mattscheibe in den Ring (*i*). Das Aufsuchen der richtigen Spiegelstellung bei künstlichem Licht wird durch Einblicken auf das Objektiv — nach vorübergehendem Herausziehen des Okulares aus dem Tubus —, erleichtert. Das auf einem Objektträger liegende und vom Deckglas bedeckte Präparat wird über den Kondensor gebracht und auf dem Tisch mit den Präparatklammern (*m*) befestigt. Man beginnt die Einstellung mit dem *schwachen* Objektiv durch Heben oder Senken des Tubus (*b*) mit dem Trieb (*o*); das ins Okular (*a*) blikkende Auge sieht dann ein Bild des Präparates auftauchen, das durch Benützen der Mikrometerschraube (*p*) scharf eingestellt wird. Bei ungefärbten Präparaten ist die Irisblende vorher stark *zu-*

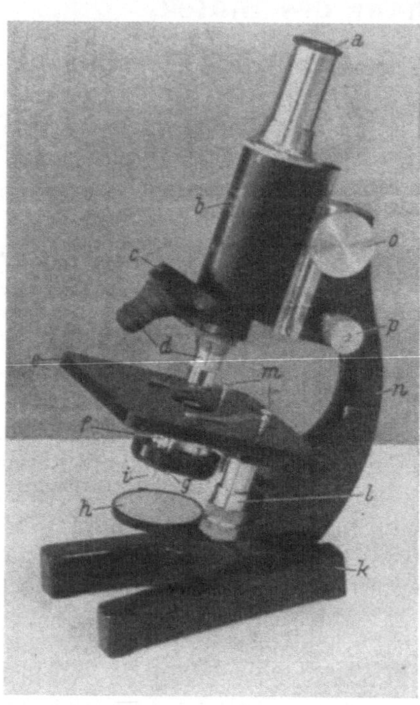

Abb. 1. Das Mikroskop und seine Teile.
a Okular; *b* Tubus; *c* Revolver; *d* Objektive; *e* Tisch; *f* A b b e scher Beleuchtungskondensor; *g* Knopf zur Einstellung der Irisblende; *h* Hohl- bzw. Planspiegel; *i* Griff des Ringes zum Einlegen einer Mattscheibe bei künstlicher Beleuchtung; *k* Fuß; *l* Schraube zum Heben und Senken des Kondensors; *m* Klammern zur Befestigung des Objektträgers; *n* Griff zum Tragen des Statives; *o* Triebrad (Grobeinstellung); *p* Mikrometerschraube (Feineinstellung).

zuziehen, weil man sonst leicht das Bild übersieht. Eine mit starker Vergrößerung zu untersuchende Stelle wird in die Gesichtsfeldmitte gerückt; ist das stärkere Objektiv durch Drehen des Revolvers in die optische Achse des Mikroskopes gebracht, so erscheint das Bild wieder annähernd scharf, Anpassung der Objektive an den Revolver vorausgesetzt. Schließlich erfolgt die endgültige Scharfeinstellung wieder mit der Mikrometerschraube (*p*). Man muß sich vor dem Objektivwechsel stets vergewissern, ob der Revolver der Objektivlänge wirklich angepaßt ist, damit nicht etwa das stärkere Objektiv beim Vorüberdrehen das Präparat berührt und beschädigt. Bei nicht an den Revolver angepaßten *zu langem* Objektiv muß der Tubus mit dem Trieb (*o*) vorher ein wenig gehoben oder bei zu *kurzem* Objektiv nachher gesenkt werden. Da das Objektiv bei stärkeren Vergrößerungen auch ganz nahe an das Präparat herankommt, so müssen alle Bewegungen mit dem Trieb (*o*) oder der Mikrometerschraube (*p*) besonders vorsichtig ausgeführt werden. Erfolgt die Untersuchung nicht mit einem starken Trockensystem, sondern mit einem Immersionsobjektiv, so ist das Präparat mit einem Tröpfchen dünnflüssigen Zedernöls zu bedecken; in das Zedernöl ist die Frontlinse des Immersionsobjektives vorsichtig einzusenken. Das Öl wird nachher vom Präparat und vom Objektiv mit Benzin entfernt. Nach der Scharfeinstellung des Präparates regelt man die Beleuchtung zweckmäßigerweise noch etwas nach. Allgemein gilt: bei ungefärbten Präparaten (ungefärbten Blutausstrichen) Irisblende etwas verengen oder Kondensor senken, bei gefärbten Präparaten Blende weiter öffnen oder Kondensor höher stellen, doch ist die günstigste Blendenöffnung jedesmal auszuprobieren. Beim Übergang zum stärkeren Objektiv ist die Blende wieder etwas zu erweitern. Sollte das Gesichtsfeld nach der Scharfeinstellung des Präparates wieder ungleichmäßig beleuchtet sein, so hilft man sich durch Senken des Kondensors oder durch Verändern der Spiegelstellung. Auch nach der Scharfeinstellung muß man bei der Durchmusterung ständig die Mikrometerschraube bewegen, weil nur so die verschiedenen Schichten des Präparates untersucht werden können; ebenso hat jeder neue Beobachter eines schon scharf eingestellten Präparates die Mikrometerschraube zu bedienen, da die Augen verschiedener Menschen stets Refraktionsunterschiede aufweisen.

Erscheint das Präparat verschmutzt, treten im Gesichtsfeld Flecken auf oder sind die Einzelheiten verschleiert, so ist zunächst das *Präparat* (durch Verschieben) das *Okular* (durch Drehen) sowie die *Frontlinse* (nach Abschrauben des Objektives) auf Reinheit zu untersuchen. Besonders die Frontlinse ist leicht der Verschmutzung ausgesetzt. Sie wird mit einem reinen Läppchen und einem Tropfen destillierten Wassers gereinigt oder mit etwas Benzin, wenn wasserunlösliche Substanzen, besonders Harzreste oder Immersionsöl an ihr haften. Das Objektiv muß, schräg gegen das Licht gehalten, eine gleichmäßig spiegelnde Frontlinse zeigen.

In neuerer Zeit werden die Objektive und Okulare durch Angabe ihrer sog. Eigenvergrößerung gekennzeichnet. Durch Multiplikation der Vergrößerungszahl des Objektives (z. B. „45 ×") mit der des Okulares (z. B. „10 ×") ergibt sich dann die *Gesamtvergrößerung des zusammengesetzten Mikroskopes* (z. B. $45 \times 10 = 450$) bezogen auf einen Präparatabstand in der sog. deutlichen Sehweite von 250 mm.

1. Untersuchung eines ungefärbten Ausstriches von Menschen- bzw. Froschblut.

Aufgabe: Im ungefärbten Blutausstrich sind bei starker Vergrößerung die verschiedenen Arten der geformten Elemente aufzusuchen.

Erforderlich: Schnepper, Froschblut, Objektträger, Deckgläser, Mikroskop, Watte, Alkohol, Äther oder Toluol, Filtrierpapier, Putztuch.

Deckgläser und Objektträger werden mit einem Läppchen und gewöhnlichem Leitungswasser gereinigt; sind sie fett — erkennbar daran, daß sich Wasser nicht gleichmäßig auf ihnen ausbreitet, sondern sich zu einzelnen Tropfen zusammenzieht —, so ist zur Reinigung 60 bis 90%iger Alkohol zu verwenden.

Herstellung des Blutausstriches von Menschenblut:

1. Betupfen des Bluttropfens über dem Einstich auf der Fingerbeere mit einem gereinigten trockenen und waagerecht gehaltenen Deckglas.
2. Auflegen dieses Deckglases auf ein zweites in um 45⁰ verdrehter Stellung nach Abbildung 2.
3. Gleitendes Auseinanderziehen der beiden Deckgläser nach Ausbreitung des Bluttropfens infolge kapillarer Kräfte (Abb. 2).
4. Ablegen der beiden Deckgläser (A und B) mit der Blutseite nach oben und lufttrocken werden lassen.
5. Auflegen des lufttrockenen Ausstriches A mit der (matten!) Blutseite nach unten auf einen gereinigten trockenen Objektträger und mikroskopieren, zuerst mit schwacher, dann mit starker Vergrößerung.

Mikroskopisches Bild (Abb. 3 oben): Die *roten Blutkörperchen* (Erythrozyten) sind in der Überzahl (*E* in Abb. 3 oben);

es sind leicht gelbgrün gefärbte, runde Scheibchen mit einem Durchmesser von etwa 7,5 μ. Ihr Inneres läßt im allgemeinen keine Einzelheiten erkennen. Sie zeigen bei *hoher* Einstellung der Mikrometerschraube (Drehen *entgegen* dem Uhrzeigersinn) eine hellere, schmale Randzone und einen dunkleren Mittelteil, bei *tiefer* Einstellung der Mikrometerschraube (Drehen *im Sinn des Uhrzeigers*) dagegen einen hellen Mittelteil und eine dunkle Randzone. Dies hängt mit dem biskuitförmigen Querschnitt dieser Elemente zusammen. Die Randzone wirkt wie eine Sammellinse; bei hoher Einstellung erscheint der Rand, der das Licht sammelt, heller als die lichtzerstreuende, wie eine Konkavlinse wirkende Mitte, bei tiefer Einstellung ist dies umgekehrt. Bei *Wasserentzug* (Austrocknen, hypertonische Lösungen) schrumpfen die Erythrozyten und können Backschüsselform (E_b in Abb. 3 oben) oder Stechapfelform (E_s in Abb. 3 oben) annehmen. Die *weißen Blutkörperchen* sind im Blut in viel geringerer Zahl vorhanden; man muß sie daher besonders suchen. Sie unterscheiden sich von den Erythrozyten durch das Fehlen des Farbstoffes, sind daher farblos bzw. grau. Im Zellinneren kann man den Kern mit seinen ver-

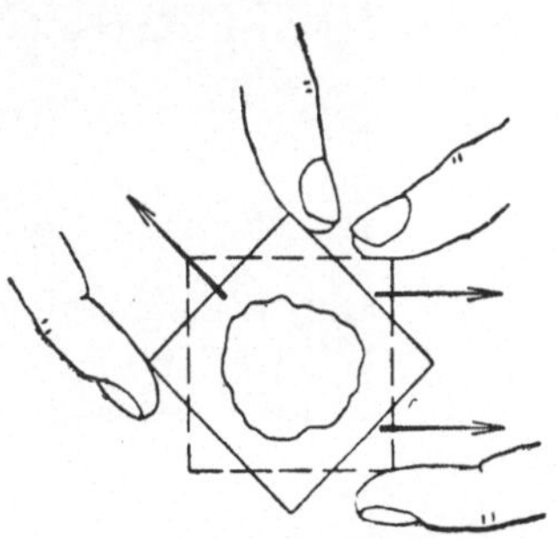

Abb. 2. Lage der beiden Deckgläschen vor dem Auseinanderziehen und Anfertigen des Blutausstriches; Ansicht von oben. Die Pfeile geben die Zugrichtungen an.

schiedenen Strukturen und oft auch eine zarte Punktierung *(Granula)* erkennen. Bei hoher Einstellung der Mikrometerschraube leuchten diese Einzelheiten zart bläulichgrün auf. Obwohl die weißen Blutzellen erst im gefärbten Präparat genauer voneinander zu unterscheiden sind, kann man die Hauptformen schon an der *Größe* der Zelle auch im ungefärbten Präparat erkennen. Die *Leukozyten* im engeren Sinn (*L* in Abb. 3 oben) haben einen Durchmesser von 9—12 μ, der also ungefähr doppelt so groß ist wie der eines roten Blutkörperchens. Die *Lymphozyten* (*Ly* in Abb. 3 oben) sind ungefähr gleich groß wie die roten Blutkörperchen (7—9 μ). Die *Monozyten* (*M* in Abb. 3 oben) schließlich stellen mit einem Durchmesser von 12—20 μ (gleich 2—3 Erythrozytendurchmessern) die größten Elemente des Blutausstriches dar. Die *Blutplättchen* (Thrombozyten, *T* in Abb. 3 oben) haben ungefähr ein Fünftel des Durchmessers eines roten Blutkörperchens

(0,5—3,0 μ) und liegen entweder einzeln oder in kleineren
Gruppen beisammen in den Lücken zwischen den Erythrozyten. Sie sind nicht rundlich, sondern haben eine mehr

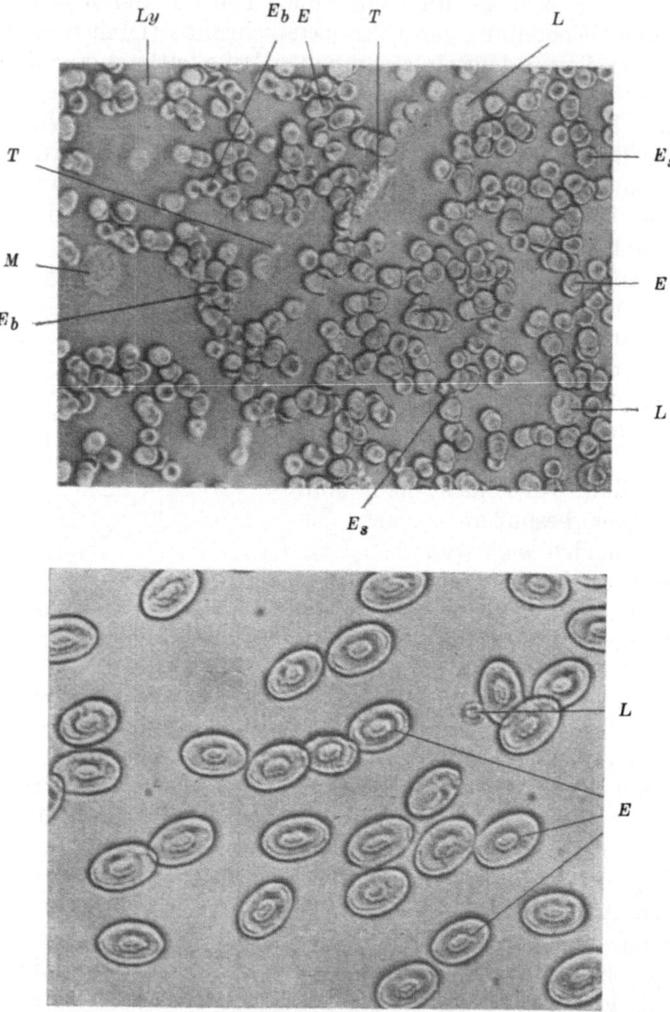

Abb. 3. Ungefärbter Blutausstrich vom Menschen (oben) bzw. vom Frosch (unten)
bei gleichem Abbildungsmaßstab (rund 500 : 1).
E normale Erythrozyten; E_b geschrumpfter Erythrozyt von Backschüsselform;
E_s geschrumpfter Erythrozyt von Stechapfelform; L Leukozyt; Ly Lymphozyt;
M Monozyt; T Thrombozyten.

zackige, polygonale Form. Gleich den weißen Blutkörperchen sind sie farblos und leuchten wie diese bei hoher Einstellung bläulichgrün auf, wie übrigens auch die anderen farblosen mikroskopischen Gebilde, z. B. Bakterien.

Der **Froschblutausstrich** wird in gleicher Weise wie der vom Menschenblut zwischen zwei Deckgläsern hergestellt und nach dem Trockenwerden untersucht; Froschblut ist bereits vorbereitet und durch einen Zusatz von Natriumzitrat vor Gerinnung bewahrt. Beim Vergleich des Frosch- und Menschenblutes (Abb. 3) fällt auf: 1. die *ovale* Form der Erythrozyten beim Frosch, die auch einen *Zellkern* enthalten, während die Menschenerythrozyten so wie die der Säugetiere *rund* und *kernlos* sind; 2. die *Größe* der Froscherythrozyten, die mit rund 23 μ in der Längsrichtung einen dreimal so großen Durchmesser wie die Menschenerythrozyten aufweisen; 3. das andere *Größenverhältnis von Erythrozyten* und *Leukozyten:* große Erythrozyten und kleinere Leukozyten beim *Frosch*, kleine Erythrozyten und größere Leukozyten beim *Menschen*.

2. Herstellung eines gefärbten Blutausstriches; Differentialzählung.

Aufgabe: Es sind durch Färbung des Blutausstriches die verschiedenen Formen der weißen Blutkörperchen im menschlichen Blut zu untersuchen und deren relative Anzahl zu bestimmen.

Erforderlich: Lufttrockene Ausstriche von Menschen- und Froschblut (Deckgläser B vom Versuch 1), MAY-GRÜNWALD-Lösung, GIEMSA-Lösung, Fläschchen mit destilliertem Wasser, Pipette für 2 cm³, Färbeschälchen, Objektträger, Filtrierpapier, Einschlußmittel (Kanadabalsam, Dammarharz oder Caedax), kleiner Spatel, Mikroskop, Putztuch.

Besonders gute Bilder gibt die kombinierte Färbung nach PAPPENHEIM mit MAY-GRÜNWALD- *und* mit GIEMSA-Lösung. Die erstgenannte Farblösung, die eosinsaures Methylenblau in Methylalkohol enthält, wird zuerst zur Einwirkung gebracht und führt zugleich auch die Fixation des Blutausstriches herbei. Die GIEMSA-Lösung, bestehend aus Methylalkohol und Glyzerin mit darin gelöstem Methylenazur, Methylenviolett, Methylenblau und Eosin, dient zur Nachfärbung. *Färbeergebnis* bei normalem Blut: Zellkerne rötlich violett oder blauviolett; Protoplasma der Lymphozyten lichtblau, der Monozyten graublau, sonst leicht rötlich; neutrale Granula bräunlich bis bläulich rosa, eosinophile Granula bräunlich-orange bis ziegelrot, basophile Granula ultramarinblau; Erythrozyten rosa; Thrombozyten graublau.

Herstellung der Färbepräparate:

1. Einlegen der lufttrockenen Deckglasausstriche *B* (Menschen- und Froschblut) vom Versuch 1 in je ein Färbeschälchen mit der (matten) Blutseite nach unten und Unterschichten mit MAY-GRÜNWALD-Lösung bis zur Deckglasberührung.

2. Nach 3 min gleiche Menge destillierten Wassers hinzufügen und 1 min weiterfärben.

3. Deckglas mit Spatel aus der Flüssigkeit nehmen, mit einer Kante auf Filtrierpapier zum Ablaufenlassen der Flüssigkeit stellen; inzwischen Färbeschälchen entleeren und mit 2 ccm destillierten Wassers (Pipette) + drei Tropfen GIEMSA-Lösung füllen und Deckglas mit Blutseite nach unten wieder einlegen.

4. Nach 10 min Deckglas mit Spatel aus der Flüssigkeit holen, mit destilliertem Wasser kräftig abspülen, zwischen Filtrierpapier (ohne zu reiben!) abtupfen und mit der Blutseite nach oben zum Trocknen auflegen.

5. Einen Tropfen Einschlußmittel auf die Mitte eines gereinigten trockenen Objektträgers geben und den lufttrockenen Deckglasausstrich mit der Blutseite nach unten auflegen.

Da sich die Einschlußmittel schon bei Gegenwart geringer Spuren von Wasser trüben, muß das Präparat unbedingt lufttrocken sein. Die zum Aufkitten benützten Harze sind meist in Xylol gelöst. Ist das Harz zu dickflüssig, so hält man den Objektträger für einen Augenblick über eine Flamme, worauf es sofort dünnflüssig wird und sich ausbreitet. Das Harztröpfchen soll nur so groß sein, daß nicht überschüssige Mengen unter dem Deckglasrand hervorquellen. Durch Verdunsten des Lösungsmittels trocknet das Harz im Verlaufe von einigen Tagen vollkommen ein, das Deckglas haftet dann unverrückbar fest und der Blutausstrich kann als Dauerpräparat aufbewahrt werden.

Die **mikroskopische Untersuchung** des Präparates (*starke Vergrößerung!*) soll vorerst mit den Formen der *weißen Blutkörperchen* vertraut machen, deren Aussehen (Färbung), Größe und Häufigkeit in der Übersicht auf S. 9 zusammengestellt sind. Steht kein Immersionsobjektiv, sondern bloß ein starkes Trockensystem zur Verfügung, so sind allerdings nur die groben Granula der eosinophilen und basophilen Leukozyten zu erkennen, während die neutrophilen Granula nicht aufgelöst werden. An das Aufsuchen der verschiedenen Leukozytenformen im weiteren Sinn schließt sich die **Differential-zählung** an, deren Aufgabe in der Feststellung der relativen Häufigkeit besteht. Zu diesem Zweck schreibt man sich die Namen der in der Übersicht angeführten Formen untereinander in das Protokollheft, prüft durch Verschieben des Präparates eine Reihe von Gesichtsfeldern durch und macht im Heft bei

Übersicht über die Leukozytenformen im menschlichen Blut.
(Normales weißes Blutbild.)

	Bezeichnung	Aussehen des Präparates	Größe (Durchmesser) μ	Häufigkeit des Vorkommens %
Leukozyten im engeren Sinne	Neutrophile Leukozyten	*Kern* (stabförmig bei jungen, segmentiert bei alten Zellen): rotviolett *Protoplasma:* blaurosa *Granula* (fein): bräunlich bis bläulich rosa	9—12	65—70 (stab-kernige 3—5)
	Eosinophile Leukozyten	*Kern* (stabförmig oder segmentiert): rotviolett *Protoplasma:* blaßrosa *Granula* (grob): bräunlich-orange bis ziegelrot	9—12	2—4
	Basophile Leukozyten	*Kern:* durch Granula meist verdeckt *Protoplasma:* violett-rosa, durch Granula meist verdeckt *Granula* (grob): ultramarinblau	9—12	0,5
Lymphozyten		*Kern* (rund): blauviolett *Protoplasma* (nur schmaler Saum): lichtblau	7—9	20—25
Monozyten		*Kern* (nierenförmig oder gelappt): blauviolett *Protoplasma:* hellblau	12—20	6—8

jeder beobachteten Leukozytenform einen Strich. Sind in dieser Weise insgesamt 100 Leukozyten gezählt, so ergibt die Summe der Striche sofort das Zahlenverhältnis der betreffenden Form in Prozenten an. Die so gefundenen Häufigkeits-werte werden dann mit den in der Übersicht angeführten Normalzahlen verglichen.

Klinisch werden die Leukozyten im *engeren* Sinn auch als *Granulozyten*, die Lymphozyten und Monozyten als *Agranulozyten* zusammengefaßt.

In gleicher Weise wird auch der **Froschblutausstrich** gefärbt und aufgekittet; bei diesem Präparat genügt eine kurze Durchmusterung zur Feststellung, daß die Froscherythrozyten *Kerne* besitzen, daß ferner in diesem Blut die Leukozyten *kleiner* als die Erythrozyten sind.

3. Beobachtung lebender Froschleukozyten.

Aufgabe: Es ist die amöboide Bewegung der Froschleukozyten durch Anfertigung von Umrißzeichnungen zu verfolgen.

Erforderlich: Froschlymphe, Objektträger, Deckglas, Mikroskop, Putztuch.

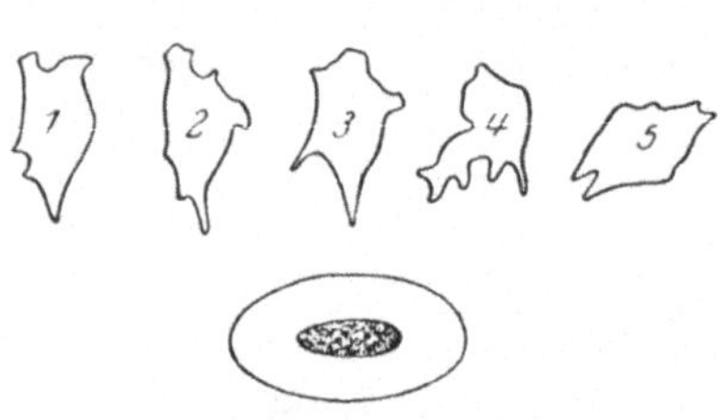

Abb. 4. Verschiedene Formen des gleichen Froschleukozyten in kurzen Zeitabständen gezeichnet; darunter ein Froscherythrozyt zum Vergleich der Größe.

Die rundlichen Formen der Leukozyten im Blutausstrich entsprechen nicht der Zellgestalt im strömenden Blut oder im Gewebe, da die Leukozyten Eigenbewegung zeigen. Sie können aus ihrem Körper Protoplasmafortsätze, die *Pseudopodien*, ausstrecken, in die der Zellkörper hineinfließt und sich so von der Stelle bewegt: *amöboide Bewegung*, da sie gleichartig wie die Fortbewegung der zu den Urtieren gehörenden Amöben erfolgt. Leukozyten vom Warmblüter zeigen außerhalb des Körpers die Pseudopodienbildung und die Fortbewegung nur bei Körpertemperatur, Leukozyten der Kaltblüter jedoch auch schon bei Zimmertemperatur.

Die Leukozyten werden dem *Rückenlymphsack* des Frosches entnommen, einem großen, unmittelbar unter der Rückenhaut liegenden spaltförmigen Hohlraum. Dieser wird durch einen kleinen Einschnitt in der Höhe der Axilla eröffnet; ihm wird ein Tropfen Rückenlymphe mit einer fein ausgezogenen Glasröhre (*Pipette*) entnommen. Da sich gewöhnlich nur wenig Lymphe und wenig Zellen im Rückenlymphsack befinden, so wurden 12—24 Stunden vor der Entnahme einige Tropfen Milch oder Milch-Karmingemisch in diesen injiziert, was eine starke Flüssigkeits- und Zellenansammlung bewirkt.

Zur **Beobachtung der Leukozytenbewegung** wird ein Tropfen Rückenlymphe auf einen Objektträger gebracht und mit einem Deckglas bedeckt. Bei schwacher Vergrößerung und enger Blende sieht man im Gesichtsfeld zunächst einzelne der roten Blutkörperchen des Frosches (grünlichgelbe Färbung, ovale Form, ovaler Zellkern), die durch Verletzungen von Blutgefäßen in die Lymphe hineinkommen. Nunmehr erfolgt der Übergang zur *starken* Vergrößerung. Die weißen Blutkörperchen des Frosches sind kleiner als die roten, etwa $1/_2$ bis $1/_3$ und nach der Herstellung des Präparates zunächst durch die Reizwirkung bei der Übertragung auf den Objektträger zu abgerundeten Kügelchen kontrahiert; sie beginnen aber sehr bald ihre Pseudopodien auszustrecken und eine unregelmäßige Form anzunehmen. Im Verlauf von wenigen Minuten ändern sie langsam aber unaufhörlich ihre Form und Lage, was sich durch Anfertigung von Umrißzeichnungen jede Minute bei einer zur Zeigerspitze im Okular eingestellten Zelle leicht feststellen läßt (Abb. 4). Im Zellinneren finden sich der Zellkern und eine Reihe von feineren oder gröberen Einschlüssen. Bei Verwendung von Milch oder Milch-Karminpulver als Reizmittel enthalten die Leukozyten durch Phagozytose aufgenommene feine Fetttröpfchen, die bei hoher Einstellung der Mikrometerschraube aufleuchten, oder rote Karminkörnchen.

4. Beobachtung der Hämokonien im Dunkelfeld.

Aufgabe: Kontrastreiche Darstellung der bei gewöhnlicher Hellfeldbeleuchtung kaum sichtbaren Blutstäubchen.

Erforderlich: Mikroskop (mit starkem Trockensystem oder Immersionsobjektiv und zugehöriger Dunkelfeldblende), Dunkelfeldkondensor (Paraboloidkondensor oder besser Kardioidkondensor), starke Lichtquelle (Gleichstrombogenlampe oder Niedervoltmikroskopierlampe), Objektträger mit einer dem Dunkelfeldkondensor angepaßten Dicke, Deckgläser, Zedernöl, Schälchen, Glasstäbchen, 0,9%ige NaCl-Lösung, frisch einem Einstich entnommenes Blut, Äther, Alkohol oder Toluol, Schnepper, Paraffin, Löffelfeder mit Halter, Gasbrenner, Filtrierpapierstreifen, Putztuch.

Die *Hämokonien* oder Blutstäubchen stellen keine eigentlichen geformten Elemente, also Zellen oder Zellabkömmlinge, sondern bloß feinste Fettröpfchen dar, die stets im Blut vorhanden, nach Nahrungsaufnahme, insbesondere nach fettreichen Mahlzeiten aber vermehrt sind. Bei der gewöhnlichen Hellfeldbeleuchtung treten sie wegen ihrer Kleinheit und mangels einer Eigenfärbung kaum hervor, lassen sich jedoch durch Dunkelfeldbeleuchtung sehr deutlich sichtbar machen.

Während die vom Kondensor des Mikroskopes kommenden Strahlen bei der gewöhnlichen *Hellfeldbeleuchtung* durch das Objektiv unmittelbar zum Auge gelangen und die Struktureinzelheiten sich mehr oder weniger dunkel vom hellen Untergrund abheben, werden bei der **Dunkelfeldbeleuchtung** die einfallenden Strahlen vom Kondensor seitlich am Objektiv vorbeigelenkt; ist das Medium zwischen Objektträger und Deckglas „optisch leer", so trifft also kein Licht in das Objektiv und in das Auge. Nur wenn sich Strukturen im Präparat vorfinden, an denen die Lichtstrahlen durch Reflexion, Brechung oder Beugung aus ihrer ursprünglichen Richtung abgelenkt werden, gelangt auch Licht in das mikroskopische Objektiv und die Strukturen leuchten *hell* auf *dunklem* Untergrund auf. Für die Dunkelfeldbeleuchtung ist daher eine starke Lichtquelle erforderlich, da nur ein Bruchteil des Beleuchtungslichtes für die Entstehung des optischen Bildes ausgenützt werden kann. Notwendig ist ferner ein besonderer *Dunkelfeldkondensor*, von welchem die Zentralstrahlen durch eine Zentralblende abgehalten werden, und der nur die am Rand einfallenden Strahlen in der Präparatebene zum Schnitt bringt; da die Zentralstrahlen fehlen und die Randstrahlen bloß unter einem flachen Winkel austreten, gelangt von diesem Licht ohne eine Streuung an Strukturen im Präparat *nichts* in das Objektiv. Um den Strahlengang zwischen der Frontlinse des Kondensors und dem Objektträger nicht zu stören, sind beide durch ein Medium mit gleichem Brechungsvermögen, z. B. einen Tropfen Zedernöl, miteinander zu verbinden, wobei die Frontlinse des Dunkelfeldkondensors dem Objektträger *dicht* anliegen muß. Damit der Schnittpunkt der Beleuchtungsstrahlen gerade in die Präparatebene fällt, sind für eine Dunkelfeldbeleuchtung auch Objektträger ganz bestimmter Dicke — meistens zwischen 0,9 und 1,1 mm — erforderlich, die für jeden Kondensor besonders vorgeschrieben ist. Mit Hilfe einer dem Kondensor beigegebenen Lehre oder mit einer Mikrometerschraube werden die passenden Objektträger ausgewählt. Die für die Hellfeldbeleuchtung bestimmten Objektive mit stärkerer Eigenvergrößerung geben aber nur dann ein kontrastreiches Dunkelfeld, wenn durch Einsetzen einer Trichterblende in das Objektiv die numerische Apertur verkleinert wird.

Anfertigung und Einstellung des Dunkelfeldpräparates:

1. Blut aus einem frischen Einstich der Fingerbeere entnehmen und im Schälchen mit 0,9%iger NaCl-Lösung etwa 1:100 bis 1:200 verdünnen.
2. Einen Tropfen der Verdünnung mit Glasstäbchen auf einen gut mit Alkohol und sauberem Leinenfleckchen gereinigten Objektträger passender Dicke übertragen und mit einem ebenso gereinigten Deckglas bedecken (die geringste Verschmutzung macht sich im Dunkelfeld höchst störend bemerkbar!); Flüssigkeitsschicht durch Andrücken des Deckglases und Absaugen von Flüssigkeit am Deckglasrand mit Filtrierpapier möglichst dünn halten; Paraffinumrandung des Deckglases zur Verhinderung der Flüssigkeitsverdunstung (mit Löffelfeder etwas Paraffin abschaben, in Flamme schmelzen und über die vier Deckglaskanten verstreichen).
3. Einen Tropfen Zedernöl auf die in der Tischebene liegende Frontlinse des Dunkelfeldkondensors bringen und Präparat auflegen; Einstellen des Mikroskopspiegels bei schwacher Vergrößerung so, daß im Präparat ein gleichmäßiger Lichtring oder Lichtfleck erscheint; Übergang zur starken Vergrößerung.

Der Untergrund muß vollkommen dunkel sein — gegebenenfalls Spiegelstellung oder Zentrierung des Kondensors verbessern —, die Elemente des Blutes müssen sich leuchtend von ihm abheben. Von den Erythrozyten leuchtet nur der Rand, sie stellen also nur leuchtende Ringe dar oder zeigen im Falle der Schrumpfung Höcker am Rand und Leuchtflecke im Inneren. Die Leukozyten lassen deutlich die Granula erkennen, zwischen denen der Zellkern als dunklere Stelle ausgespart ist. Die *Hämokonien* werden durch feinste leuchtende Pünktchen dargestellt, die z. T. am Objektträger, z. T. am Deckglas haften, in mittleren Schichten des Präparates aber in zitternder Bewegung (BROWNsche Wimmelbewegung) sind, die durch das Anstoßen der in Bewegung befindlichen unsichtbaren Flüssigkeitsmoleküle verursacht wird.

5. Zählung der roten und weißen Blutkörperchen.

Erforderlich: Schnepper, Watte, Äther, Alkohol oder Toluol, 3%ige Kochsalzlösung, Gentianaviolett-Essigsäure, Mischpipetten für Zählung der roten und weißen Blutkörperchen, Zählkammer nach THOMA-Zeiß oder BÜRKER-TÜRK, Schälchen, Mikroskop.

Das normale Blut des Menschen enthält beim Mann 5 000 000, bei der Frau 4 500 000 Erythrozyten im Kubikmillimeter sowie 5000—10 000 Leukozyten.

Bei der üblichen **Zähltechnik** wird das Blut verdünnt. Bei der *Erythrozyten*zählung benützt man dazu 3%ige (hypertonische) NaCl-Lösung, in welcher die Erythrozyten schrumpfen (vergl. S. 20) und durch Konzentrierung des Blutfarbstoffes auf engem Raum deutlicher sichtbar werden; bei der *Leukozyten*zählung verdünnt man mit — schon gebrauchsfertigem — Gemisch von 3% Essigsäure + 0,1% Gentianaviolett, welches die roten Blutkörperchen zerstört (Essigsäure) und die Kerne der weißen Blutzellen violett färbt (Gentianaviolett). Die Verdünnung wird mit einer **Mischpipette** nach Abb. 5 *A* vorgenommen, deren lange, unten zugespitzte Kapillare bis zu einer bestimmten Marke mit Blut gefüllt wird, während die jenseits der Kugel angesetzte kurze Kapillare, mit einem Schlauch (*s*) und Mundstück versehen, zum Ansaugen dient. Die Mischpipette für die *Erythrozyten*zählung zeigt an der langen Kapillare die Marken 0,5 und 1, am Beginn der kurzen Kapillare die Marke 101 (*a* in Abb. 5 *A*); die in der Kugel befindliche, das Mischen unterstützende Glasperle (*p* in Abb. 5 *A*), ist meist *rot* gefärbt. Die Mischpipette für die *Leukozyten*zählung trägt die Marken 0,5 und 1 bezw. 11 und enthält in der Kugel gewöhnlich eine *weiße* Perle. Die Pipetten müssen vor Gebrauch vollkommen trocken sein (keine Flüssigkeitstropfen in den Kapillaren, in der Kugel und auch keine Flüssigkeit zwischen Glasperle und Kugelwand), anderenfalls ist die Pipette zu reinigen und zu trocknen (vergl. später). Nach Aufsaugen von Blut und Verdünnungsflüssigkeit wird die Pipette zur Mischung geschüttelt und die Zählkammerfüllung vorgenommen. Die **ältere Ausführung der Zählkammer nach** THOMA-ZEISS (Abb. 5 B und C) besteht aus einem dicken Objektträger, auf den ein Glasrahmen mit einem runden Loch in der Mitte aufgekittet ist. Konzentrisch im Inneren dieses Loches befindet sich ein um $^1/_{10}$ mm niedrigeres rundes Plättchen, das ein System senkrecht aufeinander stehender paralleler Striche eingeritzt enthält, wodurch im Kreuzungsbereich der Striche ein Quadratnetz entsteht. Jedes einzelne der Quadrate hat eine Seitenlänge von $^1/_{20}$ mm, eine Fläche von $^1/_{20} \times ^1/_{20} = ^1/_{400}$ mm² und die gesamte Fläche des Quadratnetzes macht gerade 1 mm² aus. Nach Auflegen des zur Kammer gehörenden Deckglases auf den Rahmen entsteht, wie der Schnitt in Abb. 5 C erkennen läßt, über der Teilung ein Spaltraum von genau $^1/_{10}$ mm Höhe. Bei einer **neueren Ausführung der** THOMA-ZEISS-**Zählkammer** befinden sich auf dem Objektträger drei Glasleisten, voneinander durch zwei Furchen getrennt. Die mittlere dieser Leisten ist wieder um $^1/_{10}$ mm niedriger und trägt die Teilung. Bei der **Zählkammer nach** Türk sind gleichfalls drei durch Furchen getrennte Leisten vorhanden, von denen die mittlere um $^1/_{10}$ mm niedriger ist; diese Mittelleiste wird jedoch durch eine Querrinne nochmals unterteilt und jede Hälfte der Leiste trägt ein gesondertes Zählnetz. Außerdem wird bei dieser Ausführung der Zählkammer das Deckglas nicht bloß aufgelegt, sondern durch zwei Metallklammern an die Außenleisten fest angepreßt. Bei der Kammer nach Türk kann man das für die Erythrozytenzählung und das für die Leukozytenzählung verdünnte

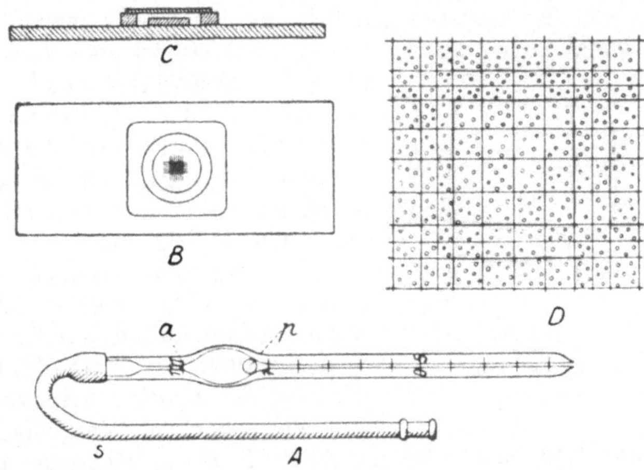

Abb. 5. Ältere Ausführung der Zählkammer nach Thoma-Zeiss.
A Mischpipette für Erythrozytenzählung; *B* Zählkammer in Ansicht von oben; *C* Zählkammer im Schnitt; *D* Bild der Zählkammer bei starker Vergrößerung; *a* die obere Marke an der Pipette; *p* Glasperle zum Mischen; *s* Gummischlauch.

Blut nebeneinander über je eines der beiden Zählnetze bringen, so daß beide Zählungen sofort hintereinander durch bloßes Verschieben der Kammer durchzuführen sind, was einen Zeitgewinn bedeutet. Die kreisförmige Furche um das mittlere Plättchen bei der Zählkammer nach Abb. 5 *B* und *C*, die geraden Furchen bei den beiden zuletzt beschriebenen Kammern dienen zur Aufnahme des Überschusses an verdünntem Blut, das sich nach Abb. 6 oben bloß im Spaltraum zwischen Deckglas und Teilung und in den Furchen, niemals aber — wie in Abb. 6 unten — auch zwischen Deckglas und dem Kammerrand befinden darf; im letzteren Fall würde die Flüssigkeitshöhe größer als $^1/_{10}$ mm und die gefundene Erythrozyten- bezw.

Leukozytenzahl ein Mehrfaches des richtigen Wertes sein. Die **Füllung der Kammer** muß daher besonders sorgfältig vorgenommen werden. Bei der Zählkammer nach Abb. 5 *B* und *C* wird dazu das Deckglas so aufgelegt, daß ein kleines Segment des mittleren Plättchens freibleibt. Man drückt hierauf das Deckglas fest an die Kammer und setzt die Pipettenspitze auf das freiliegende Segment, wobei die Flüssigkeit sofort von selbst in den Spaltraum fließt; nach Abheben der Pipettenspitze wird das Deckglas mit einem Ruck über die ganze Kammer geschoben. Sollte trotzdem Flüssigkeit zwischen Deckglas und Kammerrand gelangt sein (Abb. 6 unten), so müssen Kammer und Deckglas gereinigt und die Füllung nochmals vorgenommen werden. Bei der neueren Ausführung der Zählkammer nach THOMA-ZEISS bezw. der Kammer nach TÜRK ist eine Verschiebung des Deckglases nicht erforderlich, da der Spaltraum am oberen und unteren Rand der Zählkammer frei zugänglich ist; diese Kammern lassen sich daher leichter füllen, in dem man die Pipettenspitze an den offenen Rand bringt und diese wieder abhebt, wenn genügend Flüssigkeit in den Spalt gelaufen ist. Das Zählnetz wird bei der *Erythrozytenzählung* mit der *starken* Vergrößerung

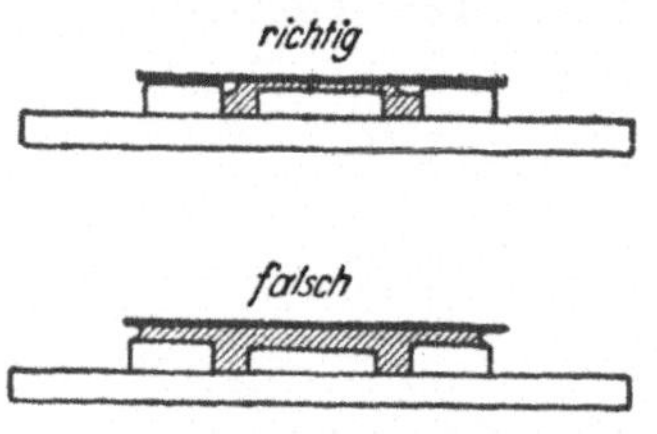

Abb. 6. Richtige und falsche Füllung der Zählkammer (das verdünnte Blut ist schraffiert gezeichnet).

betrachtet und zeigt das in Abb. 5 *D* gezeichnete Bild; bei den üblich angewandten Objektiven und Okularen haben gerade 16 Quadrate mit $^1/_{20} \times ^1/_{20} = ^1/_{400}$ mm² Fläche im Gesichtsfeld Platz. Man zählt zunächst die innerhalb eines Quadrates liegenden Blutkörperchen; einzelne liegen aber auch auf den Grenzstrichen zwischen zwei Quadraten. Um hier eine Doppelzählung zu vermeiden, berücksichtigt man nur die auf zwei aneinander stoßenden Quadratseiten liegenden Erythrozyten. Es ist gleichgültig, welche Seiten man dazu auswählt, man pflegt aber gewöhnlich die auf der *linken* und auf der *oberen* Kante liegenden Blutkörperchen zu denen im Quadratinneren hinzuzuzählen. Zur Gewinnung eines brauchbaren Mittelwertes für die Erythrozytenzahl je Quadrat bestimmt man die Summe der roten Blutkörperchen für 50 bis 100 Quadrate und dividiert dann durch 50 bezw. 100. Verwertbar ist eine Kammerfüllung allerdings nur dann, wenn die Erythrozyten annähernd gleichmäßig verteilt sind, sich also in allen Quadraten in praktisch gleicher Anzahl vorfinden. Trifft dies nicht zu, so wurde schlecht oder zu kurz gemischt oder es hat infolge einer Pause zwischen dem Schütteln der Pipette und der Kammerfüllung eine Sedimentierung stattgefunden; in diesen Fällen muß die Zählung wiederholt werden. Bei der *Leukozytenzählung* betrachtet man das Quadratnetz mit der *schwachen* Vergrößerung, wobei man die ganze Fläche der Linienkreuzung (1 mm²) unter einem überblickt und somit die Zahl aller in ihr enthaltener, durch violette Kerne gekennzeichneter Zellen sofort feststellen kann. Die **Berechnung der Blutkörperchenzahl je Kubikmillimeter** hat zuerst die Verdünnung zu berücksichtigen (1:200 bei der *Erythrozyten*zählung, 1:10 bei der *Leukozyten*zählung), weiters das Flüssigkeitsvolumen über dem Zählraum. Der bei der Erythrozytenzählung gefundene Mittelwert entspricht einem Raum von $^1/_{20} \times ^1/_{20} = ^1/_{400}$ mm² Fläche und $^1/_{10}$ mm Höhe, also $^1/_{4000}$ mm³; in einem ganzen Kubikmillimeter müssen sich demnach 4000mal mehr Erythrozyten befinden. Bei der *Leukozytenzählung* bezieht sich die gefundene Zahl auf $^1/_{10}$ mm³, da die Grundfläche des gesamten Netzes 1 mm² und die Höhe der Flüssigkeitsschicht $^1/_{10}$ mm ist; im Kubikmillimeter sind daher 10mal mehr Leukozyten enthalten. *Die Zahl der Erythrozyten im Kubikmillimeter* wird also durch Multiplikation des Mittelwertes (um 6,25 bei normalem männlichen Blut, um 5,5 bei normalem weiblichen Blut) mit 200 (Verdünnung) und 4000 (Raumfaktor), also durch Multiplikation mit 800.000, gefunden. *Die Zahl der Leukozyten im Kubikmillimeter* ergibt sich durch Multiplikation der für das ganze Zählnetz gefundenen Zellenzahl (bei normalem Blut 50—100) mit 10 (Verdünnung) und nochmals mit 10 (Raumfaktor), also durch Multiplikation mit 100.

Das **Reinigen und Trocknen der Mischpipette** (bei Vorhandensein von Feuchtigkeit, beim Eindringen von Luftblasen während des Aufsaugens, beim Übertritt von Blut in die Kugel oder bei Blutgerinnung in der Kapillare bei zu langsamer Handhabung) erfolgt mit einer Wasserstrahlpumpe. Die Pipette wird mit der kurzen Kapillare an den dickwandigen Schlauch der Wasserstrahlpumpe gesteckt, während man die Spitze der langen Kapillare in ein Schälchen mit destilliertem Wasser taucht. Nach kräftigem Durchsaugen wird durch anschließendes kurzes Aufsaugen von Alkohol und Äther und schließlich von Luft getrocknet. Die Trocknung kann auch ohne Zwischenspülung mit Alkohol und Äther durch *längeres* Ansaugen von Luft allein vorgenommen werden; es ist dann zweckmäßig, während dieser Zeit mit dem Finger einige Male gegen den Kugelabschnitt der Pipette zu klopfen, damit die Glasperle im Inneren von der Wand abspringt und das zwischen ihr und der Wand haftende Wasser verdunsten kann. Als Zeichen sicherer Trockenheit dient das Tanzen der Perle auf dem in die Kugel eingesaugten Luftstrahl bei lotrecht mit der Spitze nach unten gehaltener Pipette; sind noch Feuchtigkeitspuren vorhanden, so klebt die Perle an der Wand und tanzt nicht. Mit Wasser nicht entfernbares geronnenes Blut löst sich rasch, wenn zunächst ein wenig Kalilauge durchgesaugt und mit Wasser nachgespült wird; mitunter ist vorher noch das Ausbohren der langen Kapillare mit einem feinen Draht erforderlich.

Zusammenfassung der Handgriffe bei der Erythrozytenzählung:

1. 3%ige NaCl-Lösung in Schälchen gießen; Pipettenmundstück mit Alkohol oder Toluol reinigen; Fingerbeere und Schnepper desinfizieren; Einstellen des Quadratnetzes der Zählkammer im Mikroskop mit *starker* Vergrößerung und enger Blende.
2. Einstich in die Fingerbeere; ersten Bluttropfen verwerfen (verunreinigt mit Resten des Desinfektionsmittels und auch mit Gewebsflüssigkeit); Aufsaugen von Blut bis zur Marke 0,5 in die trockene Mischpipette; Pipettenspitze mit Watte von anhaftendem Blut reinigen (Watte der Kapillare entlang von der Kugel nach abwärts über die Spitze hinweg führen); sofortiges Nachsaugen der NaCl-Lösung bis zur Marke 101.
3. Abnehmen des Gummischlauches; Mischen durch 5 min langes Schütteln der Pipette in querer Richtung, wobei Daumen und Zeigefinger die Enden der Kapillaren verschließen.
4. Ersten Tropfen aus der Pipette verwerfen (besteht vorwiegend aus NaCl-Lösung aus der langen Kapillare); sofortiges Füllen der trockenen Kammer (keine Flüssigkeit zwischen Deckglas und Kammerrand! vergl. Abb. 6); Zählkammer unter das schon vorher eingestellte Mikroskop bringen und das sofort sichtbare Netz so verschieben, daß durchwegs Quadrate im Gesichtsfeld liegen.
5. Zählung der Erythrozyten in 50—100 Quadraten (im Quadratinneren und an zwei benachbarten Seiten), Sum-

menbildung, Berechnung des Mittelwertes für ein Quadrat; Multiplikation dieses Mittelwertes mit 800.000.

Zusammenfassung der Handgriffe bei der Leukozytenzählung:

1. Essigsäure-Gentianaviolett in Schälchen gießen; Behandlung des Pipettenmundstückes, der Fingerbeere und des Schneppers wie oben; Einstellen des Zählnetzes im Mikroskop bei *schwacher* Vergrößerung.
2. Einstich; ersten Blutstropfen verwerfen; Aufsaugen von Blut bis zur Marke 1; nach Reinigung der Pipettenspitze Nachsaugen der Verdünnungslösung bis zur Marke 11.
3. Wie oben.
4. Wie oben; Zählkammer so unter das Mikroskop bringen, daß das gesamte Quadratnetz im Gesichtsfeld liegt.
5. Zählung sämtlicher durch violette Kerne gekennzeichneter Zellen; Multiplikation der gefundenen Zahl mit 100.

Während bei der Zählung der weißen Blutkörperchen die roten durch die Essigsäure zerstört und unsichtbar werden, sind bei der Zählung der roten Blutkörperchen die weißen auch sichtbar und können, wenn man nicht sehr genau auf die Struktur eines jeden gezählten Teilchens achtet, leicht mitgezählt werden. Da im normalen Blut jedoch durchschnittlich auf 500—1000 rote Blutkörperchen nur 1 *weißes* Blutkörperchen kommt, so ist der dadurch bedingte Fehler nicht groß. In pathologischen Fällen, in denen die Zahl der weißen Blutzellen beträchtlich erhöht ist, rechnet man bei Zählung der roten Blutkörperchen die weißen zunächst mit, zieht jedoch vom Endergebnis die Zahl der weißen Blutzellen ab, die man in einer nachfolgenden Bestimmung gefunden hat.

6. Die Erythrozytenmembran; osmotische Eigenschaften der Erythrozyten; Schrumpfung und Hämolyse.

Aufgabe: Untersuchung des Verhaltens der Erythrozyten in hypertonischen, isotonischen und hypotonischen Lösungen.

Erforderlich: Säugerblut (1:30 mit 0,9% NaCl verdünnt), Harn, 0,9%ige Kochsalzlösung, 1,5%ige (isotonische) Harnstofflösung, destilliertes Wasser, Chloroform, gesättigte Glykocholsäurelösung, Reagensgläser, Reagensglasgestell, Mikroskop, Objektträger, Deckgläser, Putztuch.

Nach den Befunden bei Anstichversuchen mit dem Mikromanipulator sowie der Elektronenmikroskopie kann man die Erythrozyten als mit Flüssigkeit gefüllte Bläschen auffassen, deren Inhalt, u. a. das Hämoglobin, von einer dünnen Haut, der Erythrozytenmembran oder „Ballonhaut" umschlossen wird. Diese Haut ist semipermeabel (halbdurchlässig), d. h. sie ist wohl für Wasser, aber nicht für Salze durchgängig; sie besteht aus einem Mosaik von Eiweiß und Lipoiden (etwa $^2/_3 : ^1/_3$). Der Erythrozyteninhalt hat gleichen osmotischen Druck wie eine Kochsalzlösung von 0,9% (Mensch- und Säugetiere) bzw. 0,65% (Frosch), die daher als *isotonische* Lösungen bezeichnet werden. Eine Lösung mit größerem osmotischen Druck ist *hyper*tonisch, eine Lösung mit geringerem osmotischen Druck oder reines Wasser ist *hypo*tonisch. *Hyper*tonische Lösungen entziehen den Erythrozyten Wasser, wodurch diese schrumpfen und Stechapfel-, Maulbeer-, Glocken- oder Backschüsselform annehmen. Schon bei der Verdünnung des Blutes mit 3%iger Kochsalzlösung beim Zählen der roten Blutkörperchen ist diese Schrumpfung aufgetreten und im Mikroskop beobachtet worden. Da auch der Harn *hyper*tonisch ist, zeigen die bei Blutungen in den Harn gelangenden roten Blutkörperchen gleichfalls keine normale Gestalt mehr, sondern Schrumpfungsformen, meist Stechapfelform. In *isotonischen* Lösungen (z. B. 0,9% Kochsalz für Menschen- oder Säugerblut) bleiben die Erythrozyten unverändert, sofern der gelöste Stoff durch die Membran nicht in das Innere eindringen kann. In *hypo*tonischen Lösungen dagegen wird Wasser vom Erythrozyteninhalt angesaugt und die damit verbundene Volumzunahme führt zur Dehnung und zum Aufreißen der Membran; der flüssige Inhalt tritt aus und löst sich in der Außenflüssigkeit (*Hämolyse*), während die „Ballonhaut" als sog. *Blutschatten* (unter dem Mikroskop unter bestimmten Bedingungen sichtbar) zurückbleibt. So wie eine *hypo*tonische Lösung wirkt reines Wasser, ebenso aber auch eine selbst *isotonische* Lösung von Harnstoff. Daß die letztere zur Hämolyse führt, hängt mit dem guten Permeierungsvermögen des Harnstoffes zusammen, für welchen die Erythrozytenmembran nicht semi-, sondern voll permeabel ist; das Außenwasser kann daher nicht zurückgehalten werden. Hämolyse muß ferner auch durch eiweißlösende Stoffe (z. B. Gallensäuren) bzw. lipoidlösende Mittel (z. B. Chloroform, Äther usw.) herbeigeführt werden, weil in beiden Fällen die Erythrozytenmembran durch Zerstörung der „Eiweißfenster" bzw. der „Lipoidfenster" in der Mosaikstruktur aufgerissen und der flüssige Inhalt zum Auslaufen gebracht wird. Ob in einer Aufschwemmung die Erythrozyten noch erhalten sind oder nicht, ist dem optischen Verhalten der Flüssigkeit zu entnehmen. Eine Blutkörperchenaufschwemmung in einer hypertonischen Lösung und ebenso in einer isotonischen eines nicht permeierenden Stoffes ist *deckfarbig*, d. h. undurchsichtig, weil die noch erhaltenen Blutkörperchen die einfallenden Lichtstrahlen abschatten; eine Blutkörperchenaufschwemmung, die durch Hypotonie oder durch sonstige Membranzerstörung hämolysiert worden ist, zeigt *Lackfarbe*, d. h. sie ist durchsichtig. Bei konzentrierteren Blutkörperchenaufschwemmungen ist der Unterschied von deckfarbig und lackfarbig sowohl im auffallenden wie im durchfallenden Licht deutlich, bei geringer Konzentration dagegen schwerer zu unterscheiden. Mit Sicherheit ist Hämolyse feststellbar, wenn hinter die Reagensgläser mit den Blutkörperchenaufschwemmungen ein Stück bedruckten oder beschriebenen Papieres gehalten wird; bei deckfarbiger Flüssigkeit sind die Schriftzeichen unleserlich oder verschwommen, bei Hämolyse dagegen deutlich erkennbar.

Prüfung des Verhaltens der Erythrozytenmembran:

1. In 6 Reagensgläser (A, B, C, D, E und F) je 6 Tropfen 1 : 30 verdünntes, durch Zitratzusatz ungerinnbar gemachtes Säugerblut bringen (Pipette).

2. Zu A ein paar Tropfen Chloroform, zu B ein paar Tropfen gesättigte Glykocholsäurelösung zufügen, beide Röhrchen schütteln, abstellen und einige Minuten warten.

3. A, B und C bis zu $^1/_3$ Reagensglashöhe mit 0,9%iger NaCl-Lösung auffüllen.

4. Zu D destilliertes Wasser, zu E 1,5%ige Harnstofflösung, zu F Harn bis zu $^1/_3$ Reagensglashöhe zufügen.

5. Prüfung aller Proben auf Hämolyse (Druckschrift hinter die Reagensgläser).

6. Aus F mit Glasstab einen Tropfen Flüssigkeit auf einen Objektträger bringen, mit Deckglas bedecken und mit starker Vergrößerung die geschrumpften Erythrozyten mikroskopieren.

7. Bestimmung der Erythrozytenresistenz gegen Hypotonie.

Aufgabe: Feststellung, bei welcher Grenzkonzentration in einer Verdünnungsreihe von Kochsalzlösungen eben Hämolyse eintritt.

Erforderlich: Ungerinnbar gemachtes Säugerblut, 1%ige Kochsalzlösung, destilliertes Wasser, Pipetten (eine Tropfpipette mit Gummihütchen und eine für 10 cm³ in Kubikzentimeter und 0,1 cm³ geteilt), Reagensgläser, Reagensglasgestell.

In jeder hypotonischen Lösung findet eine Wasseraufnahme und damit eine Volumvermehrung der Erythrozyten statt, die jedoch nicht immer auch zu einer Zerstörung der roten Blutkörperchen führen muß. Weicht die Konzentration der Außenlösung nicht zu sehr von der Isotonie ab, dann ist die Wasseraufnahme gering und die Volumvermehrung bleibt in einem Bereich, in welchem die Erythrozytenmembran noch widerstandsfähig ist. Erst wenn durch zu starke Volumvergrößerung, entsprechend einer sehr kleinen Konzentration der Außenlösung, der Volumzuwachs zum Überschreiten der Festigkeitsgrenze der Membran führt, tritt Hämolyse ein. Daher sind die normalen Säugererythrozyten, ebenso wie die des Menschen, in *hypo*tonischen Lösungen von 0,9 bis 0,45% „resistent", d. h. die Hämolyse tritt in verdünnten Kochsalzlösungen erst bei einer Konzentration *unter* 0,45% ein. Da in pathologischen Fällen sich die hämolytische Grenzkonzentration verschiebt, stellt die „Resistenzbestimmung der Erythrozyten" auch eine klinisch wertvolle Untersuchungsmethode dar.

Ausführung der Resistenzbestimmung:

1. In 6 Reagensgläser (A bis F) werden nacheinander 8 bis 3 cm³ 1%ige NaCl-Lösung nach folgender Tabelle gebracht und 2 bis 7 cm³ destillierten Wassers hinzugefügt (bakteriologische Pipette für 10 cm³, geteilt in cm³ und 0,1 cm³).

Reagensglas:	A	B	C	D	E	F	
1%ige NaCl-Lösung:	8	7	6	5	4	3	cm³
Destilliertes Wasser	2	3	4	5	6	7	cm³
Konzentration der Verdünnung:	0,8	0,7	0,6	0,5	0,4	0,3	%

2. Zu jedem Reagensglas 2 Tropfen frisches, durch Zitratzusatz ungerinnbar gemachtes Kaninchenblut zufügen (Pipette mit Gummihütchen), sofort umschütteln und abstellen.

3. Einige Minuten rasten lassen, Prüfung auf Hämolyse (Schriftprobe); normale Grenze zwischen 0,4 und 0,5%.

Bei der *klinischen Prüfung der Blutkörperchenresistenz* verwendet man nicht so große Stufen wie bei dem soeben beschriebenen Versuch. Man kann aber auch hier weitere Stufen einschalten. Wurde im ersten Versuch bei 0,5% noch keine Hämolyse, bei 0,4% jedoch eine solche gesunden, so stellt man sich eine neue Reihe mit folgenden Verdünnungsgraden her:

1%ige NaCl-Lösung	5,0	4,8	4,6	4,4	4,2	4,0 cm³
Destilliertes Wasser	5,0	5,2	5,4	5,6	5,8	6,0 cm³
Konzentration der Verdünnung	0,5	0,48	0,46	0,44	0,42	0,40%

Mit dieser Reihe ist nun der Hämolysepunkt genauer festzustellen.

8. Hämoglobinbestimmung mit dem Hämometer nach SAHLI.

Erforderlich: Schnepper, Watte, Äther, Alkohol oder Toluol, Hämometer, $^1/_{10}$ normale Salzsäure, destilliertes Wasser, Pipetten, Glasstäbchen.

Der Hämoglobingehalt eines *einzelnen* Erythrozyten beträgt im Mittel 32×10^{-12} g (physiologische Schwankungsbreite 28 bis 36×10^{-12} g); in 100 cm³ des „normalen" Blutes sind 16 g Hämoglobin enthalten. Dieser Normalgehalt an Hämoglobin ist beim SAHLI-Apparat gleich 100 Teilen gesetzt. Bei *gesunden Männern* kann der Hämoglobingehalt zwischen 14 und 18 g in 100 cm³ Blut, gleich 90—110 SAHLI-Einheiten [1]) schwanken (mit einem am häufigsten vorkommenden Wert von 16 g gleich 100 SAHLI-Einheiten [1]), bei *gesunden Frauen* zwischen 13,6 und 16,5 g in 100 cm³ Blut, gleich 80—100 SAHLI-Einheiten [1]) (mit einem am häufigsten vorkommenden Wert von 14,5 g, gleich 90 SAHLI-Einheiten [1]). Beim SAHLI-Apparat wird zur Bestimmung der Hämoglobinmenge ein kolorimetrisches Verfahren benützt, bei welchem eine Blutprobe bis zur gleichen Farbstärke wie eine Vergleichsprobe zu verdünnen ist; aus dem Flüssigkeitsstand im Reagensglas wird dann der Hämoglobingehalt in den genannten Einheiten unmittelbar abgelesen. Da das Hämoglobin selbst je nach seinem Sauerstoffgehalt einen verschiedenen Farbton zeigt, wird nicht die ursprüngliche Blutprobe, sondern erst das durch Salzsäurezusatz entstandene Hämoglobinderivat *Chlorhämin* verdünnt. Da sich auch das Chlorhämin bei längerer Aufbewahrung, insbesondere durch Lichteinwirkung verändert, werden in neueren Ausführungen des Hämometers nach SAHLI nicht mehr Chlorhäminlösungen, sondern entsprechend braun gefärbte, unbegrenzt haltbare Glasstreifen oder Glasstäbe als Vergleichsnormal benützt. Wichtig ist, daß die Schlußablesung genau 3 min nach der Mischung von Blut und Salzsäure stattfindet.

Der SAHLI-**Apparat** besteht aus einem kleinen Kästchen, das vorne mit einem Längsschlitz, rückwärts mit einer Milchglasscheibe als Hinterwand versehen ist. In eine von oben nach unten verlaufende Bohrung des Kästchens läßt sich ein kleines

---

[1] Bezogen auf den Farbvergleich bei *Tages*licht.

Reagensglas einführen, das im Schlitz der Vorderwand sichtbar wird und sowohl eine Teilung in Gramm-Hämoglobin als auch in SAHLI-Einheiten trägt. Seitlich von diesem Reagensglas befindet sich bei *älteren* Ausführungen ein zweites zugeschmolzenes Röhrchen mit einer Vergleichs-Chlorhämin-Lösung, bei *neueren* Ausführungen aber der schon erwähnte gleichgefärbte Glasstab oder Glasstreifen. Besonders zweckmäßig sind jene Apparate, die zu *beiden* Seiten des Reagensglases je einen Vergleichsstreifen besitzen.

Aus dem SAHLIWert und der vor- oder nachher ausgeführten Zählung der roten Blutkörperchen läßt sich auch eine Verhältniszahl gewinnen, die etwas über die Hämoglobinmenge im einzelnen Erythrozyten aussagt. Diese Zahl, **Färbeindex** genannt, ist der Quotient aus dem SAHLIWert und der Blutkörperchenzahl je Kubikmillimeter, ausgedrückt in Prozenten des normalen Wertes. Hat man für männliches Blut z. B. 4,600000 Erythrozyten im Kubikmillimeter gefunden, so wird die Prozentzahl vom Normalwert $= 5,000000/mm^3$ am einfachsten durch Multiplikation der Millionenzahl des Zählergebnisses mit 20 gefunden, in unserem Beispiel also gleich $4,6 \times 20 = 92\%$. Wurde bei der gleichen Person ein SAHLIWert von 90 festgestellt, so wäre der Färbeindex F:

$$F = \frac{90}{92} = \text{abgerundet } 1,0.$$

Infolge der früher angegebenen physiologischen Schwankungen des Hämoglobingehaltes wird auch der Färbeindex nicht immer gerade 1,0 sein; seine physiologische Schwankungsbreite liegt zwischen 0,9 und 1,1. *Unter* diesen Werten liegt er bei *hypo*chromen, *über* diesen Werten bei *hyper*chromen Anämien. Soll der *absolute* Hämoglobingehalt des einzelnen Erythrozyten berechnet werden, so dividiert man den zehnfachen Hämoglobinwert in Gramm durch die Erythrozytenzahl in Millionen.

Ausführung der Hämoglobinbestimmung und Berechnung des Färbeindex:

1. In SAHLI-Röhrchen $n/_{10}$ HCl bis zur Marke 10 einfüllen; Pipette mit Marke für 20 mm^3 auf Trockenheit prüfen (gegebenenfalls nach S. 17 reinigen und trocknen); Fingerbeere und Schnepper desinfizieren.
2. Einstich, ersten Tropfen verwerfen; Blutaufsaugen bis zur Marke für 20 mm^3, Pipettenspitze mit Watte durch gleitendes Entlangfahren an der Kapillare reinigen; Einblasen des Blutes in die $n/_{10}$ HCl-Lösung im SAHLI-Röhrchen unter

Eintauchen der Pipettenspitze, Wiederaufsaugen und Zurückblasen; Zeit der Mischung ablesen und 1 min Rühren mit Glasstab zur Verhinderung der Blutgerinnung.

3. Schrittweise destilliertes Wasser der braun gewordenen Flüssigkeit zusetzen und Mischen (Neigen des Röhrchens oder Rühren mit Glasstab), bis Farbgleichheit mit dem Vergleichsnormal (beim Farbvergleich Skalen des Sahli-Röhrchens zur Seite drehen, ungefüllten Teil abdecken).

4. Rasten lassen, bei Nachdunklung allenfalls weiteres Wasser zusetzen.

5. Ablesung des Flüssigkeitsstandes (tiefster Punkt des Meniskus) genau 3 min nach der Mischung von HCl und Blut.

6. Sahli-Wert durch die in Prozent ausgedrückte Erythrozytenzahl des gleichen Blutes dividieren (Färbeindex).

9. Hämoglobinbestimmung mit dem Zeiss-Ikon-Hämometer.

Erforderlich: Zeiss-Ikon-Hämometer, Mischpipette, Vierkantröhrchen, Reinigungsstäbchen mit Vierkantgummi, Uhrschälchen, $n/_{10}$ Salzsäure, zweckmäßig auch eine Sanduhr für 5 min, ferner Schnepper, Watte, Äther, Alkohol oder Toluol.

Auch beim Zeiss-Ikon-Hämometer wird der Hämoglobingehalt nach Umwandlung des Hämoglobins in Chlorhämin kolorimetrisch festgestellt, nicht aber wie beim Sahli-Hämometer durch Angleichen der ursprünglichen Lösung an ein Vergleichsnormal, sondern umgekehrt durch Angleichen des Vergleichsnormales an die durch Mischen von Blut und $n/_{10}$ Salzsäure entstandene braune Flüssigkeit. Das Vergleichsnormal besteht hier aus einem ringförmigen Vergleichs*farbkeil*, von dem ein Ausschnitt neben der Chlorhäminlösung sichtbar wird und der bis zur Gleichheit beider Gesichtsfeldor gedreht werden muß; der Hämoglobingehalt kann an einer sich mit dem Farbkeil drehenden Skala je nach der Ausführung des Gerätes *in Gramm-Hämoglobin* oder *in Prozenten des Normalwertes* (16 g Hämoglobin auf 100 cm³ Blut) abgelesen werden. Mit Hilfe einer dem Instrument beigegebenen Tabelle ist eine Umrechnung der Grammwerte in Prozente und umgekehrt möglich.

Das Zeiss-Ikon-**Hämometer** besteht nach Abb. 7 aus einem runden Kästchen, dem ein Einblickrohr mit Lupe aufgesetzt ist und das von einem Fußteil getragen wird. Die Mischung von Blut (30 mm³) und Salzsäure erfolgt mit einer Pipette ähnlich der in Abb. 5 *A*, wobei der Zeitpunkt der Mischung abzulesen ist. Der gesamte Pipetteninhalt wird nun in das — vorher fallweise mit dem Vierkantgummi gereinigte — Vierkantröhrchen eingefüllt und dieses in das Kolorimeter so eingeschoben, daß sein schwarzer Längsstreifen *seitlich* zu liegen kommt. Bei gutem Licht oder nur schwach gefärbter Lösung stellt man das Kolorimeter hierauf auf einen Bogen weißes Papier, bei schlechtem Licht oder sehr dunkler Lösung nimmt man das Instrument in die Hand und blickt nach dem Fenster oder einer Lichtquelle;

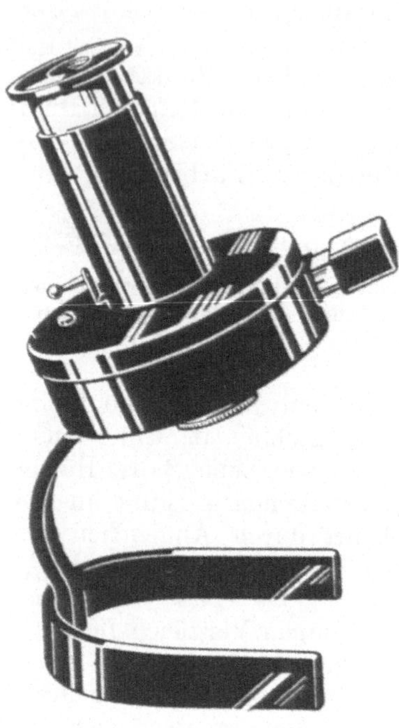

Abb. 7. Z e i s s - I k o n - Hämometer.

allzu große Helligkeit im Gesichtsfeld ist zu vermeiden, da bei einer solchen die Ablesegenauigkeit sinkt. Nun wird die Lupe im Einblickrohr so eingestellt, daß der Trennungsstrich zwischen den beiden Gesichtsfeldern — Chlorhäminlösung bzw. Farbkeil — *scharf* erscheint (dabei mit dem linken Zeigefinger die Klappe der Lichteintrittsöffnung, links unter dem Instrument, wie in Abb. 8 rechts, geöffnet halten). Durch Drehen an dem kleinen Rädchen wird der Farbkeil verschoben und auf Gleichheit mit der Chlorhäminlösung eingestellt. Zur Ablesung des Hämoglobingehaltes, die hier *genau* 5 *min* nach der Mischung von Blut und Salzsäure stattfinden muß, wird der kleine Hebel am Einblickrohr zur Seite geschoben; es öffnet sich dabei neben den beiden Gesichtsfeldern im Einblickrohr

ein Fenster, in welchem die *Skala* und die *Ablesemarke* sichtbar wird. Beim ZEISS-IKON-Hämometer besteht die Möglichkeit, zur Erhöhung der Genauigkeit mehrere Bestimmungen schnell hintereinander an der *gleichen* Probe vorzunehmen. Obwohl auch nach 5 min, vom Augenblick der Mischung an gerechnet, noch eine geringe Nachdunklung der Chlorhäminlösung eintritt, kann man bei schnellem Arbeiten doch 3—5mal hintereinander den Vergleichskeil neu einstellen und die Ablesung so 3—5mal zur Bildung eines Mittelwertes wiederholen. Die gleichmäßige Aufhellung des Gesichtsfeldes ist die Voraussetzung für den richtigen Farbvergleich im Kolorimeter und damit für das Ablesen genauer Werte. Beim Halten der Klappe vor der Lichteintrittsöffnung ist daher darauf zu achten, daß weder die Finger vor dieser liegen, noch die Hand durch eine falsche Lage den Lichteinfall beeinträchtigt (vgl. Abb. 8 links und rechts). Die *Berechnung des Färbeindex* erfolgt wie auf S. 17 beschrieben, wobei im Fall eines die Hämoglobinmenge in Gramm anzeigenden Hämometers vorerst der Prozentwert der beigegebenen Tabelle zu entnehmen ist.

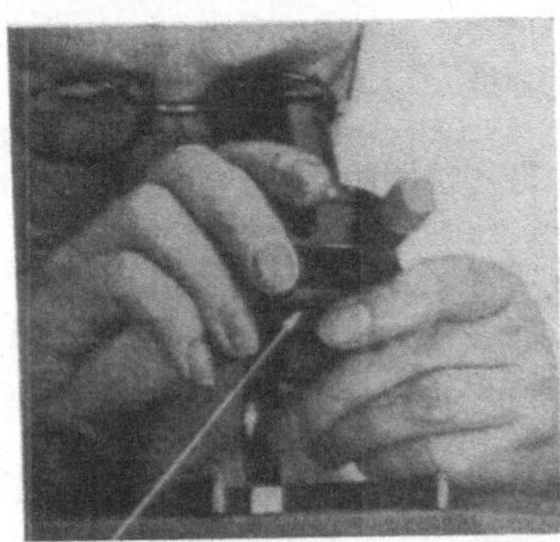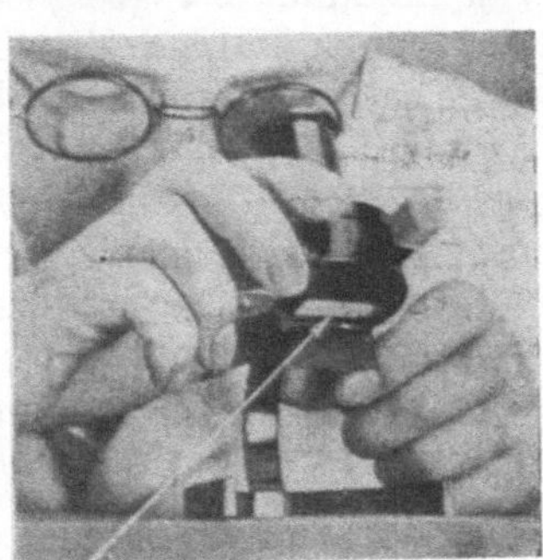

falsch   richtig

Abb. 8. Falsche und richtige Stellung der linken Hand beim Halten der Klappe vor der Lichteintrittsöffnung des Zeiss-Ikon-Hämometers.

Durchführung der Hämoglobinbestimmung beim Zeiss-Ikon-Hämometer:

1. $n/_{10}$ HCl in Schälchen gießen; Pipette auf Trockenheit prüfen (gegebenenfalls nach S. 17 reinigen und trocknen); Fingerbeere und Schnepper desinfizieren.
2. Einstich, ersten Blutstropfen verwerfen, Blut bis zur unteren Pipettenmarke (30 mm³) luftblasenfrei aufsaugen; Pipettenspitze reinigen, sofort $n/_{10}$ HCl bis zur oberen Marke nachsaugen, Zeitpunkt der Mischung ablesen (dem Instrument beigegebene Sanduhr umdrehen).
3. Mischen durch ½ min langes Schütteln der Pipette.
4. Einfüllen des Pipetteninhaltes in das gereinigte Vierkantröhrchen, Einsetzen des Röhrchens in das Kolorimeter.
5. Einstellen der Lupe am Kolorimeter auf den Trennungsstrich zwischen den beiden Gesichtsfeldern, Farbkeil auf Farbgleichheit einstellen; Ablesung der Skala genau 5 min nach Beginn der Mischung (Ablauf der Sanduhr). Mehr-

fache schnelle Wiederholung der Keileinstellung und Ablesung; Berechnung des Mittelwertes.

10. Blutnachweis mittels der TEICHMANNschen Chlorhäminkristalle.

Aufgabe: Nachweis von Blut beim Vorliegen der Probe in Form eines trockenen Pulvers.

Erforderlich: Objektträger, Deckglas, Glasspatel, Blutprobe (getrocknetes Blut), Kochsalz, Eisessig, destilliertes Wasser, Gasbrenner, Mikroskop, Putztuch.

Das unter Salzsäureeinwirkung aus Hämoglobin entstehende *Chlorhämin* kann bei geeigneter Versuchsanordnung in Kristallen erhalten werden, die leicht zu erkennen und auch für Blut kennzeichnend sind. Die Chlorhäminkristalle sind stäbchenförmig, von hellbrauner bis schwarzbrauner Farbe und zeigen schräg abgeschnittene Enden. Die Reaktion läßt sich mit frischem, aber auch mit getrocknetem Blut ausführen, weshalb diese Probe in der gerichtlichen Medizin zur Feststellung benützt werden kann, ob etwa verdächtige Flecken an Kleidungsstücken, Werkzeugen u. dgl. aus Blut bestehen. Die Probe zeigt allerdings nur das Vorhandensein von Blut schlechthin an; um welches Blut es sich handelt, ist in anderer Weise (mit Hilfe der Präzipitinreaktion) festzustellen. Die Chlorhäminkristalle werden auf dem Objektträger hergestellt, wobei man die fragliche Probe jedoch nicht mit Salzsäure selbst zusammenbringt, sondern die letztere aus Kochsalz und Eisessig unter Erwärmen entstehen läßt; der Eisessig dient gleichzeitig als Lösungsmittel für das gebildete Chlorhämin, das sich bei dessen Verdunsten in Kristallform abscheidet. Die mikroskopische Untersuchung des Präparates erfolgt wie sonst zunächst bei schwacher, dann bei starker Vergrößerung (Irisblende etwas verengen). Man findet zunächst würfelförmige oder verästelte Kristalle, die *farblos* sind und teils aus Kochsalz, teils aus essigsaurem Natrium bestehen. Von Wichtigkeit sind jedoch nur die feinen braunen bis schwarzen Stäbchen, die zum Teil einzeln liegen, zum Teil gekreuzt sind oder strahlenförmige Gruppen bilden und meist in der Nähe von braunroten Flecken und Klumpen gefunden werden, die nichtzersetzte Reste des Blutes darstellen. Die Größe der Chlorhäminkristalle schwankt, entspricht aber im Mittel etwa dem Durchmesser von 1—2 roten Blutkörperchen.

Herstellung und Suchen der Chlorhäminkristalle:

1. Mit Glasspatel ein Körnchen getrocknetes Blut, etwa von Stecknadelkopfgröße, und ebensoviel NaCl auf die Mitte

eines Objektträgers bringen und mit dem stumpfen Ende des Spatels bis zur gleichmäßigen Beschaffenheit des Pulvers zerdrücken, mischen und flach ausbreiten.

2. Pulver mit Eisessig betupfen, Deckglas auflegen, nochmals Eisessig am Deckglasrand zufügen, bis der Raum unter dem Deckglas mit Eisessig erfüllt ist.

3. Über *kleiner* Flamme (Luftzufuhr des Gasbrenners drosseln) bis zum Auftreten von Gasblasen erwärmen, Eisessig *neben* der Flamme weiter kochen lassen, wieder bis zur Gasblasenbildung erwärmen u. s. f., bis zur vollständigen Verdunstung der Flüssigkeit.

4. Abkühlen lassen, Zusatz von destilliertem Wasser am Deckglasrand (Abkratzen der Salzkrusten, damit Flüssigkeit unter das Deckglas dringen kann); Einstellen eines der braunen Flecke im Mikroskop bei schwacher Vergrößerung, anschließend Durchmustern der Umgebung des Fleckes bei starker Vergrößerung.

11. Spektroskopie des Blutes.

Aufgaben: 1. Betrachtung des Tageslichtspektrums bzw. der Spektren verschiedener künstlicher Lichtquellen.

2. Untersuchung der Abhängigkeit des Oxyhämoglobinspektrums von der Konzentration.

3. Herstellung von Kohlenoxydhämoglobin.

4. Reduktionsversuch mit Oxy- und Kohlenoxydhämoglobin.

Erforderlich: Verschiedene Lichtquellen, Handspektroskop, hämolysiertes Schlachthausblut (so verdünnt, daß es im Reagensglas bloß den Rotanteil des Spektrums durchläßt), Reagensgläser, Reagensglasgestell, Einrichtung zur Durchströmung mit Leuchtgas, Natriumhydrosulfit, Becher mit Wasser, große Glasschale, Putztuch.

Fällt ein Bündel von „weißen" Lichtstrahlen auf ein *Prisma* auf, so wird es nicht nur aus seinem geradlinigen Verlauf abgelenkt, also *gebrochen*, sondern es kommt auch zu einer *Farbenzerstreuung*, weil die Brechungswinkel für die einzelnen Wellenlängen verschieden sind. Am schwächsten wird Rot, am stärksten Violett gebrochen; hinter dem Prisma entsteht ein Band mit kontinuierlichen Farbenübergängen **(Spektrum)**. Glühende feste Körper (Sonne, Glühlampe, Auernetz) haben ein *kontinuierliches Spektrum.* Glühende gasförmige Körper (z. B. Natriumlicht, Glimmlicht der Geißlerröhren und der mit Neon gefüllten Glimmlampen) liefern *diskontinuierliche Spektra*, in welchen nur einzelne voneinander getrennte Linien enthalten sind (*Linienspektra*). Diese kommen dadurch zustande, daß von den leuchtenden Gasen nicht wie von glühenden festen Körpern ein Kontinuum von Wellenlängen ausgesendet wird, sondern nur eine Auswahl von Wellenlängen. Kontinuierliche und diskontinuierliche Spektra werden zusammen als *Emissionsspektra* bezeichnet, weil sie durch die ausgesandten Wellenlängen gekennzeichnet sind. Schaltet man in den Gang des weißen Lichtes einen gefärbten durchsichtigen Körper ein, so wird nur ein bestimmter Teil des Lichtes durchgelassen, ein anderer absorbiert. Im Spektrum fehlen dann verschiedene Wellenlängen, das ursprünglich kontinuierliche Spektrum zeigt schwarze Lücken: *Absorptionsspektrum*. Oxyhämoglobin, reduziertes Hämoglobin und Kohlenoxydhämoglobin haben z. B. kennzeichnende Absorptionsspektren. So ist die Spektralanalyse ein einfaches, rasch anwendbares Mittel zum Nachweis von Kohlenoxydhämoglobin, was besonders für die gerichtliche Medizin zur Feststellung von Leuchtgasvergiftungen von Bedeutung ist. Das Spektrum des Sonnenlichtes ist übrigens nicht nur ein Emissions-, sondern auch ein Absorptionsspektrum, weil der Sonnenball Strahlen aussendet und von diesen wieder in seiner äußeren Dampfschicht (Sonnenatmosphäre) eine Reihe von Wellenlängen absorbiert werden, was sich durch das Auftreten schwarzer Linien, der sog. *Fraunhoferschen Linien*, im Spektrum des Tageslichtes bemerkbar macht. Diese Linien treten immer an den gleichen Stellen im Spektrum auf und werden mit bestimmten Buchstaben bezeichnet (Abb. 11).

Um Absorptionslinien und Absorptionsstreifen gut zu sehen, muß man ein schmales Lichtbündel durch einen Spalt abgrenzen und von diesem ein Bild mit Hilfe eines Linsensystems in der Unendlichkeit entwerfen, das man mit Hilfe eines auf Unendlich eingestellten Fernrohres betrachtet. Derartige Apparate heißen Spektroskope. Beim BUNSENschen **Spektroskop** (Abb. 9) dient zur Erzeugung des Spektrums das im Mittelpunkt gelegene Prisma P. Die von der Lichtquelle Q ausgehenden Strahlen werden durch den Spalt S abgeblendet; er befindet sich im Brennpunkt des Linsensystems L, so daß die zum Prisma gelangenden Strahlen parallel gebündelt werden. Das Spalt S und Linsensystem L enthaltende Rohr K heißt *Kollimator*. Die aus L austretenden Strahlen werden durch das Prisma P unter Farbenzerstreuung gebrochen. Das Fernrohrobjektiv Ob bildet in seiner Brennebene den zu einer Farbenreihe auseinandergezogenen Spalt in BS ab, wobei die (voll gezeichneten) blauen Strahlen vom Prisma stärker als die (gestrichelten) roten gebrochen werden. Das farbige Bild des Spaltes BS läßt sich durch das Okular Ok vergrößert betrachten. Die untere oder obere Hälfte des stets lotrecht gestellten Spaltes S kann durch ein totalreflektierendes Prisma p so verdeckt werden, daß die Strahlen der Lichtquelle Q ausschließlich durch die freie Hälfte des Spaltes treten können. Durch den verdeckten Teil des Spaltes lassen sich dafür über das Prisma p aber Strahlen einer zweiten seitlichen Lichtquelle Q' in das Kollimatorrohr werfen, so daß das Spaltbild BS aus einem oberen und unteren Teil, dem Spektrum von Q und dem Spektrum von Q' besteht (Vergleichsmöglichkeit für Emissionsspektren zweier verschiedener Lichtquellen, von Emissionsspektrum und Absorptionsspektrum und dergl.). Das BUNSENsche Spektroskop hat noch eine Einrich-

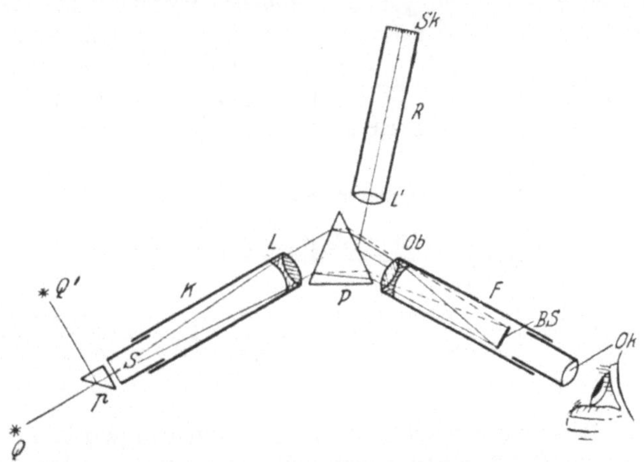

Abb. 9. Strahlengang beim Bunsenschen Spektroskop.

BS Bild der Spektren von Q und Q'; F Fernrohr; K Kollimatorrohr; L, L' Linsensysteme; Ob Fernrohrobjektiv; Ok Okular; P Prisma zur Farbenzerstreuung; p Prisma zur Untersuchung einer zweiten Lichtquelle; Q, Q' Lichtquellen; R Rohr mit der Wellenlängenskala Sk; S Spalt.

tung, um in das Spektrum eine Wellenlängenteilung einzuprojizieren. Diese Skala Sk befindet sich im Rohr R und wird von rückwärts durch eine (nicht gezeichnete) Lichtquelle beleuchtet. Sie liegt im Brennpunkt der Linse L', die parallele Strahlen auf die dem Fernrohr zugewandte, als Spiegel wirkende Prismenseite fallen läßt; die ins Fernrohr F reflektierten Strahlen liefern dann in der Ebene des Spektrumbildes BS auch ein scharfes Bild der Wellenlängenskala Sk.

Wie Abb. 9 zeigt, müssen das Kollimatorrohr und das Fernrohr infolge der Strahlen*brechung* gegeneinander geneigt sein. Man kann jedoch durch Hintereinanderschalten mehrerer Prismen aus verschiedenem Glas die Ablenkung der Strahlen aufheben, ohne die Farbenzerstreuung zu verändern. Das vom

Spalt ausgehende Bündel von Lichtstrahlen durchsetzt dann das ganze Spektroskop in einer geraden Linie: **geradsichtiges Spektroskop.** Ein Schnitt durch ein solches kleines Handspektroskop (Spektroskop nach BROWNING) ist in Abb. 10 dargestellt. Das Kollimatorrohr besteht hier bloß aus der äußeren Hülse K, deren Abschlußfläche den Spalt S trägt. Die Breite des Spaltes kann durch Drehen am Ring R verändert werden. Im äußeren Rohr K ist ein zweites Rohr Fe verschieblich, das ein Linsensystem L als Lupe enthält. Auf der anderen Seite ist das Rohr Fe durch eine kreisförmige Blende B abgeschlossen. Zwischen dem Linsensystem L und der Blende B befindet sich der Prismensatz, der aus den abwechselnd aufeinanderfolgenden Glassorten C und F (Crown- und Flintgas) besteht. Blickt man durch die Blende B in das gegen eine Lichtquelle gehaltene Spektroskop, so wird deren Emissionsspektrum sichtbar;

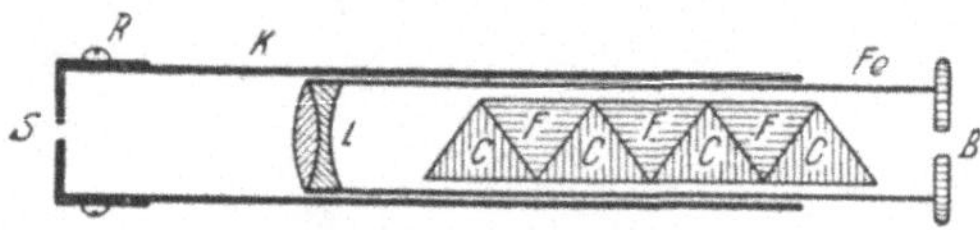

Abb. 10. Schema des geradsichtigen Spektroskops nach B r o w n i n g.
B Augenblende; C Prismen aus Crownglas; F Prismen aus Flintglas;
Fe Prismenrohr; K Kollimatorrohr; L Linsensystem; R Ring zur Einstellung der Spaltbreite; S *Spalt.*

um ein Absorptionsspektrum zu untersuchen, wird der absorbierende Stoff zwischen Lichtquelle und Spalt S gebracht.

Abb. 11 zeigt oben zunächst die **Farbenverteilung im normalen Sonnenspektrum** neben einigen FRAUNHOFERSCHEN Linien und den Wellenlängen der farbigen Lichter. Darunter sind **Absorptionsspektren einiger Hämoglobinderivate** dargestellt, so z. B. von Oxyhämoglobin, das in hämolysierten Lösungen *mittlerer* Konzentration zwei Absorptionsstreifen zwischen den Linien D (= 589 mμ und E (= 527 mμ) aufweist. Wie das untere Spektrum zeigt, liefert auch das *Kohlenoxydhämoglobin* in *mittlerer* Konzentration zwei solche Absorptionsstreifen, die recht ähnlich wie die des Oxyhämoglobins liegen. Zur Feststellung, ob Oxyhämoglobin oder Kohlenoxydhämoglobin vorliegt, muß man den Kunstgriff anwenden, das Oxyhämoglobin durch Reduktion in reduziertes Hämoglobin umzuwandeln, was bei Kohlenoxydhämoglobin nicht gelingt. Das reduzierte Hämoglobin gibt in *mittlerer* Konzentration nach Abb. 11 Mitte einen *einzigen* breiten Streifen zwischen den Linien D und E. Der Hinweis auf eine jeweils *mittlere* Konzentration ist deshalb notwendig, weil bei allen angeführten Hämoglobinderivaten eine **Abhängigkeit des Spektrums von der Konzentration** besteht. Beim *Oxyhämoglobin* werden z. B. in hoher Konzentration alle Wellenlängen bis auf das Rot vollkommen ausgelöscht, so daß die in Abb. 11 dargestellten beiden Absorptionsstreifen gar nicht zu sehen sind; bei einer etwas größeren Verdünnung tritt zwar auch schon das Grün hervor, doch ist dieses vom Rot noch durch ein einziges breites Absorptionsband — ähnlich wie beim reduzierten Hämoglobin in *mittlerer* Konzentration nach Abb. 11 — getrennt. Erst bei einer noch weiter gehenden Verdünnung, eben der genannten *mittleren* Konzentration, liefert die Oxyhämoglobinlösung ein Spektrum, in welchem die beiden charakteristischen Strei-

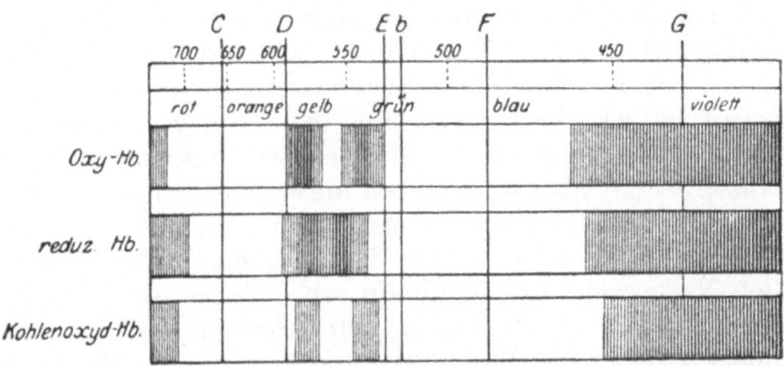

Abb. 11. Spektren von Oxyhämoglobin, reduziertem Hämoglobin und Kohlenoxydhämoglobin sowie Verteilung einiger wichtiger Fraunhoferscher Linien; Wellenlängenangaben in $m\mu$.

fen hervortreten. Bei noch kleinerer Konzentration blassen diese beiden Streifen ab und wenn eine hochverdünnte Oxyhämoglobinlösung nur mehr zart gelbgrün gefärbt ist, zeigt ihr Absorptionsspektrum überhaupt keine Streifen mehr, bloß eine geringe Verkürzung am violetten Ende. Dieses besondere Verhalten erklärt, warum das Blut makroskopisch *rot* gefärbt ist, während ein einzelner Erythrozyt im Mikroskop *gelbgrün* erscheint. Das Blut entspricht einer hohen Konzentration des Oxyhämoglobins, die nur *rotes* Licht durchläßt, der einzelne Erythrozyt dagegen ist einer geringen Oxyhämoglobinkonzentration vergleichbar, welche ausschließlich Violett absorbiert; im durchgelassenen Licht mischen sich dann die Farbpaare: Grün — Rot, Blau — Gelb usw. als Komplementärfarben zu Weiß, nur aus dem Farbpaar Violett—Gelbgrün fehlt die erstgenannte Komponente, weshalb die zweite unkompensiert bleibt und dem durchgetretenen Licht seinen Farbton, nämlich *Gelb-grün*, aufprägt. Die Abhängigkeit des Spektrums von der Konzentration macht es schließlich auch verständlich, daß man zur Unterscheidung von Oxyhämoglobin und reduziertem Hämoglobin mehrere Verdünnungen herstellen und spektroskopisch untersuchen muß, von denen eine beim Oxyhämoglobin immer, beim reduziertem Hämoglobin aber niemals zwei Absorptionsstreifen zeigen wird.

Durchführung der spektroskopischen Aufgaben:

1. *Einstellen des geradsichtigen Spektroskopes:* Spalt S mit Ring R (Abb. 10) auf einige Zehntel Millimeter Breite verringern[1]), dann Gerät wie ein Fernrohr mit der Blendenöffnung B (Abb. 10) vor ein Auge halten und gegen eine Lichtquelle (weiße Hauswand, weiße Wolke, elektrische Glühbirne usw.) richten; Spektroskop so drehen, daß das *rote* Ende des Spektrums *links*, das *blaue rechts* zu liegen kommt (konventionelle Einstellung des Spektrums); Scharfeinstellen der über alle Farben hinwegziehenden oberen und unteren Seite des Spektrums durch vorsichtiges Herausziehen oder Hineinschieben des Kollimatorrohres; schließlich Nachregeln der Spaltbreite, so daß das Spektrum deutlich, aber nicht übermäßig hell erscheint (bei Tageslicht müssen dabei die FRAUNHOFERschen Linien sichtbar werden).

2. *Vergleich der Emissionsspektren* von Tageslicht, einer elektrischen Glühbirne, einer Gasflamme mit Auernetz, einer Natriumdampflampe, einer Glimmlampe usw., indem die betreffenden Lichtquellen mit dem eingestellten Spektroskop anvisiert werden: die ersten drei Lichtquellen zeigen ein *kontinuierliches*, die letzten ein *diskontinuierliches* Spektrum; die Natriumdampflampe liefert praktisch *monochromatisches* Licht, ihr Emissionsspektrum enthält nur eine einzige gelbe Linie an Stelle der FRAUNHOFERschen D-Linie [genauer zwei, vom geradsichtigen Spektroskop nicht mehr aufgelöste Linien mit 0,4 mμ Wellenlängenunterschied], während das Glimmlampenspektrum mehrere Linien besitzt, die z. T. von der Füllung mit Neongas [*rote* und *gelbe* Linien], z. T. vom beigemischten Quecksilber-

---

[1]) Bei manchen geradsichtigen Spektroskopen, wie z. B. den kleinen Modellen von C. Zeiß-Jena, entfällt die Einstellung und Nachregelung der Spaltbreite, da diese unveränderlich ist.

dampf [*grüne* Linien], z. T. vom Fluoreszenzlicht an der Glaswand [*blaue* und *violette* Linien] herrühren.

3. *Prüfung der Abhängigkeit des Oxyhämoglobinspektrums von der Konzentration:* Reagensglas mit der vorbereiteten (nur rotdurchlässigen) hämolysierten Oxyhämoglobinlösung 2 cm hoch füllen und eine von unten nach oben allmählich zunehmende Verdünnung durch schnelles sturzartiges Eingießen von Wasser in das Glas (über der Abfallschale) erzeugen (die Flüssigkeit muß unten dunkel, oben dagegen fast wasserhell sein); Spektroskop gegen eine Lichtquelle mit kontinuierlichem Spektrum halten, unteres Ende des Reagensglases vor den Spalt bringen und das Reagensglas während der Beobachtung allmählich senken, so daß die Oxyhämoglobinkonzentration vor dem Spalt allmählich abnimmt (Absorptionsspektrum *unten* nur rot, dann breites einfaches Absorptionsband, dann Auftreten der beiden charakteristischen Streifen, Abblassen der Streifen, *oben* schließlich normales Spektrum mit bloß verkürztem violetten Ende).

4. *Vergleich des Absorptionsspektrums von Oxyhämoglobin und Kohlenoxydhämoglobin in mittlerer Konzentration:* In einem Reagensglas Oxyhämoglobinlösung so verdünnen, daß die beiden Streifen im Spektroskop deutlich zu erkennen sind; Aufteilung der Lösung auf zwei Reagensgläser A und B; A abstellen, durch B Leuchtgas mit einem zur Spitze ausgezogenen Glasrohr 1 bis 2 min hindurchleiten (Flüssigkeit wird dabei kirschrot); A und B spektroskopieren (beide zeigen *zwei* Streifen).

5. *Unterscheidung von Oxyhämoglobin und Kohlenoxydhämoglobin:* Zu den Proben A und B des vorhergegangenen Versuches je eine Messerspitze Natriumhydrosulfit ($Na_2S_2O_4$) hinzufügen, schütteln und spektroskopieren (A wurde rosaviolett und zeigt im Absorptionsspektrum den einen breiten, verwaschenen Streifen des reduzierten Hämoglobins, B bleibt unverändert).

12. Blutgerinnung und Gerinnungshemmung.

Aufgabe: Prüfung des Einflusses der Calciumionen auf die Blutgerinnung.

Erforderlich: Kaninchen in Narkose, mit freigelegter und mit einer Kanüle versehener Carotis; kleine Reagensgläser, darunter zwei mit je einer Marke für 3 cm³, ein Reagensglas leer, das zweite mit 0,75 cm³ einer 1%igen Natriumzitratlösung gefüllt; Reagensglasgestell; 5%ige Calciumchloridlösung; Pipette mit Gummihütchen.

Die **Blutgerinnung** ist ein komplexer Vorgang, bei welchem das Fibrinogen des Blutplasmas als Fibrin in Form feinster Fäden ausfällt; die Fäden bilden ein dichtes Netzwerk, in welchem die geformten Elemente zurückgehalten werden. Fibrinfäden und geformte Elemente stellen das Blutgerinnsel dar. Die Fibrinabscheidung vollzieht sich nach dem unten eingefügten Schema in mehreren Stufen.

Eingeleitet wird die Blutgerinnung durch den Zerfall oder die Zerstörung der geformten Elemente, vor allem der Thrombozyten sowie der Körperzellen, wobei *Thrombokinase* frei wird (1). Thrombokinase und das im Plasma vorhandene *Thrombogen* lassen zusammen mit den *Calciumionen* des Blutes das eigentliche Gerinnungsferment, das *Thrombin* entstehen (2). Das Thrombin endlich führt die Fibrinabscheidung herbei (3). Zur *Verzögerung oder Hemmung der Blutgerinnung* kann in allen drei Stufen eingegriffen werden: bei (1) durch Hemmung des Thrombozytenzerfalles (glatte Oberfläche, Verhinderung der Flüssigkeitsverdunstung) oder durch Abfangen der Thrombokinase (Heparin, Vetren); bei (2) durch Abfangen der Calciumionen (Bildung unlöslicher, nichtionisierter Calciumsalze durch Zusatz von löslichen Fluoriden, Oxalaten, Zitraten); bei (3) durch Schlagen des Blutes, das zwar zur raschen Fibrinabscheidung jedoch ohne Bindung der geformten Elemente führt, so daß die Blutkörperchen im Serum zurückbleiben.

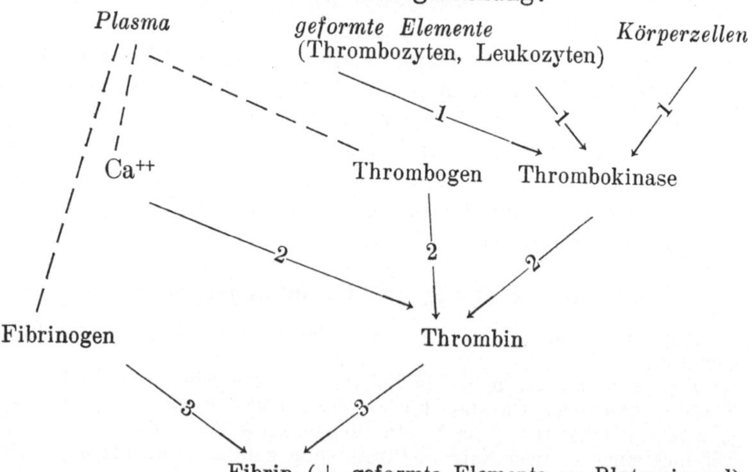

Prüfung des Calciumeinflusses auf die Blutgerinnung:

1. Zwei Reagensgläser (A und B) mit je einer Marke für 3 cm³, von denen eines leer und trocken ist (A), das andere 0,75 cm einer 1%igen Natriumzitratlösung enthält (B), mit Blut unmittelbar aus der Carotis eines narkotisierten Kaninchens bis zum Strich füllen.
2. Reagensgläser abstellen; A (die Kontrolle) gerinnt, B (Zitratblut) bleibt flüssig.
3. B auf 2 Reagensgläser aufteilen (B_1 und B_2).
4. Zu B_1 genau 4 Tropfen einer 5%igen $CaCl_2$-Lösung zusetzen (Pipette), nicht mischen, nur abstellen; Probe gerinnt, B_2 bleibt weiterhin flüssig.

13. Bestimmung der Gerinnungszeit.

Erforderlich: Schnepper, Äther, Alkohol oder Toluol, Watte, paraffinierte Glasplatte, Schweinsborste, Taschenuhr.

1. Auf paraffinierte Glasplatte nebeneinander 8 Tropfen Blut aus frischem Einstich aus der Fingerbeere bringen, Zeit der Blutentnahme ablesen.
2. Nach je 1 min mit einer Borste durch jeweils neuen Tropfen hindurchfahren.
3. Zeit ablesen, sobald ein Gerinnsel (Fibrin) an der Borste hängen bleibt.

Bei Zimmertemperatur beträgt die Gerinnungszeit für normales Blut gewöhnlich 5—6 Minuten. Die Benützung einer paraffinierten Glasplatte ist erforderlich, weil eine Paraffinoberfläche vom Blut *nicht benetzt* wird; dadurch fehlen an der Grenze eines Tropfens die sonst vorhandenen kapillaren Übergangsschichten, in denen Austrocknung, Thrombozytenzerfall und damit vorzeitige Gerinnung einsetzen würde. Mehrere Blutstropfen sind erforderlich, damit jede Minute ein *neuer noch unberührter* Tropfen zur Verfügung steht; das Durchfahren mit der Borste stellt ja eine Störung (Beschleunigung) des spontan sich entwickelnden Gerinnungsvorganges dar, so daß ein bereits berührter Tropfen für eine zweite Untersuchung nicht mehr brauchbar ist.

14. Bestimmung der Blutungszeit.

Erforderlich: Schnepper, Äther, Alkohol oder Toluol, Watte, langer Filtrierpapierstreifen, Taschenuhr.

1. Einstich ins Ohrläppchen (vergl. Seite 1), Zeit ablesen.
2. Mit Filtrierpapierstreifen nach je 30 sec die Wunde be-

tupfen, so daß die alle 30 sec abgesaugten Blutstropfen nebeneinander angeordnet sind.

3. Nach Stehen der Blutung (keine Blutaufnahme durch das Filtrierpapier mehr) Blutungszeit aus Tropfenzahl $\times$ 30 sec berechnen.

Die Blutungszeit liegt für normales Blut gewöhnlich bei 3 min. Daß die Blutungszeit kleiner als die im vorhergegangenen Versuch bestimmte Gerinnungszeit ist, hängt zusammen: mit vermehrter Thrombokinasebildung (hier auch aus dem beim Einstich verletzten Gewebe), mit der rauheren Oberfläche (hier Haut, dort Paraffin) und schließlich mit der höheren Temperatur (hier Haut-, dort Zimmertemperatur).

15. Bestimmung des spezifischen Gewichtes des Blutes.

Erforderlich: Schnepper, Watte, Äther, Alkohol oder Toluol, Benzol-Chloroform-Gemisch, Benzol, Chloroform, Becherglas, hoher Glaszylinder, Glasstab, Trichter, Filtrierpapier, Aräometer.

Das **spezifische Gewicht von Flüssigkeiten** wird am einfachsten mit Hilfe eines Aräometers bestimmt, das in die Flüssigkeit eingesenkt wird und schwimmt. Da je nach dem spezifischen Gewicht der Flüssigkeit der Auftrieb des Aräometers verschieden groß ist, so ändert sich damit die Eintauchtiefe. Im Aräometer ist eine Skala enthalten, auf welcher unmittelbar aus der Eintauchtiefe das spezifische Gewicht abgelesen werden kann. Für das Blut läßt sich dieses Verfahren nicht unmittelbar anwenden, weil zu große Blutmengen dafür erforderlich wären. Man bedient sich jedoch des Kunstgriffes, einen Tropfen Blut in eine mit Blut nicht mischbare Flüssigkeit zu bringen, das spezifische Gewicht dieser Flüssigkeit dem Blut anzugleichen und schließlich mit dem Aräometer das spezifische Gewicht der Hilfsflüssigkeit zu bestimmen. Ist das Blut leichter, so geht der Tropfen an die Oberfläche, ist das spezifische Gewicht des Blutes größer, so sinkt er zu Boden, sind Blut und Flüssigkeit gleich, so schwebt der Tropfen. Als Hilfsflüssigkeit verwendet man ein Gemisch von Benzol (spez. Gew. 0,88) und Chloroform (spez. Gew. 1,485). Das spezifische Gewicht des Blutes liegt zwischen 1,050 und 1,060; eine Flüssigkeit von praktisch gleich großem spez. Gewicht erhält man aus 1 Teil Chloroform + 2,5 Teile Benzol. Diese bereits im richtigen Verhältnis vorbereitete Benzol-Chloroform-Mischung wird im Einzelfall dem Blut durch Zutropfen des einen oder anderen Bestandteiles angepaßt und ist nach der Untersuchung in die Vorratsflasche zurückzugießen, da das Gemisch immer wieder verwendet werden kann.

Diese Bestimmungsmethode ist nicht sehr genau, weil Benzol und Chloroform in die roten Blutkörperchen etwas eindringen und damit das spezifische Gewicht des Blutes verändern, gibt aber doch annähernd richtige Werte, wenn man sehr rasch arbeitet. Je länger der Blutstropfen im Benzol-Chloroform-Gemisch verbleibt, um so ungenauer werden die Werte. Bevor man das Blut in die Flüssigkeit bringt, muß man sich daher durch Prüfung mit dem Aräometer davon überzeugen, daß das spezifische Gewicht des Benzol-Chloroform-Gemisches um 1,055 liegt, damit nach dem Einbringen des Blutes nur mehr geringe Mengen von Benzol oder Chloroform hinzuzusetzen sind. Da das spezifische Gewicht von der Zahl der Blutkörperchen abhängt, sind die gefundenen Werte bei Männern und Frauen etwas verschieden. Bei Männern liegen die normalen Werte zwischen 1,055 und 1,060, bei Frauen zwischen 1,050 und 1,055.

Durchführung der Bestimmung:

1. Benzol-Chloroform-Gemisch in Zylinder gießen und mit Aräometer feststellen, ob das spez. Gewicht um 1,055 liegt (allenfalls vorsichtig *Benzol* zufügen und mit Glasstab umrühren, wenn das spez. Gew. *größer* ist, im Gegenfall Chloroform zutropfen).

2. Benzol-Chloroform-Gemisch in Becherglas umfüllen; Einstich in Fingerbeere, 1 bis 2 große Blutstropfen in das Gemisch fallen lassen.

3. Beobachten: Tropfen steigt: Benzol zufügen,
    Tropfen sinkt: Chloroform zufügen.
   Nach jedem Zutropfen mit Glasstab umrühren und kurz rasten lassen.

4. Tropfen schwebt: Benzol-Chloroform-Gemisch über Trichter mit Filtrierpapier in Zylinder zurückgießen, Aräometer einsenken, ablesen; Gemisch in Vorratsflasche zurück.

16. Blutgruppenbestimmung.

Aufgabe: Feststellung der Blutgruppe jedes einzelnen Prakti-
kumteilnehmers; Berechnung der Blutgruppenverteilung für alle
Praktikanten.

Erforderlich: Schnepper, Watte, Alkohol, Äther oder Toluol, Glasplatte (10×10 oder 9×12 cm) mit vier Feldern und eingeätzten
Buchstaben β, α, A und B, Objektträger mit vier angeätzten Ecken,
mit Zitratlösung gespülte Kapillaren (etwa 12 cm lang mit 1,5—2 mm
Lumendurchmesser), kleine gummierte Schildchen, Zentrifuge, Glas-
feile, Gasbrenner, Testserum β und α sowie Testblutkörperchen A
und B (in Kochsalzlösung aufgeschwemmt).

Blut verschiedener Menschen läßt sich oft darum nicht für
eine Bluttransfusion verwenden, weil die *Erythrozyten des
Spenders,* wenn sie mit dem *Serum des Empfängers* in Berührung treten, untereinander verkleben, Klümpchen bilden und
ausfallen *können.* In diesem Falle kommt es zur Verstopfung
feiner Gefäße und Absperrung ganzer Organe von der Blut-
zirkulation. Die Verklumpung wird durch bestimmte Stoffe
des Serums, durch die *Agglutinine,* hervorgerufen, die — da
sie gegen artgleiches Eiweiß gerichtet sind —, auch als *Iso-*
agglutinine bezeichnet werden. Der Verklumpungsvorgang
selbst heißt *Agglutination,* die Fähigkeit der Blutkörperchen
zu verklumpen wird auf die in ihnen enthaltenen *agglutinablen
Substanzen* zurückgeführt. Man muß daher vor einer Bluttransfusion die zu mischenden Blutsorten prüfen, ob sie
agglutinieren oder sich ohne Schaden für den Blutempfänger
mischen lassen. Jeder Mensch gehört einer der vier Blutgruppen an, die mit den Buchstaben A, B, AB und der Zahl 0
bezeichnet werden („AB0-System").

Die Blutgruppenbestimmung ist aber nicht bloß für eine
Bluttransfusion, sondern auch für die Gerichtsmedizin sowie für rassenbiologische Untersuchungen wichtig. Für
die *Gerichtsmedizin* ist ausschlaggebend, daß jedem Menschen eine bestimmte Blutgruppe angeboren ist, unveränderlich bestehen bleibt und nach bestimmten Regeln vererbt
wird; durch Blutgruppenbestimmung ist daher in einer Reihe
von Fällen ein *Vaterschaftsausschluß* möglich. Außer den
Gruppeneigenschaften des AB0-Systemes werden für diesen
Zweck noch die Gruppen M und N herangezogen, die nicht
durch Isoagglutinine, sondern durch *Hetero*agglutinine mit
dem Serum entsprechend sensibilisierter Kaninchen festge-

stellt werden. Für die Blutgruppenbestimmung *bei rassen-biologischen Untersuchungen* ist maßgebend, daß das Zahlenverhältnis der einzelnen Blutgruppen zueinander je nach der Zusammensetzung einer Bevölkerung verschieden ist. In Deutschland, also in Zentraleuropa, finden sich z. B. in der Gesamtbevölkerung durchschnittlich die Gruppe A zu 44%, die Gruppe B zu 13%, die Gruppe AB zu 5% und die Gruppe 0 zu 38% vor; aber in den einzelnen Landesteilen sind die Zahlen schon anders:

	Gruppe A %	Gruppe B %	Gruppe AB %	Gruppe 0 %
Westdeutschland	46	9	4	41
Süddeutschland	44	12	5	39
Mitteldeutschland	42	14	6	38
Ostdeutschland	42	16	7	35

Am häufigsten sind in Zentraleuropa demnach die Gruppen A und 0 vertreten. Bei der Gruppe B ist ein Ansteigen der Zahlen nach Osten zu schon in Deutschland unverkennbar, was aber in Polen, Rußland usw. noch deutlicher wird; ebenso zeigen diese Zahlen eine Zunahme der Gruppe A in Richtung nach Westen, die z. B. in England noch häufiger anzutreffen ist. Bei manchen überseeischen Völkern kommen bestimmte dieser Gruppen überhaupt nicht vor.

Das **Zustandekommen der Agglutination** bei der Mischung von gruppenverschiedenem Blut wird aus Abb. 12 verständlich. Man bezeichnet die *Blutgruppe* stets nach der im *Erythrozyten enthaltenen agglutinablen Substanz*, von der es nur zwei Formen, A und B gibt, die entweder für sich allein in den roten Blutkörperchen vorhanden sind (Gruppe A oder Gruppe B) oder auch zusammen vorkommen (Gruppe A + B = AB) oder die schließlich ganz fehlen können (Gruppe 0). Das Blut*plasma*, ebenso das nach Defibrinieren verbleibende Blut*serum* enthält dagegen eines der beiden *Agglutinine:* das Blut der A-Gruppe besitzt ein gegen B gerichtetes Agglutinin, auch als Anti-B oder kürzer als β bezeichnet; im Blut der B-Gruppe findet sich Anti-A oder α vor; Blut der AB-Gruppe enthält *keines* der beiden Agglutinine, Blut der 0-Gruppe dafür sowohl Anti-A (α) als auch Anti-B (β). Bei einer Mischung unverdünnten Blutes muß daher eine Agglutination immer dann auftreten, wenn A- oder AB-Blutkörperchen mit Anti-A (α) bzw. B- oder AB-Blutkörperchen mit Anti-B (β) zusammentreffen; auf Abb. 12 bezogen, kommt es immer dann zur Agglutination, wenn ein durch *doppelte* Schraffierung gekennzeichnetes Blutkörperchen mit einem *doppelt* schraffierten Pfeil bzw. ein *einfach* schraffiertes Blutkörperchen mit einem *einfach* schraffierten Pfeil zusammentrifft.

Nach diesen Erörterungen könnte es so scheinen, als ob zur **Bluttransfusion** nur gruppen*gleiches* Blut allein geeignet wäre. Die Agglutinine des *Spender*plasmas werden im Körper des *Empfängers* jedoch *verdünnt* (z. B. auf 1 : 10 bei der Trans-

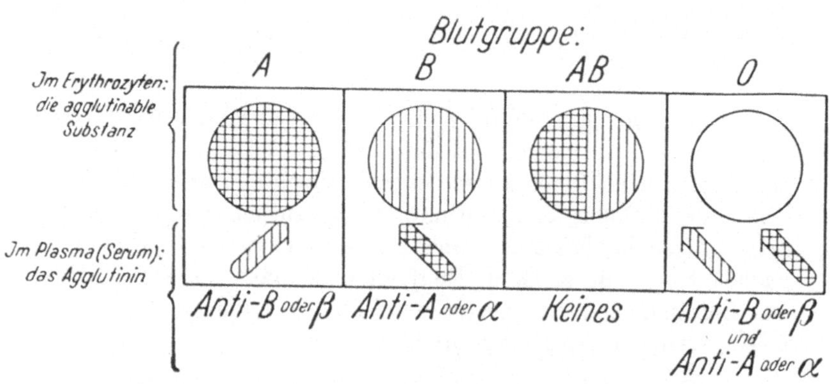

Abb. 12. Verteilung der agglutinablen Substanz und der Agglutinine bei den vier Blutgruppen des AB0-Systemes.

fusion von 400 cm³ in einen Empfänger, der selbst noch 4000 cm³ Blut besitzt) und die Agglutination ist außerdem bei Körpertemperatur deutlich abgeschwächt; unter zwei — später angeführten — Einschränkungen braucht man daher die Rückwirkung der Spenderagglutinine auf die Blutkörperchen des Empfängers nicht zu fürchten und bloß die *Agglutination der Spendererythrozyten durch die Agglutinine des Empfängers* zu berücksichtigen. Unter diesem Gesichtspunkt sind die in Abb. 13 durch Pfeile dargestellten Transfusionsrichtungen zulässig; man kann also nicht bloß gruppen*gleiches* Blut (*voll gezeichnete* Pfeile), sondern auch 0-Blut auf Empfänger der Gruppe A, B und AB oder A-Blut bzw. B-Blut auf Empfänger der AB-Gruppe (gestrichelte Pfeile) übertragen. Man nennt die 0-Gruppe daher auch *Universalspender*, die AB-Gruppe auch *Universalempfänger*. Nur wenn das Spenderplasma die Agglutinine in *sehr großer Konzentration* enthält („hoher Titer") oder *an sich große Blutmengen* übertragen werden sollen, dann ist die Verdünnung des *Spender*plasmas im *Empfänger*blut zur Verhinderung einer rückwirkenden Agglutination *unzureichend*; in diesen beiden Fällen ist die Transfusionsmöglichkeit auf gruppen*gleiches* Blut (voll gezeichnete Pfeile in Abb. 13) *eingeschränkt*.

Zur **Bestimmung der Blutgruppe** eines bestimmten Menschen kann man daher auf einem Objektträger je einen Tropfen seines Blutes mit einem Tropfen Serum, das β enthält („Testserum-β") bzw. mit einem Tropfen Serum, das α enthält („Testserum-α"), zusammenmischen. Gehört z. B. das zu prüfende Blut der Gruppe A an, so wird im ersten Fall, wie in Abb. 17 links oben bei β, keine *Entmischung*, d. h. *keine* Agglutination eintreten, da A und β nicht miteinander reagieren können; im zweiten Fall aber treffen A und α zusammen, es muß Agglutination, d. h. Entmischung des Blutes unter Bildung kleiner, mit dem freien Auge bereits sichtbarer Erythrozytenanhäufungen (Klümpchen), wie in Abb. 17 links oben bei α, zustandekommen. Sinngemäß wird die Blutgruppe B daran erkannt, daß nur das Testserum-β eine Agglutination hervorbringt; die Gruppe AB liegt vor, wenn *mit jedem* der beiden Testsera eine Agglutination entsteht, die Gruppe 0 schließlich dann, wenn weder mit Testserum-β noch mit Testserum-α eine Agglutination zustande kommt.

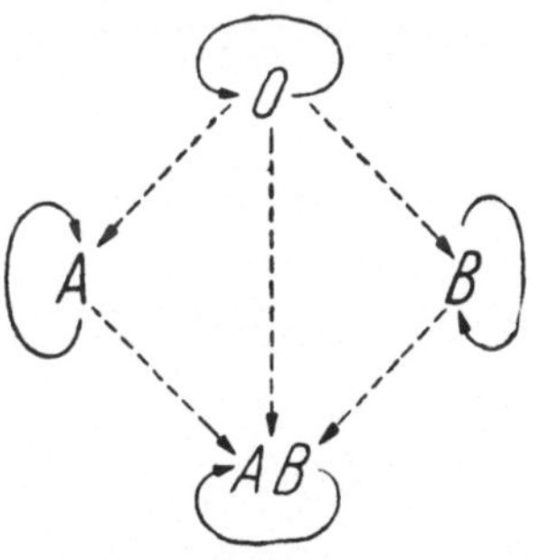

Abb. 13. Schematische Darstellung der zulässigen Transfusionsrichtungen. Übertragung *kleiner* Blutmengen oder von Blut mit *niedrigem* Titer: voll *und* gestrichelt ausgezogene Pfeile; Übertragung *großer* Blutmengen oder von Blut mit *hohem* Titer: bloß voll ausgezogene Pfeile (nur gruppen*gleiches* Blut).

Diese einfache Objektträgermethode kann jedoch zu manchen *Irrtümern* führen, insbesondere bei zu *dichter* Blutkörperchenaufschwemmung im Testserum bei solchen Blutsorten, die stark zu *Geldrollenbildung* neigen; es besteht dann die Möglichkeit, daß eine *unspezifische Pseudoagglutination* mit der echten gruppenspezifischen Agglutination verwechselt wird. Die A-Gruppe besteht ferner aus mehreren Untergruppen: A_1, A_2 und A_3; bei A_2 und A_3 reagiert wohl das Plasma bzw. Serum normal wie bei der Gruppe A, die Blutkörperchen A_2 und A_3 enthalten jedoch nur eine *schwach* wirkende agglutinable Substanz A, so daß die *auch nur schwache* Agglutination mit dem Testserum-α übersehen und das nur auf das Verhalten der Blutkörperchen hin geprüfte Blut dann der 0-Gruppe zugerechnet werden könnte. Aus diesen und weiteren Gründen ist es zweckmäßig, nicht bloß die Eigenschaften der Blutkörperchen mittels der Testsera β und α, sondern auch die des abgetrennten Plasmas mit Hilfe von Testblutkörperchen A

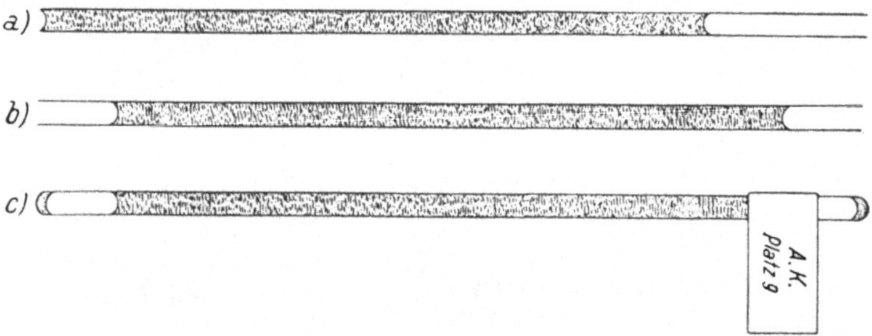

Abb. 14. Die Kapillare zur Gewinnung des Plasmas bei der Blutgruppenbestimmung mit Gegenprobe. *a* unmittelbar nach der Füllung; *b* nach Verschiebung der Blutsäule in die Mitte des Röhrchens; *c* Enden zugeschmolzen und Kapillare mit beschrifteter Fahne versehen, zum Zentrifugieren bereit.

und B zu prüfen (*Blutgruppenbestimmung mit Gegenprobe*). Testsera bzw. Testblutkörperchen (in physiologischer Kochsalzlösung aufgeschwemmt) werden zweckmäßig von einem gerichtsmedizinischen Institut beschafft.

Blutgruppenbestimmung mit Gegenprobe:

1. Großer Einstich in die Fingerbeere; luftblasenfreies Füllen einer (vorher mit Zitratlösung gespülten und getrockneten) Glaskapillare durch waagerechtes Anhalten an die blutende Stelle bis etwa 3 cm vor dem freien Ende (Abb. 14 a).
2. Blut durch Neigen des Röhrchens in die Mitte der Kapillare bringen (Abb. 14 b); Kapillare beiderseits zuschmelzen

(Drehen des Röhrchens in waagerechter Lage mit dem Ende im Saum einer kleinen Gasflamme).

3. Papierfahne mit Arbeitsplatznummer und Kennbuchstaben ankleben (Abb. 14 c), Kapillare zum Zentrifugieren abgeben.

Diese Vorbereitung wird zweckmäßigerweise in einer der Blutgruppenbestimmung vorhergehenden Übung durchgeführt, da bei größerer Teilnehmerzahl das Zentrifugieren viel Zeit in Anspruch nimmt; die zentrifugierten Kapillaren werden zwischendurch im Eisschrank aufbewahrt.

4. Auf Glasplatte mit Kreuz und Beschriftung nach Abb. 17 (Glasätztinte) *links* einen Tropfen Testserum β und Testserum α bringen (verschiedene Pipetten!), *rechts* je einen Tropfen Testblutkörperchen-A-Aufschwemmung bzw. Testblutkörperchen-B-Aufschwemmung (wieder verschiedene Pipetten!).

5. Einstich in die Fingerbeere, Fingerblut mit je einer (angeätzten) Ecke eines Objektträgers (Abb. 15) zu β und α bringen und einrühren.

6. Zentrifugierte Kapillare öffnen (Abb. 16), je eine Hälfte des Plasmas *neben* die Blutkörperchenaufschwemmung A bzw. B bringen, mit je einem der beiden übrigen Ecken des Objektträgers nach Abb. 15 vermischen.

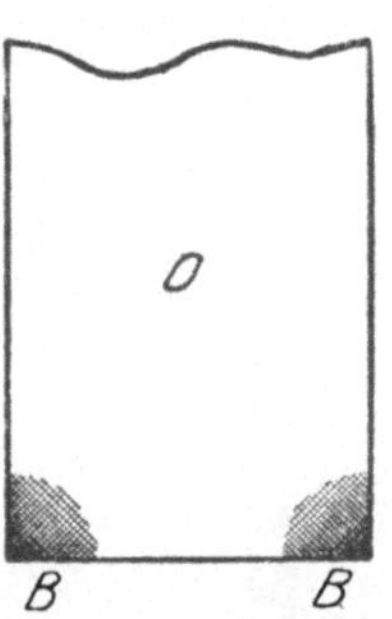

Abb. 15. Objektträger (*O*) mit bei *B* durch Anätzen aufgerauhten Ecken.

7. Zwei bis drei Minuten ruhig liegen lassen, erst dann zur Verstärkung der Agglutination leicht hin und her schwenken.

8. Agglutination gewöhnlich schon nach 5 bis 10 min deutlich. Beurteilung der Blutgruppenzugehörigkeit nach 10 bis 15 min mit unbewaffnetem Auge.

Das Aussehen der Glasplatte mit den Tropfen für alle vier Blutgruppen gibt Abb. 17 wieder; eine Blutgruppenbestimmung kann nur dann als richtig angesehen werden, wenn das Ergebnis auf der linken Plattenhälfte mit dem auf der rechten *übereinstimmt*, sonst ist die Untersuchung zu wiederholen. Zur schnellen Beurteilung über die Richtigkeit des Untersuchungsergebnisses merke man sich, daß die agglutinierenden bzw. nicht agglutinierenden Tropfen wie in Abb. 17 immer nur durch eine waagrechte oder lotrechte Linie, *niemals aber durch eine Diagonale* verbunden werden können.

Die Blutgruppenbestimmung ist grundsätzlich von *jedem* Praktikumsteilnehmer für das eigene Blut durchzuführen. In einer folgenden Besprechung werden dann die Praktikumsteilnehmer zur Bekanntgabe ihrer Blutgruppe aufgerufen; dazu bereitet jeder Praktikant in seinem Protokollheft vier Felder mit den Überschriften „A", „B", „AB" und „0" vor und trägt bei jeder angesagten Gruppe einen Strich ein. Am Schluß wird dann die Summe in jedem Feld gebildet, die Gesamtzahl der Blutgruppenbestimmungen festgestellt, gleich 100 gesetzt, die prozentuelle Häufigkeit der einzelnen Gruppen berechnet und den früher angegebenen Zahlen verglichen.

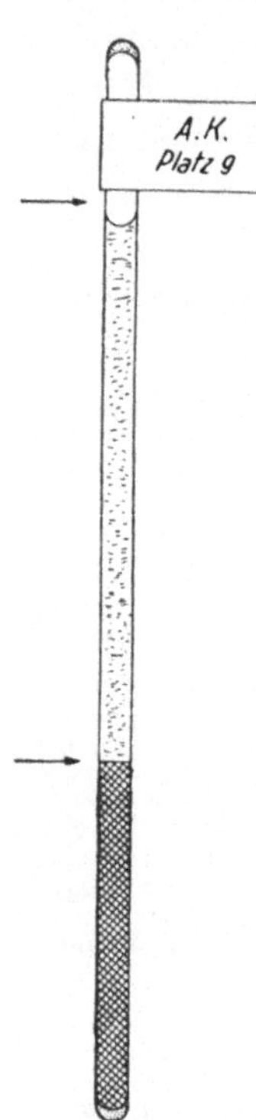

Abb. 16. Die Kapillare nach dem Zentrifugieren: Trennung der geformten Elemente (doppelt schraffiert) vom Plasma (punktiert). Zur Entnahme des Plasmas wird das Röhrchen an den durch die Pfeile gekennzeichneten Stellen angefeilt und aufgebrochen.

II. Herz, Kreislauf und Atmung.

Bei der Untersuchung von Bewegungsvorgängen — die uns in diesem Abschnitt zum erstenmal beschäftigen — begnügt man sich nur selten mit der einfachen Beobachtung, man strebt vielmehr die Gewinnung von Zeitkurven des Bewegungsvorganges durch Registrierung an. Bei einer solchen Aufzeichnung wird der Bewegungsvorgang mittels eines geeigneten Hebels als *Ordinate* aufgetragen, während die Registrierfläche in der *Abszissen*achse (*Zeitachse*) verschoben wird. Durch gleichzeitige Niederschrift von Zeitmarken, z. B. mit einem *elektromagnetischen Schreiber*, ergibt sich die Möglichkeit, später aus der Kurve die Ablaufgeschwindigkeit und damit die zeitlichen Verhältnisse des Bewegungsvorganges zu rekonstruieren, durch gleichzeitige Aufzeichnung weiterer Marken z. B. den Reizaugenblick in die Niederschrift einzutragen, um so die Beziehungen zwischen Reizung und Reizerfolg zu überblicken usw. Die Aufzeichnung selbst kann am einfachsten auf einem mit weißem Papier bespannten, von einem Federwerk gedrehten Zylinder oder „Trommel" (*Kymographion*) durchgeführt werden, wobei der Schreibhebel z. B. mit einer Tintenfeder ausgestattet ist (*Tintenschreibung*) oder bloß mit

Blutgruppe A   Blutgruppe B

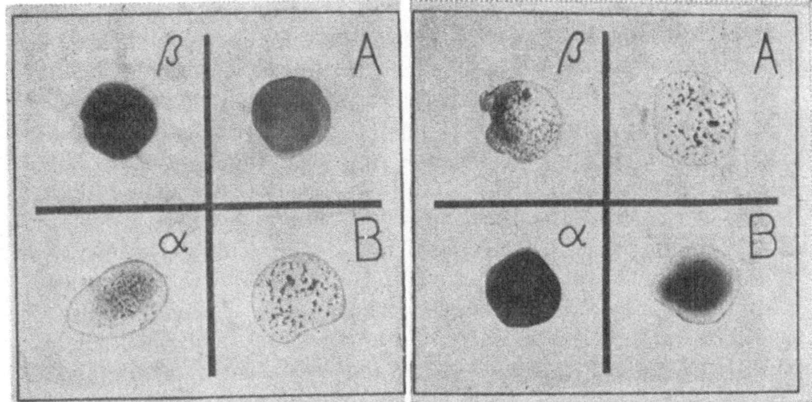

Blutgruppe AB   Blutgruppe 0

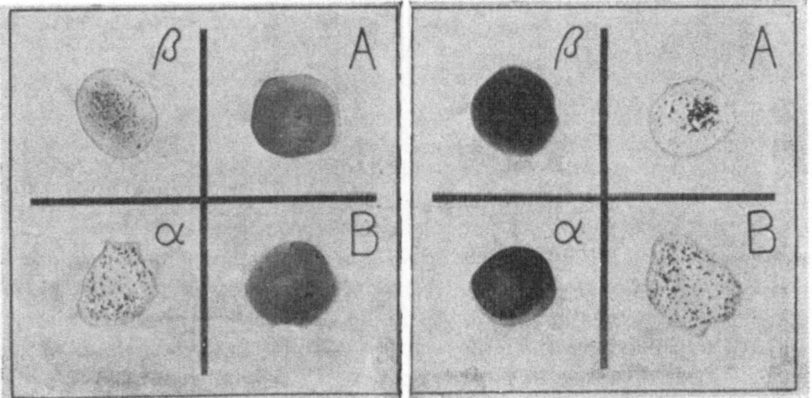

Abb. 17. Ausfall der Blutgruppenbestimmung mit Gegenprobe.

einer feinen Spitze den auf das Schreibpapier aufgebrachten Ruß wegkratzt (*Rußschreibung*); im ersten Fall entsteht ein dunkler Kurvenzug auf weißem Grund, der keiner weiteren Nachbehandlung bedarf, im zweiten ein weißer Kurvenzug auf schwarzem Grund, der jedoch erst durch Behandlung des Papieres mit einer alkoholischen Schellacklösung oder dgl. und anschließendes Trocknen haltbar gemacht werden muß (*„Fixieren der Kurven"*). Bei der *optisch-photographischen Registrierung* dient als Schreibhebel ein Lichtstrahl, der seinen Weg auf einem abrollenden lichtempfindlichen Papier oder Film verzeichnet: der Kurvenzug muß allerdings erst durch photographische Entwicklung sichtbar, durch anschließendes photographisches Fixieren, Wässern und Trocknen haltbar gemacht werden. Welche Aufzeichnungsmethode in einem bestimmten Fall am zweckmäßigsten ist, hängt von der Art des Anzeigegerätes für den Bewegungsvorgang ab, von der verlangten Genauigkeit, vom Zweck der Aufzeichnung, von den zur Verfügung stehenden Mitteln und von anderen Umständen. Unbestrittene Vorteile der rein mechanisch arbeitenden Tinten- bzw. Rußschreibung sind die Einfachheit der Anordnung, die Aufstellungsmöglichkeit in jedem beliebigen Raum und die Annehmlichkeit, die geschriebene Kurve schon im Augenblick ihrer Entstehung zu sehen und daher auch in den Versuchsablauf sofort eingreifen zu können; Nachteile dieser Verfahren sind, daß der Aufzeichnungsvorgang schon durch die Reibung zwischen Schreiber und Schreibfläche sowie durch die Trägheit, Eigenfrequenz und meist ungenügende Dämpfung der mechanischen Schreibhebel gestört werden kann. Bei der optisch-photographischen Aufzeichnung fallen diese Nachteile größtenteils weg, da der Lichthebel selbst auch bei starker Vergrößerung des Ausschlages trägheitslos verzeichnet und die mit Beseitigung der Trägheit, Verschiebung der Eigenfrequenz und ausreichender Dämpfung des Anzeigegerätes verbundene Empfindlichkeitsherabsetzung durch Verlängerung des Lichthebels, Einführung elektrischer Verstärker u. dgl. wieder kompensiert werden kann; dafür ergibt sich wieder der Nachteil, daß der Kurvenzug erst nach der photographischen Entwicklung sichtbar wird und sehr häufig auch die Anordnung an das Vorhandensein eines verdunkelbaren Raumes gebunden ist. Für das physiologische Praktikum kommt daher in erster Linie die Rußschreibung in Frage.

Das **Kymographion** besteht aus einer zylindrischen Metalltrommel, über die weißes Glanzpapier, das zu berußen ist, gespannt wird. Die berußte Trommel *Tr* läßt sich, wie Abb. 18 zeigt, in einem eigenen Träger mit lotrecht gestellter Achse einspannen. Zum Antrieb dient das Federwerk *F*, das durch

den Schlüssel *S* aufgezogen wird. Eine Schnur *Sch* treibt die
Trommel *Tr* an. Die Geschwindigkeit der Umdrehung kann
durch Verstellen der Windflügel *W* am Federwerk geändert
werden. Ein an der Achse der Windflügel angreifender Anhaltehebel *A* hemmt die Drehung des Kymographions; wird
der Hebel *A* abgehoben, so beginnt sich die Trommel *Tr* zu

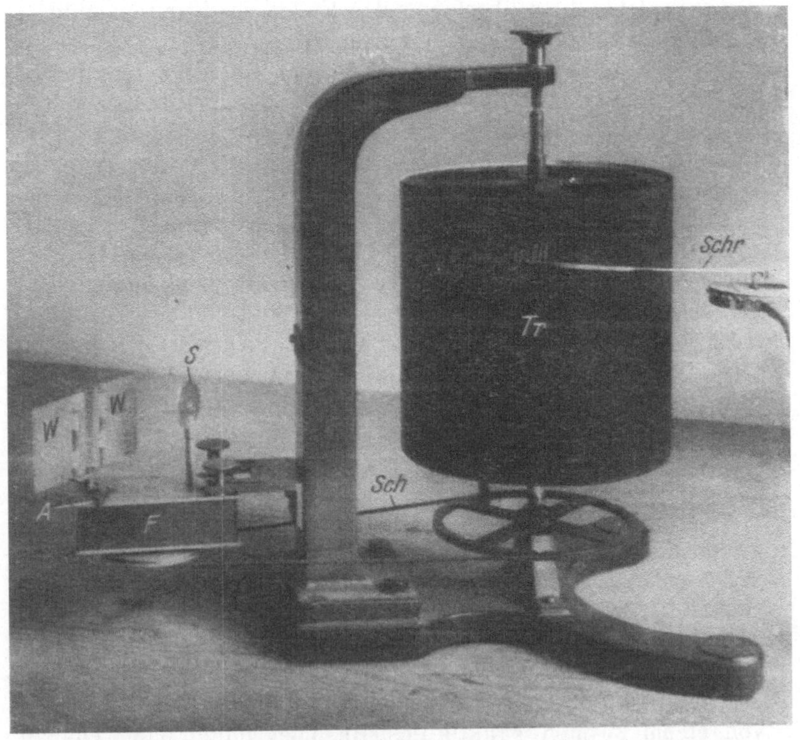

Abb. 18. Kymographion.

A Anhaltehebel; *F* Federwerk; *S* Schlüssel zum Aufziehen; *Sch* Übertragungsschnur;
Schr Schreiber einer Mareyschen Kapsel; *Tr* berußte Trommel; *W* Windflügel zur
Regelung der Geschwindigkeit.

bewegen. Die aufzuzeichnenden Bewegungen werden auf die
Trommel *Tr* mit einem Aluminium- oder Papierschreiber *Schr*
übertragen; die Schreiberspitze kratzt den Ruß in dünner Linie
weg, so daß der weiße Untergrund zum Vorschein kommt. Derartige Kurven sind demnach weiß auf schwarzem Grund. Das
vollbeschriebene Papier wird dann von der Trommel abgenom-

men und durch Eintauchen in alkoholische Schellacklösung
haltbar gemacht.

Zum **Bespannen der Kymographiontrommel** sind Streifen
aus Hochglanzpapier geeigneter Länge bereits vorbereitet; sie
werden vorerst auf der *Rückseite* mit einem feuchten Tuch
überstrichen, dann straff und faltenlos über. die aus dem
Träger herausgenommene Trommel gelegt. Die beiden einander etwa 1 bis 2 cm überlappenden Enden des Streifens sind —
wie Abb. 20 zeigt — so aufeinanderzulegen, daß die Schreiberspitze während des Umlaufes der Trommel von der Duplikatur
her über die Naht gleiten kann; in dieser Lage sind die Strei-
fenenden unter Spannung des Papiers durch Klebestoff miteinander zu verbinden. Zum **Berußen** wird dann die Trommel
mit waagerechter Achse über einer rußenden Flamme gedreht
(Leuchtgas, das durch eine Benzolvorlage strömt), wobei die
Höhe der Trommel über der Flamme so zu wählen ist, daß
sich nicht eine dicke, tiefschwarze, sondern bloß eine dünne,
braunschwarze Rußschicht abscheidet. Während der Berußung
trocknet das befeuchtete Papier wieder aus, zieht sich zusammen und sitzt dann straff auf der Trommel, so daß es von
dieser auch bei lotrecht stehender Trommelachse nicht mehr
nach abwärts gleiten kann.

Zur **Fixierung der Rußkurven** wird das Papier nach Be-
endigung des Versuches dicht neben der Klebestelle mit einem
Skalpell, einer Rasierklinge oder dergl. durchschnitten. Es ist
zweckmäßig, den Schnitt nur von einem Rand der Trommel bis
auf 1 cm Abstand vom anderen zu ziehen, um ein vorzeitiges
Herunterfallen des Blattes und ein Verwischen der Kurven zu
verhüten; nach Fassen der beiden Schnittränder mit je einer
Holzklammer wird erst das letzte Stück des noch zusammen-
hängenden Papiers durchgerissen, wobei man sich die Trommel
von einem zweiten Praktikumsteilnehmer halten läßt. Die an
den Holzklammern hängende Rußkurve wird nun mit der
berußten Seite *nach oben* in das Becken mit alkoholischer
Schellacklösung getaucht, einmal durchgezogen, über der Schale
abtropfen gelassen und dann an einer Schmalseite mit einer
Stoßnadel an einem Holzgestell so befestigt, daß sie, frei nach
unten hängend, gut trocknen kann. Dazu ist etwa eine Stunde
erforderlich; durch Anblasen der Kurven mit dem warmen
Luftstrahl eines „Föhn" läßt sich das Trocknen in etwa 10 min
erreichen. Gut gelungene Stücke der aufgezeichneten Kurven
werden dann ausgeschnitten und in das Protokollheft eingeklebt.

Der **elektromagnetische Schreiber** besteht, wie Abb. 19 zeigt, z. B. aus einer waagerecht gelagerten Magnetspule M, welcher der zu verzeichnende Strom über die Klemmen K_1 und K_2 zugeführt wird. Der Strom magnetisiert den eisernen Spulenkörper und zieht dadurch die über der Spule angebrachte Blattfeder F mit ihrem vorderen Ende nach unten; der an der Feder F befestigte Aluminiumschreiber $Schr$ macht dabei auf dem Kymographion eine Marke. Hört der Strom zu fließen auf, so kehrt die Blattfeder F wieder in ihre Ruhelage zurück. Durch die Schraube Sr_2 läßt ·sich die Feder F dem vorderen Ende des Spulenkörpers mehr oder weniger nähern und dadurch in ihrer Empfindlichkeit einstellen. Die Schraube Sr_1 dient dazu, die Eigenschwingung der Feder zu dämpfen und die Ausschlagsgröße zu beschränken. Der Schreiber wird

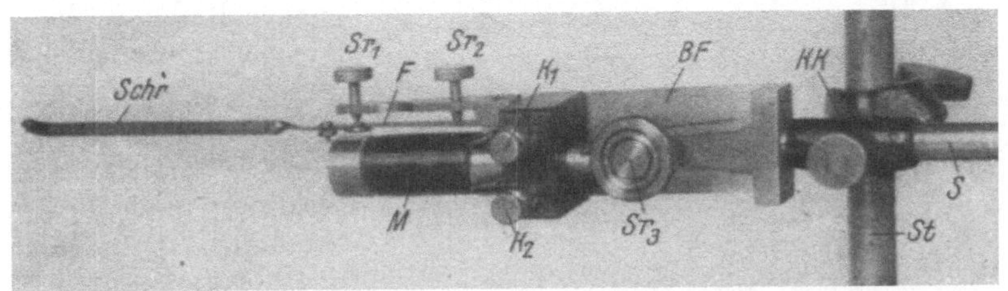

Abb. 19. Elektromagnetischer Reiz- und Zeitschreiber.

BF Blattfeder zur Feinbewegung des Schreibers gegen die Kymographiontrommel; *F* Feder, die vom Magnetfeld bewegt wird; K_1, K_2 Klemmen für den Stromanschluß; *KK* Kreuzkopf; *M* Magnetspule; *S* Befestigungsstab; Sr_1 Stellschraube für Dämpfung und Ausschlagsbegrenzung; Sr_2 Stellschraube für die Empfindlichkeit; Sr_3 Stellschraube für die Einstellung der Schreiberspitze gegen die Kymographiontrommel; *Schr* Aluminiumschreiber; *St* Stativ.

mit seinem Stab S unter Vermittlung des Kreuzkopfes KK an einem lotrechten Stativ St in geeigneter Höhe befestigt. Um den Schreiber $Schr$ zart und mit möglichst geringer Reibung an die Trommel anlegen zu können, ist das Gerät an einer starken Blattfeder BF befestigt; es wird zunächst am Stativ so angebracht, daß die Schreiberspitze von der Trommel noch etwa 1 mm absteht; erst durch Drehen an der Schraube Sr_3 wird dann die Blattfeder BF durchgebogen und die Schreiberspitze zart der Trommel angelegt.

Beim **Anlegen eines Schreibers**, z. B. des elektromagnetischen Reiz- und Zeitschreibers, an die Trommel ist folgendes zu beachten: 1. Der Schreiber muß wie in Abb. 20 tangential zur Trommel gerichtet sein und diese mit seiner Spitze im

Tangierungspunkt berühren (richtiger, wie in Abb. 20 dort, wo die Verbindungslinie *T* von Schreiberspitze und Schreibhebeldrehpunkt tangiert); 2. die Drehachse des Schreibhebels muß waagerecht sein, damit die Schreiberspitze sich bei Ausschlägen nach oben oder unten nicht von der Trommel abhebt; 3. der Schreibhebel selbst muß in der Ausgangsstellung praktisch waagerecht sein; das letztere ist durch den Bau des elektromagnetischen Schreibers von selbst gegeben, nicht aber, wenn ein Hebel zur Aufzeichnung von Muskelkontraktionen benützt wird oder eine Schreibung z. B. mit der MAREYschen Kapsel erfolgt; in diesen Fällen ist auch eine Einstellung nach Punkt 3 vorzunehmen; 4. die Schreiberspitze darf nur mit geringem Druck, d. h. mit geringer Reibung, der Trommeloberfläche anliegen.

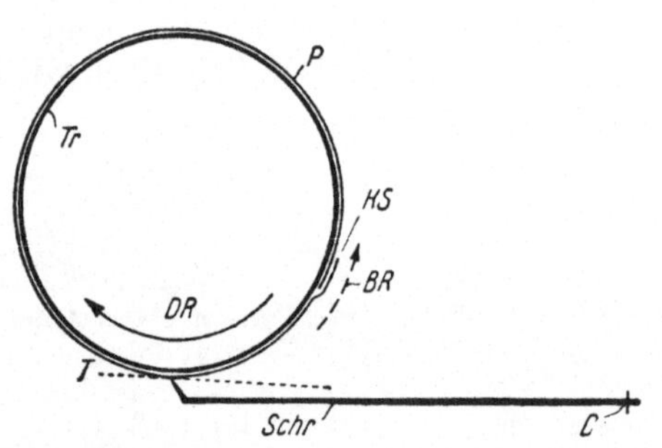

Abb. 20. Stellung von Schreibhebel und Kymographiontrommel (Ansicht von oben). *BR* Bewegungsrichtung des Schreibers über die Klebestelle des Papiers beim Rotieren der Trommel; *D* Drehachse des Schreibers; *DR* übliche Drehrichtung des Kymographions bei Schreibrichtung von links nach rechts; *KS* Klebestelle mit richtiger Anordnung der Papierenden; *P* berußtes Papier; *Schr* Schreiber; *T* Tangente zur Kymographiontrommel (Verbindungslinie von Schreiberspitze und Drehpunkt); *Tr* Kymographiontrommel.

Beim Aufbau einer Versuchsanordnung unter Verwendung des elektromagnetischen Schreibers wird zunächst das Kymographion aufgestellt, dann rechts von diesem das Stativ mit dem Schreiber. Da das Stativ — zur Aufzeichnung mehrerer Kurven *untereinander* — in seiner Höhe verstellbar ist, wird der Schreiber vorerst ganz unten am Stativ, unter Berücksichtigung der oben angeführten Gesichtspunkte, befestigt. Der Schreibhebel zur Aufzeichnung des Bewegungsvorganges ist unmittelbar darüber anzubringen, derart, daß die Spitzen *beider* Schreiber *genau übereinander* stehen. Begonnen wird jede Aufzeichnung unmittelbar neben der Klebestelle, so daß beim späteren Durchtrennen des Papieres wichtige Kurvenstellen nicht zerschnitten werden. Nach einer vollen Umdrehung der Trommel wird der Stativstab mit den Schreibern in der Höhe entsprechend verstellt. Zur *Markierung z. B. der Ein- und Ausschaltung des Primärstromes im Induktorium* wird der elektromagnetische Schreiber mit seinen Klemmen K_1 und K_2 (Abb. 19) unmittelbar mit dem Schlittenapparat (Klemmen ESK, Abb. 104) und dem Stromschlüssel in Reihe an die Batterie geschaltet; bei zunächst stillstehendem Kymographion stellt man durch Drehen an der Schraube Sr_2 (Abb. 19) die Empfindlichkeit so ein, daß jede Schließung oder Öffnung des Primärkreises vom Schreiber angezeigt wird; durch Verstellen an der Schraube Sr_1 (Abb. 19) wird die Ausschlagsgröße auf etwa 3—4 mm verringert. Während des Umlaufes der Trommel führt dann jede Einschaltung und Ausschaltung des Primärstromes zu einem rechteckförmigen Ausschlag (Zeile 1 in Abb. 21), wobei die *Abwärts*bewegung der Schreiberspitze der *Einschaltung* (*E*) und dem Augenblick der Entstehung des *Schließungsschlages*, die *Aufwärts*bewegung der *Ausschaltung* (*A*) und dem Augenblick der Entstehung des *Öffnungsschlages* entspricht. Zur Aufzeichnung der Dauer einer Faradisierung wird der elektromagnetische Schreiber gleichfalls mit dem Schlittenapparat in Reihe geschaltet, wobei aber diesmal die Klemmen PSK_1 und PSK_2 (Abb. 105) zur Mitverwendung des WAGNERschen Hammers zu benützen sind; bei richtiger Einstellung schwirrt der Schreiber im Rhythmus der Unterbrechungen des Primärstromes mit und verzeichnet für die Dauer der Faradisierung auf dem Kymographion eine breite Linie (Zeile 2 in Abb. 21). Zur Aufzeichnung von *Zeitmarken* z. B. in Sekundenabständen, muß dem Zeitschreiber ein Strom zugeführt werden, der durch ein geeignetes Schaltwerk in Einzelstöße je Sekunde zerlegt wird. Ist eine gemeinsame „Uhr"-Leitung vorhanden, in der solche Stromstöße fließen, so erfolgt der Anschluß an diese; steht eine solche Leitung nicht zur Verfügung, dann wird unter Zwischenschaltung eines Stromschlüssels und einer Einschaltvorrichtung dem Schreiber der Strom einer Akkumulatorenzelle zugeleitet. Als Einschaltvorrichtung kann ein Metronom Verwendung finden, das bei jedem Sekundenschlag einen an der Pendelachse befestigten Metallbügel in einen Quecksilbernapf eintaucht, oder man benützt eine BOWDITCHsche Uhr, bei der ein Rad mit aufgesetzten Stiften rhythmisch den Stromschluß herstellt. Bei richtiger Einstellung der Schrauben Sr_1 und Sr_2 (Abb. 19) werden Marken wie in der Zeile 3 von Abb. 21 verzeichnet; der räumliche Abstand der Zeitmarken voneinander ist nicht bloß vom Zeitintervall zwischen den Stromstößen, sondern natürlich auch von der Trommelgeschwindigkeit abhängig. Bei manchen Untersuchungen ist eine Weglänge von 30 cm und mehr je Sekunde erforderlich. In solchen Fällen sind Zeitmarken in bloß Sekundenabständen unbrauchbar; man betreibt daher den Zeitschreiber mit Wechselstrom von 50 Hz, wodurch auf der Kymographiontrommel, wie in Zeile 4 von Abb. 21, die *Aufzeichnung einer Wellenlinie* zustande kommt. Es wäre zu erwarten, daß der Schreiber — entsprechend der Zahl von 50 Perioden des Wechselstromes in der Sekunde — eine Wellenlinie mit der Frequenz 50 Hz liefert. Da der Schreiber jedoch nicht vormagnetisiert ist, wird er von *jedem einzelnen Wechsel* (vgl. S. 225 und Abb. 89) angezogen und zu einer vollen Schwingung gebracht; er führt daher soviele Schwingungen aus, als Wechsel in der Sekunde aufeinander folgen (bei 50 Perioden daher

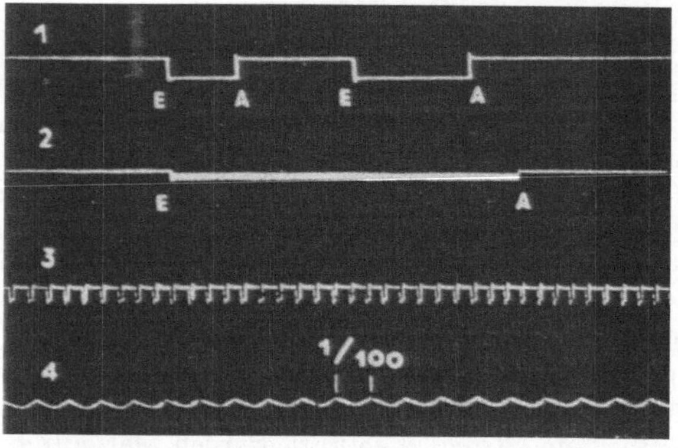

Abb. 21. Beispiele von Aufzeichnungen mit dem elektromagnetischen
Reiz- und Zeitschreiber.

Zeile 1: Einschaltung (E) und Ausschaltung (A) des Primärstromes vom Schlittenapparat, zugleich Augenblick der Entstehung von Schließungsschlag (E) und Öffnungsschlag (A); Zeile 2: Dauer einer Faradisierung (E Beginn, A Ende); Zeile 3: Sekundenmarken; Zeile 4: Wechselstrom von 50 Hz auf schnellbewegter Trommel, vom Zeitschreiber mit *doppelter* Frequenz verzeichnet.

100 Wechsel), schreibt also eine Wellenlinie mit *doppelter Frequenz* im Vergleich zur Periodenzahl des Stromes. *Punkte gleicher Phase*, z. B. je zwei Wellenberggipfel wie in Abb. 21 Zeile 4, sind also $^1/_{100}$ sec voneinander entfernt. Der Anschluß des Zeitschreibers erfolgt dabei zweckmäßig an den 8-V-Klemmen eines Klingeltransformators. Die Schrauben Sr_1 und Sr_2 (Abb. 19) werden stark zurückgedreht, so daß die Feder *frei* schwingen kann und eine richtige Wellenlinie ohne Nebenzacken entsteht. Um die erforderliche große Drehgeschwindigkeit der Trommel zu erreichen, wird die Antriebsschnur von der Kymographiontrommel abgenommen, also auf den Feder-

werksantrieb verzichtet und eine „Schleudereinrichtung" in Betrieb gesetzt; falls eine solche nicht vorgesehen ist, wird die Trommel mit einem in die Speichen der Trommelbefestigung gesteckten Finger schnell im Verlauf von 1—2 sec einmal herumgedreht.

*

Bei den Herzversuchen wird zum erstenmal ein lebendes Organ gereizt und damit nicht nur das Verhalten des lebenden Gewebes eingehender verfolgt, sondern im Zusammenhange mit den später besprochenen Versuchen an den Muskeln des Frosches und des Menschen auch Verständnis für die Anwendung des elektrischen Stromes in Elektrodiagnostik und Elektrotherapie gewonnen. Wenn das Herz, die Nerven oder die Muskeln auch durch osmotische, chemische oder Wärmereize erregbar sind, so erweist sich doch der elektrische Strom als das beste Reizmittel, da er — mit entsprechender Vorsicht angewandt — *unschädlich* ist; auch kann gerade bei dieser Art der Erregungsauslösung die Reizstärke, die Reizdauer sowie die Anstiegs- bzw. Abstiegssteilheit leicht eingestellt und gemessen werden. Es seien daher hier kurz **die allgemeinen Reizgesetze** wiederholt. Erregend wirkt ein Reiz nur dann, wenn er eine gewisse Mindeststärke (*Schwellenwert*) besitzt; man spricht daher von *unterschwelligen* (unwirksamen) und *überschwelligen* (wirksamen) Reizen. Wenn ein Organ als Ganzes — wie z. B. das Herz, vgl. Versuch 25 auf S. 83 — dem Alles-oder-Nichts-Gesetz gehorcht, dann wird eine *maximale* Reaktion schon durch den Schwellenreiz ausgelöst und jede Reizverstärkung ist *ohne* Einfluß auf die Größe des Reizerfolges; gilt das Alles-oder-Nichts-Gesetz aber nicht für das ganze Organ, wie dies beim Nerven und beim Muskel der Fall ist, dann wird beim Schwellenreiz nur ein gerade eben merklicher Reizerfolg erzielt, der aber mit Reizverstärkung *an Größe zunimmt.* Die Reizverstärkung ist aber nur in einem engen Bereich wirksam; von einer bestimmten Reizgröße an, dem *maximalen Reiz*, bleibt der Reizerfolg auch bei weiterer Reizverstärkung (*übermaximale Reize*) auf dem bereits erreichten größten Wert bestehen. Das Verhältnis von Schwellenreizstärke und maximaler Reizstärke wird *Erregungsspielraum* genannt; dieser ist beim Herzmuskel 1:1, beim Skelettmuskel 1:3 bis 1:10.

Abgesehen von der Reizstärke hängt die Reizwirkung auch von den **zeitlichen Verhältnissen** (Reizdauer, ferner Anstiegs- bzw. Abstiegssteilheit) ab. Damit ein Stromstoß eine Reizwirkung entfalten kann, muß er eine *Mindestzeit* auf das Gewebe eingewirkt haben; diese Mindestzeit oder *Minimalzeit* ist vom Erregbarkeitsgrad des betreffenden Organs abhängig und kann zur Messung der Erregbarkeit (*Chronaxie*, vgl. S. 157) verwendet werden. Für das Eintreten der Reizwirkung ist ferner erforderlich, daß ein Stromstoß die notwendige Stärke *schnell* erreicht. Die stärkste Reizwirkung entfaltet ein Strom — wenigstens bei einem Organ mit nicht zu großer Chronaxie —, wenn er beim Einschalten *sofort* auf die volle Stärke springt, seine Stromkurve also einen *lotrechten* Anstieg zeigt (*Rechteckstoß*); das gleiche gilt für die Reizwirkung beim Ausschalten. Ist die Stromstärkeänderung (beim Einschalten von Null auf den größten Wert, beim Ausschalten vom Höchstwert auf Null) eine *allmähliche*, verzögerte, so daß sich in der Stromkurve ein schräger Anstieg bzw. schräger Abstieg zeigt, so ist die Reizwirkung *geringer* und kann sogar gänzlich *ausbleiben*, wenn die Anstiegs- bzw. Abstiegssteilheit den für das betreffende Organ gültigen Grenzwert *unter*schreitet (*Ein-* bzw. *Ausschleichen*, vgl. S. 249 und Versuch 42 auf S. 134. Auf der geringeren Anstiegssteilheit beruht zum Teil auch die geringere Reizwirkung der Schließungsschläge des Schlittenapparates (S. 252). Nach dem Besprochenen ist es auch verständlich, daß ein galvanischer Strom *nur beim Ein- und Ausschalten* erregend wirkt, *nicht aber während seines dauernden Fließens*; nur bei *ganz großer* Stärke ruft auch der *konstante* galvanische Strom eine Reizwirkung hervor (*Kathodenschließungstetanus*, vgl. S. 155). Das Ein- und Ausschleichen eines galvanischen Stromes findet praktische Verwendung, wenn nicht die *Reizwirkung* (Wirkung einer Stromstärke*änderung*), sondern die *Dauerwirkung* des galvanischen Stromes untersucht bzw. angewandt werden soll (vgl. Elektrotonusversuch auf S. 76).

Bei der Beurteilung eines Reizerfolges ist ferner das **polare Erregungsgesetzes** zu beachten: bei der Einschaltung eines Stromstoßes geht die Erregung von der *Kathode* aus (*Kathodenschließungserregung*), bei der Ausschaltung von der *Anode* (*Anodenöffnungserregung*). Die *Einschaltung* ist ferner stets *wirksamer* als die Ausschaltung; daraus erklären sich folgende Besonderheiten bei der *galvanischen* Reizung: 1. Die Reizschwelle für die Schließungserregung ist *kleiner* als für die Öffnungserregung; ein schwacher galvanischer Strom gibt daher nur eine Schließungs-, aber noch keine Öffnungserregung; 2. bei Stromverstärkung ist neben der Schließung auch bereits die Öffnung wirksam, doch ist der Reizerfolg der Schließung *größer;* 3. die Stromstärke für *maximale* Schließungswirkung ist *kleiner* als diejenige für *maximale* Öffnungswirkung. Die Abweichungen von diesen Gesetzen, die sich bei *starken* Strömen infolge der elektrotonischen Erscheinungen ergeben, werden später erörtert (PFLÜGER*sches Zuckungsgesetz*, vgl. Versuch 49 auf S. 144). Bei **galvanischer Reizung in situ** sind die Verhältnisse gegenüber denen am ausgeschnittenen Muskel oder Nerven dadurch verwickelter, daß zu der *reellen* Kathode bzw. Anode noch eine *virtuelle* Kathode bzw. Anode hinzutritt; es kommen daher bei der Reizung in situ auch *Kathodenöffnungs-* und *Anodenschließung*serregungen (vgl. S. 149 und Versuch 52 auf S. 154) zustande. Die eingehende Untersuchung hat allerdings ergeben, daß die Erregung sowohl beim Schließen wie beim Öffnen — beim ausgeschnittenen Präparat wie bei der Reizung in situ — *immer nur von der Kathode* ausgeht; beim Schließen ist es die Kathode des eigentlichen Reizstromes, beim Öffnen kann man in vereinfachter Darstellung die Kathode des nach der Ausschaltung des Reizstromes auftretenden *Polarisationsstromes* (S. 77 u. 225) verantwortlich machen, der umgekehrte Stromrichtung besitzt und daher seine Kathode an der Stelle der früheren *Anode* hat. Die sog. Anodenreizwirkungen sind also in Wirklichkeit *Kathodenreizwirkungen.* Da für die Entstehung eines Polarisationsstromes der Reizstrom, der sog. *polarisierende Strom*, eine gewisse Zeit durch das erregbare Organ fließen muß, so ist verständlich, daß *kurz dauernde galvanische Stromstöße* bloß eine Kathodenschließungserregung, aber *keine* Anodenöffnungserregung geben, weil sie keine genügend starke Polarisation hinterlassen. Auch die Reizwirkungen, die z. B. die kurzdauernden Schließungs- und Öffnungsschläge eines Schlittenapparates hervorrufen, entsprechen bloß einer Kathodenschließungswirkung.

Wenn der Reizstrom einem erregbaren Organ, z. B. einem Muskel oder einem Nerven, unmittelbar zugeführt wird, spricht man von **direkter Reizung.** Eine **indirekte Reizung** liegt vor, wenn ein Organ durch Überleitung der Erregung von einem anderen aus zur Tätigkeit gebracht wird; trifft ein Stromstoß z. B. den Nerven eines Nerv-Muskel-Präparates, so wird der Nerv selbst *direkt*, der Muskel aber *indirekt* gereizt, weil der Strom den Muskel nicht erreicht, dieser vielmehr nur durch die Erregungsfortleitung über den Nerven zur Kontraktion gebracht wird.

Die **Erregung eines Muskels** zeigt sich durch eine Muskelkontraktion an, die z. B. auf der berußten Trommel eines

Kymographions aufgezeichnet werden kann. Die **Erregung eines Nerven** ist von außen her nicht ohne weiteres zu erkennen; durch Ableitung der *Aktionsströme*, einfacher aber durch Verwendung eines Nerv-Muskel-Präparates — bei welchem der Muskel die Nervenerregung durch seine Kontraktion sichtbar macht —, lassen sich aber auch die Erregungserscheinungen am Nerven verfolgen. Bei der Muskelerregung — gleichgültig ob direkt oder indirekt —, ist ferner zu beachten, daß die Kontraktionsform von der Zahl der Reize, die hintereinander den Muskel treffen, abhängig ist. Ein einzelner Stromstoß (Schließungs- oder Öffnungsschlag eines Schlittenapparates) oder eine einzelne Schließung bzw. Öffnung eines galvanischen Stromes führt zu einer schnell vorübergehenden Kontraktion (**Zuckung**). Folgen mehrere solcher Einzelreize in *größerem* Zeitabstand aufeinander, so führt der Muskel eine entsprechende Zahl von einzelnen Zuckungen hintereinander aus, wobei er aber in den Reizpausen immer wieder vollständig erschlafft; wird der Zeitabstand zwischen den Einzelreizen so *verkürzt*, daß dem Muskel nicht mehr genügend Zeit zur Erschlaffung bleibt, so tritt eine **Dauerkontraktion** (*Tetanus*) ein, die erst mit dem Aufhören der Reizserie wieder verschwindet. Der Herzmuskel ist infolge seiner langen Refraktärperiode allerdings *nicht tetanisierbar*. Schließlich ist noch darauf hinzuweisen, daß der Reizerfolg (Aktionsstrom, Zuckung oder Dauerkontraktion) nicht sofort im Augenblick der Reizung einsetzt, sondern daß zwischen Reizung und Beginn des Reizerfolges eine gewisse Zeit verfließt, die als **Latenzzeit** (*elektrische* bzw. *mechanische Latenz*) bezeichnet wird.

*

Vom Physiologen wird das *Freilegen von Organen* meistens mit der *Schere* vorgenommen. Das Besteck für **das physiologische Präparieren** enthält daher kein Messer, gewöhnlich aber eine *grobe* (sog. anatomische) und eine *feine* (sog. mikroskopische) *Schere*, ferner eine *grobe* (anatomische) und eine *feine* (mikroskopische) *Pinzette* (Spitzpinzette) sowie schließlich eine *Sonde*. Die *grobe* Schere und die *grobe* Pinzette werden stets zuerst zur Ausführung des Hautschnittes, zur Eröffnung der Körperhöhle, zur Entfernung von Muskeln, zum Durchtrennen von Knochen u. dgl. gebraucht; die *feinen* Instrumente treten nur bei Eingriffen an den bereits freigelegten Organen selbst, z. B. zur Spaltung des Perikards, zur Ablösung der Nerven von der Unterlage usw. in Funktion. Würden sie schon für die einleitenden Schnitte herangezogen, so würden diese Instrumente bald stumpf und für die Operationen an den Organen unbrauchbar werden; als Grundregel gilt daher, die *feinen* Instrumente weitgehend zu schonen und sie erst dann heranzuziehen, wenn man mit den groben Instrumenten allein nicht mehr weiter kommt. Eine zweite Grundregel besteht darin, nach Ausführung der Hautschnitte in Froschversuchen alle Instrumente ebenso wie die Hände mit einem Tuch gründlich zu reinigen, weil sonst das ihnen anhaftende *Hautsekret* die Erregbarkeit der inneren Organe beeinträchtigen würde. Eine dritte Grundregel bei Versuchen an überlebenden Organen verpflichtet schließlich zu wiederholter *Befeuchtung* mit einem Pinsel (bei Froschorganen mit 0,65%iger NaCl-Lösung oder Frosch-Ringer), da sich sonst mit der Austrocknung die Erregbarkeit und die Reaktion der Organe verändert.

Bei Eingriffen im Tierversuch ist selbstverständlich eine vollkommene Unbeweglichkeit erforderlich. Diese kann durch **Narkose** herbeigeführt werden, wobei man für den Frosch zweckmäßig Äthylurethan in 25%iger Lösung benützt; je nach der Größe des Tieres werden 0,5—1,0 cm³ in den Rückenlymphsack (S. 10) eingespritzt. Die Lähmung tritt nach 10 bis 15 min ein; ist die Urethannarkose unvollständig, was sich an Bewegungen des Tieres bei Ausführung der Schnitte zeigt, so kann durch Vorhalten eines mit Äther getränkten Wattebausches vor die Schnauze schnell eine Narkosevertiefung erzielt werden. In manchen Versuchen muß die Unbeweglichkeit durch Lähmung der motorischen Endplatten mittels einer Lösung von **Curare** (Pfeilgift der südamerikanischen Indianer) herbeigeführt werden; die Curarelösung wird durch halbstündiges Kochen von 1 g gut gepulvertem Curare („auf Wirksamkeit geprüft" von E. MERCK-Darmstadt) in 100 cm³ Wasser auf einem Wasserbad mit anschließender Filtration hergestellt. Je nach der Größe des Frosches werden 1—3 cm³ in den Rückenlymphsack eingespritzt, die nach etwa einer halben Stunde die motorische Lähmung herbeiführen. Ist bei den Froschversuchen die Erhaltung des Zentralnervensystemes nicht erforderlich, dann wird zweckmäßig die **Dekapitierung und das Ausbohren des Rückenmarkes** vorgenommen. Der unbetäubte oder durch Aufschlagen des Kopfes auf eine Tischkante schnell betäubte Frosch wird dabei mit der linken Hand gehalten, während die rechte mit dem stumpfen Blatt der *groben* Schere in das Maul eingeht; durch einen Scherenschlag wird der Hirnschädel etwa in der Verbindungslinie der beiden Kiefergelenke abgetrennt. Anschließend erfolgt die Ausbohrung des Rückenmarkes durch Einführen der Sonde des Präparierbesteckes in den Wirbelkanal und mehrfaches Herausziehen und Wiedereinstoßen; durch die mit der Zerstörung verbundene starke · Reizung der Rückenmarkselemente treten dabei vorübergehend *allgemeine Streckkrämpfe* auf.

17. Freilegung und Beobachtung des Froschherzens.

Erforderlich: Narkotisierter Frosch, Präparierbesteck, Glasplatte, 0,65% ige NaCl-Lösung oder Froschringer, Schälchen, Pinsel, Watte, Äther, Abfallschale, Froschtuch, Faden.

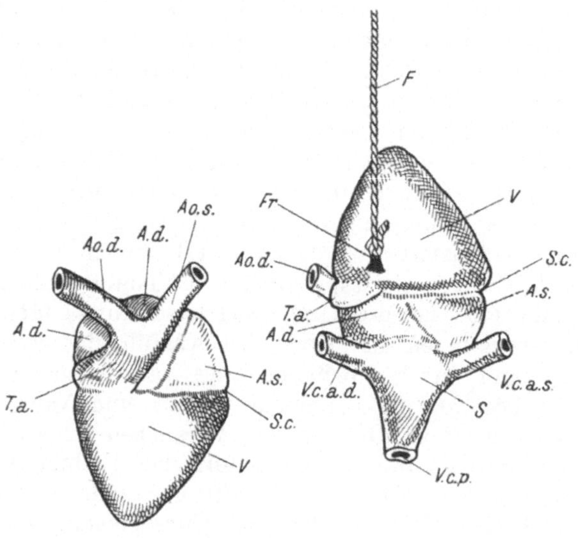

Abb. 22. Schematische Darstellung des Froschherzens in Ansicht von vorne (links) bzw. nach Hochziehen und Umklappen des Ventrikels (rechts).

A.d. und *A.s.* Atrium dextrum und sinistrum; *Ao.d.* und *Ao.s.* Aorta dextra und sinistra; *F* Faden; *Fr* Frenulum bulbi; *S* Sinus venosus; *S.c.* Sulcus coronarius; *T.a.* Truncus arteriosus; *V* Ventrikel; *V.c.a.d.* und *V.c.a.s.* Vena cava anterior dextra und sinistra; *V.c.p.* Vena cava posterior.

Das **Froschherz** (Abb. 22) hat zwei Vorhöfe (A. d. und A. s.), aber nur *einen* Ventrikel (V). In dem linken Vorhof (A. s.) münden die Lungenvenen, er führt daher arterialisiertes Blut und ist hellrot. Die aus dem Körperkreislauf stammenden Venen, die beiden Venae cavae anteriores (V. c. a. d. und V. c. a. s.) und die Vena cava posterior (V. c. p.) vereinigen sich zunächst zu einem selbständigen Herzabschnitt von

dreieckiger Form, dem *Sinus venosus* (S), der in den rechten
Vorhof (A. d.) mündet; Sinus und rechter Vorhof führen
venöses Blut und sind daher dunkler als der linke Vorhof.
In der Kammer werden beide Blutsorten gemischt, weshalb der
Körperkreislauf nur teilweise arterialisiertes Blut erhält. Aus
dem Ventrikel entspringt an der Dorsalseite der Truncus arteriosus (T. a.), der sich rechts herum nach vorne windet, den
rechten Vorhof teilweise überdeckt und sich in die beiden
Aorten (Ao. d. und Ao. s.) auflöst; diese geben die Arterien
für die vordere Körperhälfte
und auch die Lungarterie ab
und vereinigen sich dann an
der Rückwand der Leibes-
höhle zur unpaaren Aorta
abdominalis. Die Grenze zwischen den Vorhöfen und der
Kammer ist äußerlich durch
eine leichte Furche, den Sulcus coronarius (S. c.) markiert. Zur Sichtbarmachung
des Sinus kann der Ventrikel nicht ohneweiteres nach
oben geklappt werden, weil
er durch eine an der dorsa-
len Wand der Kammer an-
setzende bändchenförmige
Pericardfalte, das *Frenulum
bulbi* (Fr), festgehalten wird;
um den Ventrikel frei zu bekommen, muß das Frenulum
durchschnitten werden, wobei man zur Gewinnung einer
Handhabe für das Anfassen

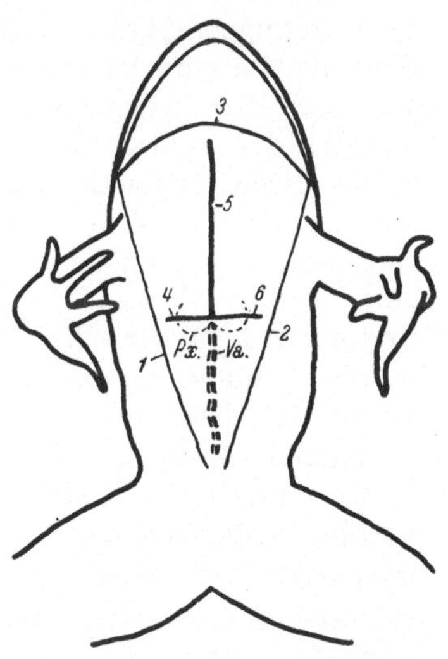

Abb. 23. Die Schnitte beim Freilegen
des Froschherzens.
1 und 2 Zipfelschnitt durch die Haut;
3 Bogenschnitt durch die Haut; 4 und
6 Einschnitte in den Proc. xyphoideus;
5 Medianschnitt im Brustbein; Px
Proc. xyphoideus; Va. Vena abdominalis.

der Kammer vorher zweckmäßigerweise einen Faden an diesem
Frenulum anbindet. Ein Umlegen zur Beobachtung der **Rückseite des Froschherzens** (Abb. 22 rechts) setzt also das Anbinden eines Fadens an das Frenulum sowie das Durchtrennen der Pericardfalte voraus. Außer dem Ventrikel und
den beiden Vorhöfen wird nun auch der Sinus sichtbar, der
sich gegen den rechten Vorhof durch eine gebogene Grenzlinie und durch seine mehr graublaue Färbung absetzt. Da

die Erregung im Sinus entsteht, beginnt dieser Herzabschnitt *zuerst* zu schlagen.

Freilegung und erste Beobachtungen am Froschherzen:

1. Narkotisiertes Tier in Rückenlage auf Glasplatte; Zipfelschnitt 1 und 2 nach Abb. 23 durch die Haut (mit grober Pinzette eine Hautfalte in Schnittrichtung aufheben, kleiner querer Einschnitt mit grober Schere, in diesen für die Schnitte 1 und 2 mit stumpfen Scherenblatt eingehen); ergänzender Bogenschnitt 3, Hautlappen abheben, Instrumente reinigen (Hautsekret!).
2. Bauchmuskulatur leicht eindrücken, der unten herzförmig begrenzte Proc. xyphoideus (P. x.) springt vor; Fassen und Anheben des rechten Lappens mit der Pinzette, Einschnitt 4 in den Proc. xyphoideus knapp oberhalb der Einkerbung unter Schonung der zu dieser an der Bauchinnenseite nach aufwärts ziehenden Vena abdominalis (V. a.); Spaltung des Brustbeines 5 genau in der Medianebene (sonst Blutung!), symmetrische Verlängerung des Schnittes 4 als Schnitt 5 unter Kontrolle des Auges nach Aufheben der linken Brustbeinhälfte.
3. Auseinanderdrängen des Sternums, Verbreiterung des Spaltes durch schrittweises Abkappen der Schnittränder parallel zu 5; das vom grauen, durchscheinenden Pericard eingehüllte Herz wird sichtbar.
4. Spaltung und Zurückschlagen des Pericards (feine Präparierinstrumente!) bis zur Teilungsstelle der Aorta.
5. Mit geschlossener feiner Pinzette unter das Herz fahren und Organ vorsichtig aufheben; Frenulum wird angespannt und sichtbar; leichtes Öffnen der Pinzette, Fassen eines Fadens und Durchziehen; Bildung eines Doppelknotens zur Ligatur des Frenulums dicht an der Ventrikelwand; nochmaliges Anheben des Herzens, Durchtrennen des Frenulums unter Kontrolle des Auges jenseits des Knotens, Abschneiden der einen Fadenhälfte, Kürzung der zweiten auf 5 bis 10 cm.
6. Beobachtung des Herzens von vorne (Normallage): Atrien und Ventrikel; Schlagfolge Vorhof → Kammer; Größen-, Form- und Farbänderungen des Ventrikels zwischen Systole und Diastole; Frequenzzählung mit Taschenuhr (ersten Schlag mit „0" zählen!). Frequenz bei Zimmertemperatur gewöhnlich rund 40 Schläge in der Minute.

Bei jeder Art von Frequenzzählung (Herzschlag, Puls, Atmung usw.) darf nicht wie sonst etwa mit „1“ begonnen werden, man muß vielmehr mit „0“ anfangen, da man sonst *eine ganze Periode zu wenig* erfassen würde. Man zählt gewöhnlich während einer halben Minute und rechnet durch Multiplikation mit 2 auf eine ganze Minute um; hätte man mit „1“ zu zählen begonnen, so würde der Fehler nach der Umrechnung schon zwei Schläge betragen.

7. Beobachtung des Herzens an seiner Hinterseite: Ventrikel am Faden anheben und umklappen, Faden leicht über Schnauzenspitze hinwegziehen und am Zurückgleiten durch Belastung (mit Schere oder dergl.) verhindern: Sichtbarwerden aller drei Abschnitte, Schlagfolge Sinus → Vorhöfe ⟶ Kammer.

8. GOLTZscher Klopfversuch: Beklopfen der Baucheingeweide (flaches Auffallenlassen eines Bleistiftes oder eines Blattes der groben Pinzette auf die Bauchdecken); durch Vagusreizung kommt Herzverlangsamung, mitunter Herzstillstand in Diastole zustande.

Herz zwischendurch wiederholt mit physiologischer Salzlösung bepinseln!

18. Einfluß von Abkühlung und Erwärmung auf die Schlagfrequenz des Froschherzens.

Erforderlich: Präparat von Versuch 17, Schälchen mit kleinen Eisstücken, Glasstäbchen (3—4 mm dick, 10 cm lang, rund geschmolzene Enden), Gasbrenner, Taschenuhr.

1. Am Präparat von Vers. 17 nochmals die Frequenz bei Zimmertemperatur bestimmen.

2. *Ventrikel* durch Auflegen eines kleinen Eisstückchens (Pinzette) abkühlen und sofort Frequenz zählen: kein wesentlicher Einfluß; *Sinus* durch Unterschieben eines kleinen Eisstückchens unter das Herz abkühlen und sofort Frequenz bestimmen: Verlangsamung!

Erklärung: der führende, die Schlagfrequenz bestimmende Teil des Froschherzens ist der Sinus, die Kammer muß sich — normale Reizleitung vorausgesetzt —, immer zwangsläufig dann kontrahieren, wenn ihr ein Reiz zufließt; erfolgt durch Abkühlung des Sinus eine langsamere Reizbildung, so ist auch die am Ventrikel gezählte Schlagfolge geringer; wird jedoch bloß die Kammer abgekühlt, so kann damit keine Frequenzverminderung erzielt werden, da die Reizbildung im

Sinus unverändert bleibt. Nur dann, wenn kaltes Schmelz-
wasser zu beiden Seiten des Ventrikels nach unten läuft und
auch zum Sinus gelangen kann, wird eine kleine Frequenzverminderung beobachtet, die aber nicht mehr auf die Abkühlung der Kammer, sondern auf die des Sinus zurückzuführen
ist.

3. *Ventrikel* durch Berühren mit einem durch die Gasflamme
   gezogenen Glasstäbchen erwärmen und sofort Frequenz
   zählen: kein Einfluß; *Sinus* durch Unterschieben des
   neuerlich durch die Flamme gezogenen Glasstäbchens unter das Herz erwärmen und Frequenzbestimmung: Beschleunigung (Stäbchen vor Berührung des Organes mit
   dem Finger prüfen; es muß *warm*, darf aber zur Vermeidung einer Organschädigung *nicht heiß* sein).

Erklärung analog wie bei der Abkühlung: die beschleu-
nigende Wirkung einer Wärmezufuhr kann nur dort in Erscheinung treten, wo der Rhythmus des Herzschlages gebildet
wird (Sinus), nicht aber an einem Organabschnitt, dem der
Rhythmus aufgezwungen wird (Ventrikel).

19. Beobachtung der coccygealen Lymphherzen des Frosches; Einfluß des Zentralnervensystems auf die Tätigkeit der Lymphherzen und des Blutherzens.

Aufgabe: Freilegung der beiden coccygealen Lymphherzen und
Frequenzzählung; Beobachtung der Lymphherzen und des Blutherzens
nach Ausbohren des Rückenmarkes.

Erforderlich: Präparat von Versuch 17 oder neuer, narkotisierter
Frosch mit freigelegtem Blutherzen, Präparierbesteck, Glasplatte,
Froschtuch, 0,65%ige NaCl-Lösung oder Froschringer, Schälchen,
Pinsel, Watte, Äther, Abfallschale, zwei Streifen aus steifem Papier
(etwa 2 mm breit, 20—30 mm lang), Taschenuhr.

Die coccygealen Lymphherzen liegen am Rücken zu beiden
Seiten des unteren Steißbeinendes. Bei genauer Besichtigung
der Steißbeinregion ist die Tätigkeit der Lymphherzen schon
durch die Haut hindurch zu erkennen, wenn der Beobachter
seinen Kopf in eine solche Lage bringt, daß Glanzlichter auf
den Hautstellen neben dem Steißbein liegen; das Schlagen der
Herzen ist dann an der Bewegung der Glanzlichter zu erkennen. Noch besser ist die Tätigkeit nach Entfernung der
Haut zu sehen.

Freilegung und Beobachtungen an den Lymphherzen:

1. Tier von Vers. 17 oder 18 bzw. einen frischen gleichartig vorbereiteten Frosch in *Bauchlage* auf Glasplatte bringen; Hautschnitt mit den groben Präparierinstrumenten nach Abb. 24 (links): zuerst kleiner Querschnitt durch eine median aufgehobene Längsfalte über dem unteren Ende des Steißbeines (1); medianer Längsschnitt 2 cm lang, in Richtung gegen den Kopf (2); zwei Schnitte nach unten an der Schenkelinnenseite (3 und 4); Umschlagen der von (2) und (3) bzw. (2) und (4) begrenzten Hautlappen nach außen, wobei nach der Haut ziehende Bindegewebsstränge über dem unteren Steißbeinende vorsichtig zu durchtrennen sind (feine Präparierinstrumente). Die Lymphherzen (L) werden als stecknadelkopfgroße pulsierende Punkte in zwei Grübchen zu beiden Seiten des Steißbeines sichtbar (Achten auf das Wandern der Lichtreflexe).

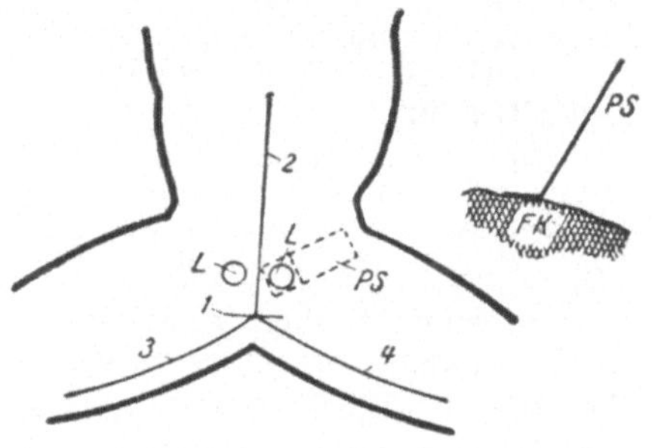

Abb. 24. Links: Schnittführung zur Freilegung der coccygealen Lymphherzen (Ansicht von oben): *1* Querschnitt; *2* Längsschnitt; *3, 4* Schnitte an der Schenkelinnenseite; *L* Lage der Lymphherzen; *PS* aufgesetzter Papierstreifen. — Rechts oben: Querschnitt durch den Froschkörper *FK* im Bereich des rechten Lymphherzens zur Darstellung der Lage des aufgesetzten, am unteren Ende geknickten Papierstreifens *PS*.

2. Deutlichere Sichtbarmachung des Schlages der Lymphherzen mit einem Streifchen aus steifem Papier (PS in Abb. 24) von etwa 2 mm Breite und 20—30 mm Länge, dessen unteres Ende scharf umgebogen und auf das pulsierende Herz gesetzt wird; das freie Ende (Abb. 24 rechts) zeigt jede Kontraktion durch Hebelwirkung mit vergrößerter Amplitude an.

3. Beobachtung der beiden Streifen: die Lymphherzen schlagen nicht synchron, sind vielmehr unabhängig voneinander.

4. Zählung der Minutenfrequenz für jedes Herz: Schlagzahl auf beiden Seiten verschieden.

5. Dekapitieren des Frosches (S. 59) und Ausbohren des Rückenmarkes, Wiederaufsetzen der bei den Streckkrämpfen abgefallenen Papierstreifen: Lymphherzen stehen

still (*keine* Eigenautomatie, Erregungen fließen vom *Rückenmark* zu!).

6. Frosch in Rückenlage umdrehen und Blutherz beobachten: es schlägt weiter (Eigenautomatie!).

20. Primäre und sekundäre Reizbildungszentren; Stanniussche Ligaturen.

Aufgaben: 1. Nachweis, daß Vorhof und Ventrikel nach Abtrennung vom Sinus nicht mehr schlagen (erste Ligatur).

2. Beobachtung der rückläufigen Erregungsleitung am stillstehenden Herzen.

3. Nachweis, daß Vorhöfe und Ventrikel durch Reizung des sekundären Zentrums wieder in Tätigkeit treten (zweite Ligatur); Vergleich der Herzfrequenz nach Ausführung der Ligatur mit der Frequenz des normal schlagenden Herzens.

4. Nachweis, daß die Herzspitze kein Automatiezentrum besitzt (dritte Ligatur).

Erforderlich: Präparat von Vers. 17 bis 19 bzw. neuer narkotisierter Frosch mit freigelegtem Herzen, Präparierbesteck, Faden, Glasplatte, 0,65%ige NaCl-Lösung oder Froschringer, Schälchen, Pinsel, Watte, Äther, Froschtuch, Abfallschale, Taschenuhr.

Wie schon früher besprochen, erfolgt die Reizbildung für das Froschherz im Sinus, in dessen Wand sich das Remaksche *Ganglion* befindet. Der Sinus ist deshalb der *führende* Teil des Froschherzens und beginnt mit dem Schlagen, worauf durch Überleitung des Reizes zuerst die Vorhöfe und dann erst die Kammer in Tätigkeit treten. Wird die Reizüberleitung durch eine Ligatur an der Sinus-Vorhof-Grenze unterbrochen (1. Stanniussche *Ligatur*), so kommt das Herz zum Stillstand; nach längerer Zeit kann aber neuerlich wieder regelmäßige Herztätigkeit auftreten, weil an Stelle des *primären* Reizbildungszentrums (Remaksches Ganglion) ein *sekundäres* Reizbildungszentrum, der *Atrioventrikulartrichter* an der Vorhof-Kammer-Grenze, die Führung übernimmt. Durch einen Schnitt oder besser durch eine Ligatur an der Vorhof-Kammer-Grenze kann jedoch die Reizbildung im Atrioventrikulartrichter *sofort* angeregt und daher das Herz *sogleich* zum Schlagen gebracht werden (*2. Stanniussche Ligatur*). Der Atrioventrikulartrichter reicht wohl von der Vorhof-Kammer-Grenze ein Stück in die Ventrikelmuskulatur hinein, erstreckt sich aber *nicht* bis zur Herzspitze; die zwischen oberem und mittlerem Drittel abgetrennte *Herzspitze* (*3. Stanniussche Ligatur*) zeigt daher *keine Automatie* mehr.

Die nach Ausführung der ersten Ligatur stillstehende *Kammer* läßt sich durch Berührung mit der Sonde *mechanisch* reizen; die daraufhin *einmalig* zustande kommende Kammerkontraktion zeigt an, daß die Erregbarkeit für Reize erhalten geblieben ist. Es kontrahiert sich aber auf eine solche Reizung der Kammer hin auch der *Vorhof*, allerdings knapp *nach* der Kammerkontraktion; diese Beobachtung läßt erkennen, daß eine Reizleitung auch von der *Kammer gegen den Vorhof* hin möglich ist **(rückläufiger Erregungsablauf)** und nicht bloß vom Vorhof zur Kammer, wie bei der normalen Schlagfolge. Wie viele andere erregbare Organe, z. B. die Nerven, zeigt also auch das Herz unter *künstlichen* Bedingungen die Fähigkeit zur *doppelsinnigen* Erregungsleitung, die physiologisch allerdings meist deshalb *nicht* in Erscheinung tritt, weil der Entstehungsort der natürlichen Erregung sich an dem einen Ende des die Erregung fortleitenden Organes befindet (*Sinus* beim Froschherzen, *Sinusknoten* beim Säuger- und Menschenherzen, *Vorderhornzelle* beim motorischen Rückenmarksnerven, *Sinnesorgan* beim sensiblen Nerven usf.).

Die **Schlagfrequenz nach Ausführung der zweiten Ligatur** ist *niedriger* als die Ausgangsfrequenz des unversehrten Herzens. Schlagen bei der zweiten Ligatur Vorhöfe *und* Kammer, so fällt auf, daß die Vorhofkontraktion — im Gegensatz zur normalen Schlagfolge — der Ventrikelkontraktion *nicht vorausgeht*, sondern daß sich beide Herzabschnitte praktisch *gleichzeitig* kontrahieren. Beim normalen Schlagen durch den Reiz vom REMAKschen Ganglion her erfolgt die Erregung des Ventrikels durch Überleitung vom Vorhof, der demnach mit seiner Kontraktion *vorangehen* muß; nach Ausführung der zweiten Ligatur geht dagegen der Reiz sowohl für den Vorhof wie für die Kammer von einem *zwischen* beiden Herzabschnitten gelegenen Reizbildungszentrum aus, so daß also der Schlag *beider* Herzabschnitte ungefähr zur selben Zeit erfolgt (*atrioventrikulärer Rhythmus*).

Ausführung der STANNIUSschen **Ligaturen:**

1. Narkotisierter Frosch in Rückenlage auf Glasplatte; Freilegung des Herzens; Frenulum anbinden; Zählen der Minutenfrequenz.
2. Einen Faden von 20 bis 25 cm Länge mit Spitzpinzette fassen und zur Hälfte unter den Aorten durchschieben; Herz mit der Frenulum-Ligatur anheben und umklappen, mit dem Faden über der Herzhinterseite einen Knoten schlingen und diesen nach und nach — unter Lagekorrektur der Schlinge mit der Spitzpinzette — *an der Sinus-Vorhof-Grenze* fest

zusammenziehen: Herz steht still (STANNIUS I). Hierauf Herz in Normallage zurück.

3. Mehrmaliges kurzes Betupfen des Ventrikels mit dem Knopf der Sonde: auf jeden mechanischen Reiz hin kontrahiert sich die Kammer, *anschließend* aber auch der Vorhof *(rückläufiger Erregungsablauf)*.

4. Herz mit der Frenulum-Ligatur anheben, neuen Faden darunter legen und Organ wieder in Normallage bringen; Faden über dem Herzen zu einem Knoten schlingen und diesen nach und nach — unter Lagekorrektur der Schlinge mit der Spitzpinzette — an der Vorhof-Kammer-Grenze fest zusammenziehen: Kammer und Vorhöfe beginnen wieder — und zwar praktisch *gleichzeitig* (*atrioventrikulärer Rhythmus*) — zu schlagen (STANNIUS II); Zählung der Minutenfrequenz (*langsamere* Schlagfolge gegenüber der Zählung am Versuchsbeginn).

Die Kammer und die Vorhöfe schlagen allerdings nur dann gemeinsam, wenn die Ligatur die Vorhof-Kammer-Grenze annähernd *in der Mitte* getroffen hat; weicht die Ligatur etwas *nach oben* ab, so schlägt gewöhnlich nur die *Kammer*, weicht die Ligatur etwas *nach unten* ab, so tritt Automatie meistens nur in den *Vorhöfen* ein, je nachdem, ob sich der wesentlichste Teil des Atrioventrikulartrichters kammerseitig oder vorhofseitig von der Abschnürung befindet.

5. Abtrennen der Herzspitze durch einen Scherenschnitt in der Kammermitte oder zwischen oberem und mittlerem Kammerdrittel: Kammerrest schlägt weiter, die Herzspitze steht still (STANNIUS III). Dieser Teil des Versuches ist nur bei großen Herzen möglich.

6. Mehrmaliges kurzes Betupfen der Herzspitze mit dem Knopf der Sonde: auf jeden mechanischen Reiz hin kontrahiert sich die Herzspitze (mechanisch erregbar, aber Fehlen eines Automatiezentrums). Herz zwischendurch wiederholt mit physiologischer Salzlösung bepinseln!

21. Aufnahme der Schlagfrequenz-Temperatur-Kurve des Froschherzens; Wärmelähmung und Wärmestarre.

Erforderlich: Frosch, Präparierbesteck, Faden, Glasplatte, Abfallschale, Froschtuch, Froschringer von Zimmertemperatur, eisgekühlter Froschringer (etwa 4—5⁰ C), Gasbrenner, kleines Thermometer von 0 bis 50⁰, in der Höhe verstellbares Stativ mit Suspensionsanordnung in Flüssigkeit nach Abb. 25, kleine Stecknadeln, Kymographion mit berußter Trommel, elektromagnetischer Zeitschreiber und Anordnung zur Abgabe von Stromstößen in Sekundenabständen, Leitungsdrähte, Zirkel, Bleistift, Millimeterpapier.

Die im Versuch 18 nur qualitativ geprüfte Abhängigkeit der Schlagfrequenz des Froschherzens von der Temperatur soll im folgenden Versuch *quantitativ* bestimmt, ausgewertet und in Form einer graphischen Kurve dargestellt werden. Zu diesem Zweck ist die Tätigkeit des Herzens in einer Suspensions-anordnung in Ringerlösung bei genau bekannten Temperatur-stufen auf einem Kymographion aufzuzeichnen und gleich-zeitig eine Zeitschreibung unter der Herzkurve anzubringen.

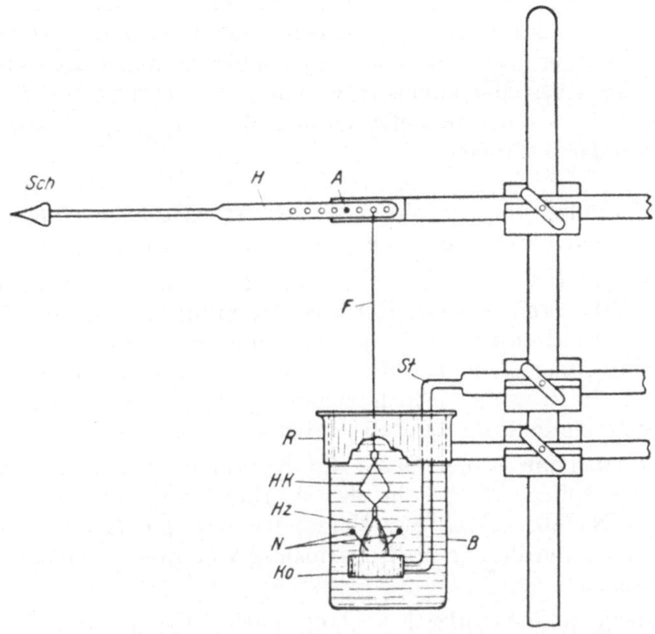

Abb. 25. Anordnung zur Aufzeichnung der Herztätigkeit bei Suspension in Flüssig-keit. *A* Drehachse des Hebels; *B* Becherglas mit Ringerlösung gefüllt; *F* Faden; *H* Hebel; *HK* Herzklammer; *Hz* Froschherz; *Ko* Korkscheibe; *N* Nadeln; *R* Trag-ring für das Becherglas; *Sch* Schreiber; *St* Tragstab für die Korkscheibe.

Zunächst wird das Kymographion und rechts davon das Stativ bereitgestellt; auf dem letzteren sind vier Kreuzköpfe zu be-festigen, welche zum Aufbau der in Abb. 25 dargestellten Sus-pensionseinrichtung dienen. Der obere Kreuzkopf trägt den Schreibhebel *H* mit dem Schreiber *Sch* und ist über den Faden *F* mit der Herzklammer *HK* verbunden: Fadenbefestigung am Schreibhebel *rechts* von der Achse, damit die Schreiberspitze nach *oben* ausschlägt. Zum Halten des Herzens dient der ge-bogene Stab *St*, der an seinem unteren Ende einen Ring mit eingesetzter Korkscheibe *Ko* trägt. Auf dieser wird später das ausgeschnittene Herz *Hz* mittels der Nadeln *N*, mit der Basis nach unten, befestigt. Von unten her wird dann über die Anordnung das mit Ringerlösung von *Zimmertemperatur* gefüllte Becherglas *B* geschoben, das von einem Stab mit Ring *R* getragen wird. Mit einem vierten Kreuzkopf ist schließlich der elektromagnetische Zeitschreiber so zu befestigen, daß seine Spitze der Kymographiontrommel genau unter der Spitze des Schreibhebels *Sch* anliegt. Der Zeitschreiber wird mit Stromstößen im Sekundenrhythmus betrieben (Anschluß an eine „Uhr"-Leitung oder an einen Akkumulator unter Zwischenschaltung eines Metronoms bzw. einer BOWDITCHschen Uhr), schreibt also — wie in Zeile 3 von Abb. 21 (S. 54) — Marken in Sekundenabständen.

Aufzeichnung von Herzkurven bei verschiedener Temperatur; Wärmelähmung und Wärmestarre (vergl. Abb. 26):

1. Dekapitieren eines Frosches und Rückenmarkausbohrung (S. 59); Freilegen des Herzens; Frenulum anbinden; Herz am Frenulum-Faden hochziehen und mit einem Scherenschlag *unter Mitnahme des Sinus* ausschneiden (Schnitt tief unten im Gewebe, jedoch *Schonung der Leber*, sonst Frequenzverminderung durch Gallenwirkung).

2. Ventrikel mit seiner Basis auf Korkplatte setzen und dort etwas spitzenwärts von der Vorhof-Kammer-Grenze mit zwei Nadeln befestigen; Herzspitze mit der Herzklammer fassen; Anordnung in Ringerlösung von Zimmertemperatur versenken.

3. Kymographion aufziehen, langsamster Gang (Windflügel weit, S. 49), Schreiberspitze nach S. 51 einstellen; Kymographion laufen lassen; Aufzeichnungen von zehn Systolen; Kymographion arretieren; Thermometer in Flüssigkeit senken, Temperatur unter die Herzkurven schreiben (Bleistift, Sonde).

4. Becherglas mit Ringerlösung entfernen, mit „Eisringer" füllen (Ringerlösung in einer Mischung von Eis und Salz gekühlt), Herz darin versenken; Temperaturmessung; Aufzeichnung von fünf Systolen; Kymographion arretieren; Temperatur (meist 4 bis 5⁰ C) unter die Aufzeichnung schreiben.

5. Flüssigkeit im Becherglas mit kleiner *bewegter* Flamme von unten her unter *Umrühren mit dem Thermometer* und

Temperaturablesung erwärmen; bei 10⁰ C Kymographion laufen lassen, fünf Systolen aufzeichnen, Kymographion arretieren, Temperatur eintragen.

6. Weiter erwärmen wie oben, bei 15⁰. 20⁰ und 25⁰ C je fünf Systolen aufzeichnen und immer Temperatur dazu schreben; ab 25⁰ C Kymographion bei fortgesetzter Erwärmung *dauernd* laufen lassen; die Herzkontraktionen nehmen im Bereich von etwa 30⁰ C schnell an Größe ab und verschwinden schließlich (*Wärmelähmung des Herzens*). Während dieses Versuchsabschnittes muß von einem Praktikumsteilnehmer schon neuer Eisringer zum Nachfüllen des Becherglases geholt und bereitgestellt werden.

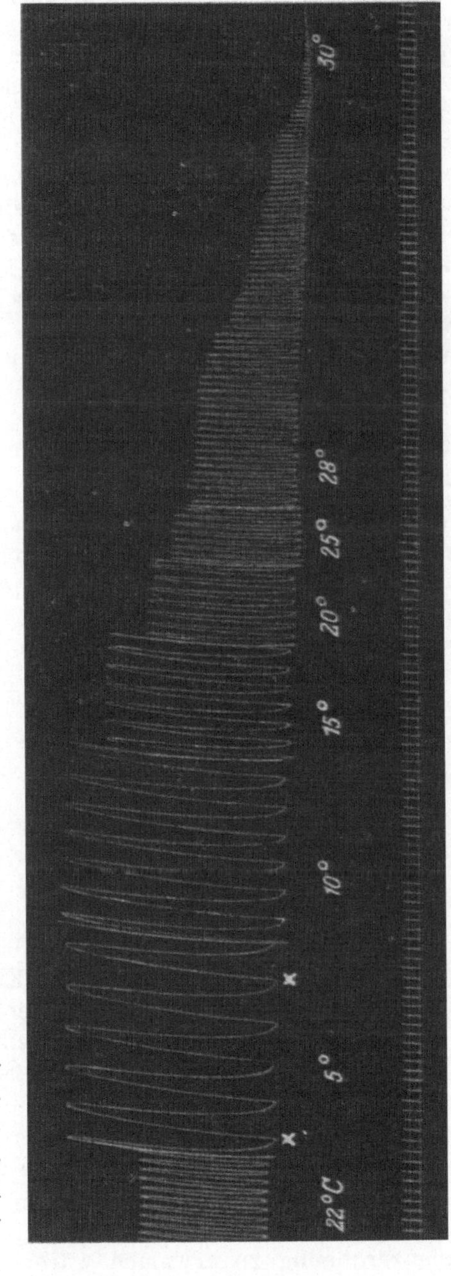

Abb. 26. Die Kontraktionen des ausgeschnittenen Froschherzens bei verschiedener Temperatur der Suspensionsflüssigkeit. Unten: Zeitmarken in Sekundenabständen.

7. *Schnellste* Entfernung des Becherglases, Einfüllen des Eisringer und Versenken des Herzens darin; das Herz beginnt bald wieder zu schlagen (die Wärmelähmung ist *reversibel!*).
8. Eisringer mit bewegter kleiner Flamme wieder bis auf 28⁰ C erwärmen, dann Kymographion laufen lassen und Herzkurven aufzeichnen. Flüssigkeit ohne Unterbrechung weiter erwärmen; um 30⁰ C tritt wieder Wärmelähmung ein; zwischen 40 und 50⁰ C steigt die Schreiberspitze als Zeichen einer Muskelverkürzung an (*irreversible Wärmestarre*; da die Muskeleiweißkörper Myosin und Myogen bei etwas verschiedener Temperatur gerinnen, zeigt der Anstieg des Schreibers häufig eine Stufe).
9. Abnehmen, Fixieren und Trocknen des Kurvenblattes (S. 50).

Auswertung der Registrierung; Zeichnung der Schlagfrequenz-Temperaturkurve:

1. Im Übungsheft Tabelle nach nebenstehend abgedrucktem Muster anfertigen, Temperaturaufzeichnungen am Kurvenblatt in den 1. Stab der Tabelle eintragen.

Beispiel für die Auswertungstabelle

Temperaturstufe ⁰	Dauer für 4 Systolen sec	Minutenfrequenz (auf ganze Zahlen abgerundet)
5	16,5	15
10	12	20
15	8	30
20	5,3	45
25	3,9	62
28	3,4	70

2. Mit Zirkel Strekke zwischen vier Systolen (am besten an den sich scharf absetzenden Fußpunkten der Kontraktionskurven, in Abb. 26 bei der Reihe für 5⁰ C mit x bezeichnet) für jeden einzelnen Temperaturversuch abmessen, Zirkelspitzen auf die unter dem gemessenen Kurvenstück liegende Zeitmarkierung setzen und die auf vier Systolen entfallenden Sekunden und gegebenenfalls Sekundenbruchteile auszählen; Eintragung des Befundes in den 2. Stab der Tabelle.

3. Umrechnung der gefundenen Zeitangaben in Minutenfrequenz. Eintragen des Rechnungsergebnisses (auf ganze Sekunden abgerundet) in den 3. Stab der Tabelle.

Dabei kann es vorkommen, daß man z. B. bei 25⁰ C eine *kleinere* Frequenz findet als bei z. B. 20⁰ C, obwohl eine Frequenzerhöhung zu erwarten wäre; hier liegt ein Herzblock 2:1 durch Wärmeschädigung vor, bei welchem zwar die Vorhöfe schneller geschlagen haben als z. B. bei 20⁰ C, die Kammer, deren Kontraktionen allein registriert wurden, zeigte jedoch nur die *halbe* Frequenz an. In diesem Fall *muß* man das *Doppelte* der ausgerechneten Frequenz in den 3. Stab der Tabelle eintragen.

4. Zeichnen der Schlagfrequenz-Temperaturkurve nach Abb. 27 auf Millimeterpapier; Versuchstemperatur in der Abszissenachse auftragen (1⁰ C = 5 mm), Herzfrequens in der Ordinatenachse (1 Schlag = 1 mm).

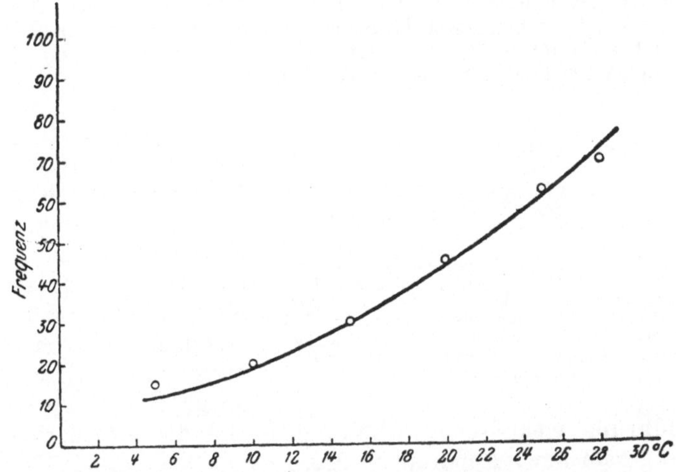

Abb. 27. Schlagfrequenz-Temperaturkurve des Froschherzens, gezeichnet nach Ausmessung der Kurve von Abb. 26.

Da jede Temperaturablesung und Frequenzauszählung mit einem gewissen Fehler behaftet ist, würde die unmittelbare Verbindung der einzelnen Kurvenpunkte zu einer zackigen Linie führen, welche nicht ganz dem wahren Kurvenverlauf entspricht; man zieht diese Kurve deshalb, wie in Abb. 27, mit *glattem* Verlauf zwischen den experimentell bestimmten Punkten durch. Einer solchen Kurve kann man für das untersuchte Herz durch Interpolation auch die Frequenz für eine nicht geprüfte Temperaturstufe entnehmen.

Ausschnitte aus dem Kurvenblatt werden nach Abschluß des Versuches zweckmäßigerweise in das Übungsheft eingeklebt.

22. Grundversuche über die galvanische und faradische Reizung des Muskels.

Aufgaben: 1. Beobachtung der Schließungswirkung eines galvanischen Stromes.

2. Beobachtung der Muskelzuckungen durch Schließungs- und Öffnungsinduktionsschläge und Aufsuchen der Reizschwelle.

3. Auslösung einer Dauerkontraktion durch frequente faradische Reizung.

Erforderlich: Froschmuskel (Gastrocnemius oder Teile der Oberschenkelmuskulatur, die bereits präpariert ausgegeben werden), Glasplatte, Schälchen, Froschringer, Pinsel, Filtrierpapier, Abfallschale, Froschtuch, feuchte Kammer (Glasschale mit ringergetränktem Filtrierpapier ausgekleidet und mit Deckel), Akkumulator, Quecksilberschlüssel, gewöhnlicher Stromschlüssel, Wippe mit Kreuz, Induktorium, Wachsdrähte, zwei biegsame Drähte mit versteiften Enden, zwei feine Kupferdrähte mit angelötetem Stift an dem einen, einer angelöteten Stecknadel an dem anderen Ende.

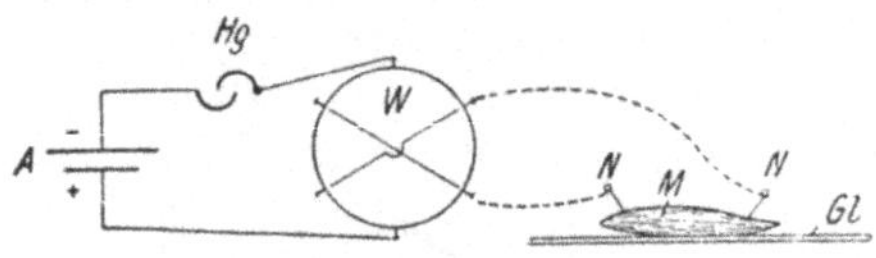

Abb. 28. Anordnung zur galvanischen Reizung. *A* Akkumulator; *Gl* Glasplatte; *Hg* Quecksilberschlüssel; *M* Froschmuskel; *N* Nadeln mit angelöteten Drähten; *W* Wippe als Stromwender. *Voll* gezeichnete Verbindungslinien: Wachsdrähte; *gestrichelt* gezeichnete Verbindungslinien: weiche, biegsame Drähte.

Für die späteren Versuche über die galvanische und faradische Reizung des Herzens ist es zweckmäßig, vorher einige Grundversuche an Skelettmuskeln auszuführen; über die Grundgesetze von Reizung und Erregung vergl. S. 55, über die Ausführung elektrischer Schaltungen und die erforderlichen Schaltgeräte bzw. Apparate S. 222.

Zur **galvanischen Reizung** wird eine Schaltung nach Abb. 28 aufgebaut, die aus einem Akkumulator *A*, einem Quecksilberschlüssel *Hg* und einer Wippe *W* als Wender besteht. Die Verbindung der Schaltelemente untereinander erfolgt durch Wachsdrahtstücke, zur Stromzuleitung zum Muskel werden dünne, biegsame Kupferdrähte benützt, von denen ein Ende mit einem Stift zur Befestigung an der Wippe, das andere Ende mit einer Stecknadel versehen ist; die beiden Stecknadeln *N* werden an den Enden des auf einer Glasplatte *Gl* liegenden Muskels *M* eingestochen.

Bei der späteren **faradischen Reizung** wird die Schaltung nach Abb. 29 zusammengestellt. Sie besteht zunächst aus dem Akkumulator *A*, dem Quecksilberschlüssel *Hg*, der als Umschalter benützten Wippe *W* (Kreuz entfernen!) und dem Induktorium; bei der Stellung I der Wippe *W* erfolgt die Stromzuleitung zur Primärspule *P* des Induktoriums über die *oberen* Klemmen *ESK*, d. h. der WAGNERsche Hammer *WH* bleibt zum Zwecke der *Einzelreizung* außer Betrieb; bei der Stellung II der Wippe *W* ist jedoch die Stromverbindung zu den *unteren* Klemmen *PSK* der Primärspule *P* hergestellt, der WAGNERsche Hammer läuft und das Induktorium ist für *frequente Reizung* geschaltet. An die Klemmen *SSK* der Sekundärspule *S* ist ein Kurzschlußschlüssel *KS* angeschlossen, von dem schließlich die dünnen biegsamen Kupferdrähte zu den Nadeln *N* führen, die wieder in den Muskel *M* eingestochen werden.

Damit der Muskel während dieser Versuche nicht durch Austrocknung seine Erregbarkeit verliert, ist er zwischen den einzelnen Versuchsreihen (galvanische Reizung, Reizung mit

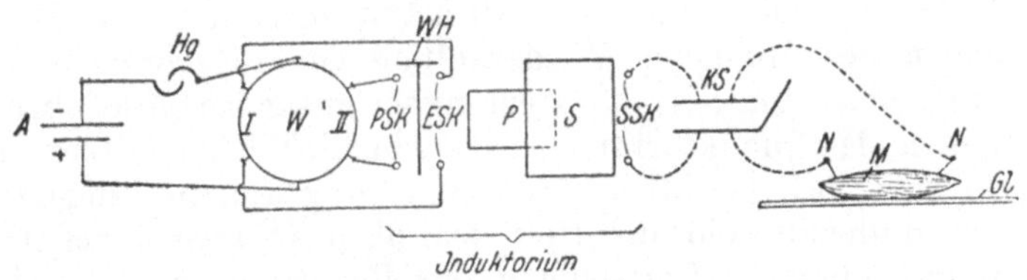

Abb. 29. Anordnung zur faradischen Reizung.

A Akkumulator: *ESK obere* Klemmen des Induktoriums („Extrastromklemmen"); *Gl* Glasplatte; *Hg* Quecksilberschlüssel; *KS* gewöhnlicher Stromschlüssel als Kurzschlußschlüssel geschaltet; *M* Froschmuskel; *N* Nadeln mit angelöteten Drähten; *P* Primärspule des Induktoriums; *PSK untere* Klemmen des Induktoriums („Primärstromklemmen"); *S* Sekundärspule des Induktoriums; *SSK* Klemmen der Sekundärspule; *W* Wippe als Umschalter (Stellung I: Einzelreizung, Stellung II: frequente Reizung); *WH* Wagnerscher Hammer. *Voll* gezeichnete Verbindungslinien: Wachsdrähte; *gestrichelt* gezeichnete Verbindungslinien: weiche, biegsame Drähte.

Einzelschlägen und frequente Reizung) mit Ringerlösung zu bepinseln. Nach dem Aufbringen der Flüssigkeit muß jedoch die seitlich auf die Glasplatte abgeflossene Ringerlösung mit Filtrierpapier wieder sorgfältig abgesaugt werden, weil sonst der Flüssigkeitsnebenschluß den Strom vom Muskel fernhalten und damit die Reizwirkung verhindern würde.

Durchführung der Reizversuche:

1. Aufbau der Schaltung nach Abb. 28; Schlüssel Hg bleibt vorläufig offen.
2. Froschmuskel auf Glasplatte legen, Nadeln einstechen, Muskel mit Ringerlösung bepinseln, Flüssigkeit jedoch von Glasplatte sorgfältig mit Filtrierpapier absaugen.

3. Schließen und Öffnen des Stromkreises mit Hg: *Zuckung* des Muskels beim Einschalten (Kathodenschließungszuckung), *keine Erregung* während der weiteren Dauer des Stromschlusses. Die Stromöffnung ist bei dieser Anordnung meistens auch wirkungslos; wenn eine Reizwirkung auftritt, so besteht sie in einer neuerlichen Zuckung (*Anodenöffnungszuckung*).

4. Muskel aus der Anordnung entfernen und — für die Dauer des Umbaues der Anordnung — in die feuchte Kammer zur Verhinderung der Austrocknung übertragen.

5. Aufbau der Anordnung nach Abb. 29; *W* in Stellung I (Einzelreizung), *Hg* vorläufig noch offen, *KS* gleichfalls offen; großen Rollenabstand einstellen. Muskel auf die Glasplatte zurückbringen, Nadeln einstechen und Befeuchten des Organes wie oben.

6. Schließen und Öffnen des Primärstromes mit *Hg*, Beobachten des Muskels; Wiederholung der Reizversuche mit stufenweise, um je ½ bis 1 cm, näher zusammengeschobenen Spulen des Induktoriums, bis schließlich beim Öffnen mit *Hg* eine eben merkliche Muskelzuckung auftritt; zugehörigen Rollenabstand ins Heft schreiben (*Schwelle* des Öffnungsschlages). Fortsetzung der Reizversuche mit weiter verkleinertem Rollenabstand, bis auch beim Schließen eine eben merkliche Zuckung auftritt; zugehörigen Rollenabstand ins Heft schreiben (*Schwelle* des Schließungsschlages).

7. Wippe *W* in Stellung II umlegen (frequente Reizung), *KS* schließen, *Hg* ebenfalls schließen (Unterbrecher muß spielen), den zuletzt eingestellten Rollenabstand unverändert lassen.

8. Reizgebung durch Öffnen von *KS:* Muskel zieht sich *für die ganze Dauer der Reizgebung* bis zum Schließen von *KS* zusammen (*Dauerkontraktion, Tetanus*).

23. Wirkung des galvanischen Stromes auf das Froschherz; elektrotonische Erscheinungen; anodische und postkathodische Beule.

Erforderlich: Narkotisierter Frosch\ (Rana temporaria), Präparierbesteck, Glasplatte, Froschtuch, Schälchen, 0,65% ige NaCl-Lösung oder Froschringer, Pinsel, Abfallschale, Akkumulator, Quecksilberschlüssel, Wippe mit Kreuz, Halter mit Kugelgelenk und Glasröhrchen für die unpolarisierbaren Elektroden, Stativ, Zinksulfat, Ringer-Tonkugel in Glasschälchen, in Ringer liegender entfetteter Wollfaden, kleine Pipette, auf etwa 8×8 cm 4fach zusammengelegtes Filtrier-papier, Wachsdrähte, zwei weiche biegsame Drähte mit versteiften Enden.

Wie schon auf S. 56 erörtert und durch den vorhergegan-genen Versuch nachgewiesen, ist die *Reiz*wirkung des galvani-schen Stromes an eine schnelle Stromstärkeschwankung gebun-den und zeigt sich daher vor allem im Augenblick der Ein- und Ausschaltung. Daneben übt der galvanische Strom aber auch *Dauer*wirkungen aus, die als **Elektrotonus** bezeichnet werden und sich vor allem bei *größerer* Stromstärke unter den Elektroden bemerkbar machen. Unter der Kathode ist die Er-regbarkeit des Organs, ebenso wie die Fähigkeit Erregungen weiterzuleiten, *erhöht* (**Katelektronus**), unter der Anode sind Erregbarkeit und Fähigkeit zur Erregungsleitung *vermindert* (**Anelektrotonus**). Nach der Strom*ausschaltung* schlagen diese Veränderungen für kurze Zeit in ihr *Gegenteil* um, so daß jetzt unter der *Kathode* vorübergehend *Hemmung*, unter der *Anode* vorübergehend *Förderung* der Erregbarkeit und Leit-fähigkeit beobachtet wird. So wie die Öffnungserregung kann in vereinfachter Darstellung auch das Umschlagen der elektro-tonischen Erscheinungen nach Stromausschaltung auf das Fließen des Polarisationsstromes zurückgeführt werden, bei welchem die Pole gegenüber dem ursprünglichen elektrotoni-sierenden Strom vertauscht sind; die Hemmung unter der Kathode sowie die Förderung unter der Anode nach der Stromausschaltung sind daher als Anelektrotonus bzw. Kat-elektrotonus des Polarisationsstromes aufzufassen und ver-schwinden erst, wenn sich die Polarisationsspannungen aus-geglichen haben. Um die elektrotonischen Erregbarkeits-änderungen nachzuweisen, muß daher ein Erregungszustand hervorgebracht werden, der durch den zusätzlichen elektro-tonisierenden Strom polar verändert wird. Beim *schlagenden Froschherz* ist die Versuchsanordnung besonders einfach, weil der Erregungszustand bei jeder Systole von selbst ent-steht und eine Einrichtung zur Reizerzeugung demnach nicht erforderlich ist; an diesem Organ ist die anodische bzw. post-kathodische *Hemmung* der Erregbarkeit deutlich zu zeigen. Beim *Froschnerven* ist sowohl die *hemmende* als auch die *för-dernde* Wirkung des Elektrotonus nachweisbar; außer der Anordnung für den elektrotonisierenden Strom wäre jedoch hier noch eine Anordnung zur Reizerzeugung notwendig.

Beim **Versuch am Froschherzen** wird durch Aufsetzen einer punktförmigen Elektrode ein lokaler Elektrotonus in der

Mitte des Ventrikels erzeugt. Ist diese Elektrode die *Anode*,
so tritt an der von ihr berührten Stelle der Herzkammer —
infolge der Hemmung der Erregbarkeit — die Kontraktion
der Muskelfasern *nicht* ein, der erschlafft bleibende Teil wird
beulenartig vorgewölbt und nimmt an der Farbänderung des
Ventrikels bei der Systole nicht teil (*anodische Beule*). Das
gleiche wird beobachtet, wenn die punktförmige Elektrode die
Kathode ist und der Strom gerade im Augenblick des Systolen-
beginnes *unterbrochen* wurde (*postkathodische Beule*). Mit
Herzen von *Rana temporaria* gelingt der Versuch besser als mit
Herzen von *R. esculenta.*

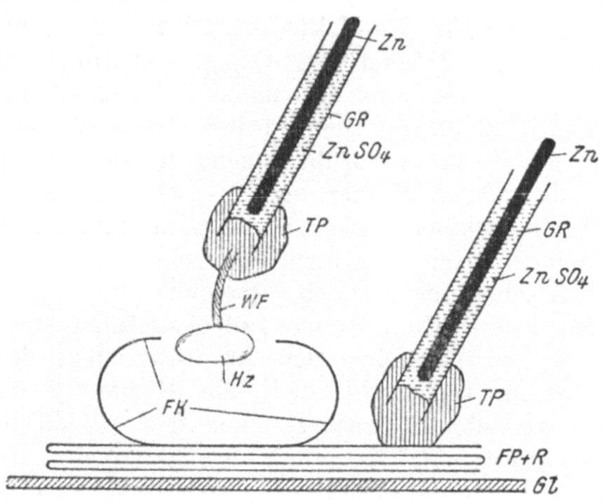

Abb. 30. Versuchsanordnung für die anodische bzw. postkathodische Beule.
FK Froschkörper im Querschnitt; *FP + R* mit Ringer getränktes Filtrierpapier;
Gl Glasplatte; *GR* Glasrohr der unpolarisierbaren Elektroden; *Hz* Froschherz;
TP Tonpropf der unpolarisierbaren Elektroden; *WF* ringergetränkter Wollfaden;
Zn Zinkstab; *ZnSO₄* gesättigte Zinksulfatlösung.

Vorerst ist die **Versuchsanordnung** aufzubauen; sie besteht in der Schaltung für galvanische Reizung nach Abb. 28
mit dem Unterschied, daß an die stromwendende Wippe *W*
zwei weiche biegsame Drähte zur Verbindung mit den Zink-
stäben der **unpolarisierbaren Elektroden** (S. 224) anzuschließen sind. Bei solchen „*Tonstiefelelektroden*" erfolgt die Berührung des Gewebes nach Ab.. 30 mit einer NaCl- oder Rin-
ger-Tonmasse *T*, an die sich die Zinksulfatlösung $ZnSO_4$ im
Glasröhrchen *GR* mit einem eingetauchten Zinkstab *Zn* an-
schließt. Die Polarisation wird bei dieser Anordnung dadurch
vermieden, daß sich an der Übergangsstelle von Ionen- in

Elektronenleitung ein Metall in der Lösung eines seiner eigenen Salze (hier Zn in $ZnSO_4$) befindet.

Durchführung des Elektrotonusversuches:

1. Elektrische Anordnung nach Abb. 28 aufbauen; Hg bleibt zunächst offen.

2. Herstellung der unpolarisierbaren Elektroden:

   a) Vorbereitete, mit Ringerlösung angeknetete Tonkugel in zwei Hälften teilen, aus jeder Hälfte einen Propf formen und an das untere Ende je eines Elektrodenröhrchens fest andrücken (Abb. 30); in den einen Propf jedoch vorher Ende des mit Ringer getränkten Wollfadens einkneten.

   b) Röhrchen $^2/_3$ hoch mit gesättigter $ZnSO_4$-Lösung luftblasenfrei füllen (Pipette), Zn-Stab eintauchen; $ZnSO_4$ darf nicht auf die Außenseite des Röhrchens gelangen, Tonpfropf muß auch dicht halten, sonst sind die Elektroden nach Auswaschen und Trocknen der Röhrchen neu anzufertigen ($ZnSO_4$ ätzt das Gewebe!).

3. Auf Format von etwa 8×8 cm vierfach gefaltetes Filtrierpapier auf die Glasplatte legen, mit Ringerlösung kräftig befeuchten, narkotisierten Frosch in Rückenlage auf das Papier bringen; Freilegung des Herzens, Blutverlust *besonders sorgfältig vermeiden.*

4. Tonpfropf der einen unpolarisierbaren Elektrode ohne Wollfaden dicht neben Froschkörper auf das Filtrierpapier setzen (*indifferente* Elektrode), Wollfaden der anderen Elektrode auf Ventrikelmitte (*differente* Elektrode); der Wollfaden wird vorher auf passende Länge mit glattem Querschnitt (ohne Aufpinselung des Fadenendes) zugeschnitten, muß mit seiner ganzen Querschnittsfläche dem Ventrikel aufsitzen, darf aber nicht drücken und die Ausbildung der Beule hemmen.

5. Wippe W so polen, daß die differente Elektrode (Wollfaden) = *Anode*; Stromkreis mit Hg schließen: für die Dauer des Stromschlusses während jeder Systole Vorwölbung im Umkreis des Wollfadenendes, Ventrikelmuskulatur bleibt dort auch dunkelrot, während die übrigen Ventrikelabschnitte vorübergehend heller werden (*anodische Beule*). Strom mit Hg unterbrechen: Beule tritt nicht mehr auf. Wiederholung des Versuches.

6. Wippe so umlegen, daß differente Elektrode (Wollfaden) = *Kathode;* Stromkreis mit *Hg* schließen; keine Beule; erfolgte die Stromschließung außerhalb der Refraktärperiode, so tritt eine Extrasystole auf (vgl. unten). Stromkreis mit *Hg* knapp vor Einsetzen einer Systole *öffnen:* Vorwölbung mit dunkler Farbe im Umkreis um das Wollfadenende bei der nächsten, mitunter — wenn auch schwächer —, noch bei der zweitnächsten Systole (*postkathodische Beule*); Versuch mehrfach wiederholen, da nicht immer der richtige Moment des Ausschaltens getroffen wird.

Die beiden Formen der Beule sind nur gut zu sehen, wenn die Präparation des Herzens ohne wesentliche Blutverluste ausgeführt wurde, das Organ also noch gut gefüllt wird. Gelegentlich können neben den beschriebenen Erscheinungen auch *Änderungen der Herzfrequenz* während der galvanischen Durchströmung beobachtet werden, die — je nachdem, ob die differente Elektrode gerade Anode oder Kathode ist —, entgegengesetzt gerichtet sind; in diesen Fällen handelt es sich um elektrotonische Wirkungen auf die Reizbildungsstelle im Sinus des Froschherzens.

24. Auslösung und Aufzeichnung von Extrasystolen.

Aufgabe: Mit dem Suspensionsverfahren sind die Kontraktionen des ausgeschnittenen Froschherzens auf dem Kymographion zu verzeichnen; es sind Extrasystolen mittels Induktionsöffnungsschlägen auszulösen.

Erforderlich: Präparat vom Versuch 23 oder narkotisierter Frosch, Präparierbesteck, Glasplatte, Froschtuch, Abfallschale, Watte, Äther, Faden, Schälchen, Froschringer, Pinsel, Kymographion, in der Höhe verstellbares Stativ mit Anordnung für das Suspensionsverfahren nach Abb. 31, Akkumulator, Quecksilberschlüssel, Wippe ohne Kreuz, Induktorium, gegebenenfalls elektromagnetischer Schreiber, gewöhnlicher Stromschlüssel, Wachsdrähte, zwei weiche biegsame Drähte mit versteiften Enden, zwei dünne Kupferdrähte mit Stift und Nadel.

Jedes erregbare Organ ist kurz nach einer Reizung vorübergehend *unerregbar* (*Refraktärphase*); bei mehrmaliger aufeinander folgender Reizung kann daher der zweite, dritte Reiz usw. nur dann zu einem Reizerfolg führen, wenn er außerhalb der Refraktärphase der vorangegangenen Reizung einwirkte. So kann auch ein durch Eigenautomatie (*homotope* Reize) rhythmisch schlagendes Herz durch einen von außen kommenden Extrareiz (*heterotoper* Reiz), z. B. einen überschwelligen mechanischen Schlag, einen überschwelligen

Stromstoß und dergl., nur dann zu einer Extrasystole veran-
laßt werden, wenn dieser Reiz nicht gerade in die Refraktärphase der vorangegangenen normalen Systole fiel. Beim
Herzen ist die Refraktärphase besonders lang (z. B. 100 mal
länger als beim Skelettmuskel), und umfaßt praktisch die
ganze Systolendauer; eine Extrasystole ist also im wesentlichen nur durch Reizung während der Diastole auszulösen.
Aus dem gleichen Grund schließt sich an die Extrasystole
eine *kompensatorische Pause* an, weil der nachfolgende homotope Reiz in die Refraktärphase der Extrasystole fällt und
damit unwirksam
bleiben muß; es fehlt
daher nach einer
Extrasystole die
nächste psysiologi-
sche Kontraktion
(Abb. 32).

Zur **Aufzeich-
nung der Herzbewe-
gungen** wird rechts
neben dem Kymo-
graphion das Stativ
aufgestellt und mit
zwei Kreuzköpfen
versehen; der untere
Kreuzkopf dient
zur Befestigung der
Tragstange des Kor-
kos, der obere zur
Befestigung der
Tragstange des
Schreibhebels. Wie

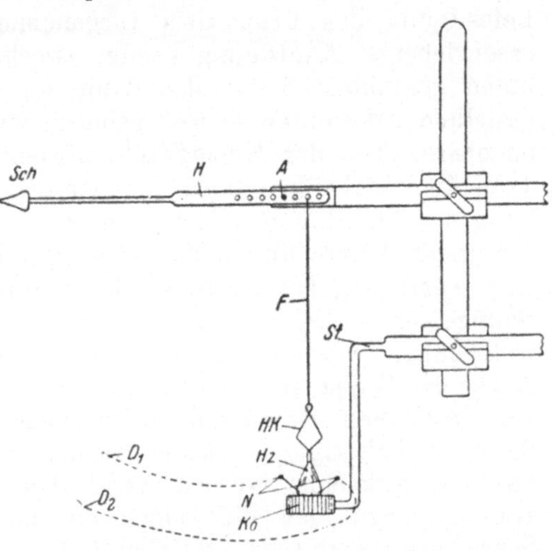

Abb. 31. Anordnung zur Aufzeichnung der Herz-
tätigkeit mit dem Suspensionsverfahren.
A Achse des Schreibhebels; *D*₁, *D*₂ biegsame Drähte;
F Faden; *H* Schreibhebel, *HK* Herzklammer; *Hz* Frosch-
herz; *Ko* Korkplatte; *N* Nadeln; *Sch* Schreiber;
St Tragstab für den Kork.

Abb. 31 zeigt, wird später auf dem Kork *Ko* das ausgeschnittene Herz *Hz* mit der Basis nach unten an der Vorhof-
Kammer-Grenze mit Hilfe der beiden Nadeln *N* fest-
gesteckt. Die Nadeln sind durch die angelöteten biegsamen
Drähte D_1 und D_2 mit dem Kurzschlußschlüssel *KS* der
Schaltung nach Abb. 29 zu verbinden, welche je nachdem,
ob der Wippenhebel nach links oder rechts umgelegt wird
(Stellung I oder II), sowohl Einzelreizung als auch frequente Reizung ermöglicht. Für die Auslösung der Extrasystolen wird die Wippe allerdings nur in der Stellung
für Einzelreizung gebraucht, sie ist also an sich über-

flüssig; es ist aber zweckmäßig sie trotzdem in die Schaltung einzubauen, weil dann die Anordnung ohne Änderung auch für den Versuch 25 benutzt werden kann. Die Spitze des Herzens wird dann mit einer Herzklammer *HK* gefaßt und mit dem Hebel *H* durch den Faden *F* verbunden. Bei der zunächst ohne Präparat erfolgenden Einstellung ist der Schreibhebel so weit über dem Kork anzubringen, daß bei waagerechter Hebellage die Spitzen der Herzklammer *HK* etwa 15 mm über dem Korkbelag hängen. Die genaue Einstellung des Abstandes von Kork und Schreibhebel wird dann erst nach Befestigung des Präparates vorgenommen. Der Aufbau der beschriebenen Anordnung erfolgt zweckmäßig bei ganz nach unten gesenktem Stativ, das dann mit der fertig zusammengestellten Anordnung so weit gehoben wird, daß das Schreiben im oberen Teil der Kymographiontrommel erfolgt; es besteht dann die Möglichkeit, nach Vollendung einer Trommelumdrehung die Anordnung sofort so weit zu senken, daß unterhalb der ersten Kurve unmittelbar weitergeschrieben werden kann. Zur Auslösung der Extrasystolen werden einzelne *Öffnungsschläge* verwendet. Soll auch der Reizaugenblick in der Kurve festgehalten werden, so kann man in die eine Leitung zur Achse der Wippe *W* (Abb. 29) noch einen magnetischen Schreiber einschalten. Er wird dann an einem dritten Kreuzkopf am Stativ so befestigt, daß seine Marken knapp unter der Herzkurve aufgezeichnet werden (vergl. Abb. 32). Es ist dabei darauf zu sehen, daß die beiden an die Trommel angelegten Schreiberspitzen (vom Herzhebel bzw. vom Reizmarkierer) *genau übereinanderliegen*, da nur in diesem Fall eine eindeutige Zuordnung von Reizmarken und Reizerfolg möglich ist.

Auslösung der Extrasystolen:

1. Versuchsanordnung nach Abb. 31 und Schaltung nach Abb. 29 aufbauen; *W* in Stellung I (Einzelreizung), *Hg* und *KS* bleiben offen.
2. Herz *mit Sinus* ausschneiden (S. 70), in Anordnung von Abb. 31 bringen, Ventrikel mit *Hinterseite*, d. i. mit der Frenulum-Ligatur, nach vorn am Kork mit schräg eingestochenen Nadeln befestigen (wegen späterer Sinusabtragung), Herzspitze mit Herzklammer fassen, Einstellen des Schreibhebels (S. 51).
3. Kymographion langsamer Gang (Windflügel weit, vergl. S. 49).
4. Reizung mit großem Rollenabstand beginnen. Vorversuche bei *stillstehendem* Kymographion: Schließen von *Hg* in

einer *beliebigen* Kontraktionsphase des Herzens, jedoch *Wiederöffnen während der Diastole*; Verkleinerung des Rollenabstandes und Wiederholung der Reizung, bis der *Öffnungsschlag* des Induktoriums zur Auslösung einer Extrasystole ausreicht.

5. Kymographion laufen lassen; Wiederholung der Reizung wie oben mit dem zuletzt eingestellten Rollenabstand in verschiedenen Phasen der Herztätigkeit; nur wenn die Reizung (= Öffnung des primären Stromkreises mit *Hg*) außerhalb der Refraktärphase erfolgt, kommt eine Extrasystole mit anschließender kompensatorischer Pause zustande (Abb. 32).

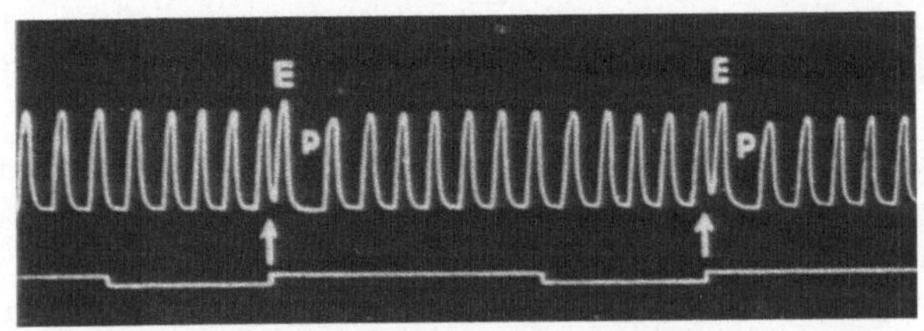

Abb. 32. Auslösung von Extrasystolen.

Obere Zeile: Herzkurven; untere Zeile: Marken des Reizschreibers (Bewegung nach unten = Schließung, Bewegung nach oben = Öffnung des Primärkreises). Die Pfeile geben die Reizaugenblicke (Öffnungsschläge) an. *E* Extrasystole; *P* kompensatorische Pause.

Bei längerer Versuchsdauer Herz mit physiologischer Salzlösung bepinseln, Flüssigkeit vom Kork mit Filtrierpapier wieder absaugen.

25. Reizung des stillstehenden Herzens; Alles-oder-Nichts-Gesetz; Nachweis der Refraktärzeit; Nichttetanisierbarkeit des Herzmuskels (Wühlen und Wogen).

Erforderlich: Präparat und Anordnung von Versuch 24.

Zur **Stillegung der Herztätigkeit** wird der Sinus mit einem Stückchen des Vorhofes vom Präparat des Versuches 24 abgetrennt, wobei man jedoch der Vorhof-Kammergrenze nicht zu nahe kommen darf, da sonst durch einen Stannius II das Herz unter dem Einfluß des sekundären Zentrums wieder zu schlagen beginnt; die Abtrennung ist nicht schwer, wenn man das Herz schon mit seiner Rückseite nach vorne befestigt hat.

6*

Durchführung der Reizversuche:

(Fortsetzung von Vers. 24 mit gleicher Anordnung, wobei das Stativ zur Schreibung einer neuen Zeile gesenkt wird, und mit gleichem Präparat, das vorher mit physiologischer Salzlösung zu bepinseln ist; Absaugen der Flüssigkeit vom Kork.)

1. Aufsuchen eines solchen kleinen Rollenabstandes, bei welchem Schließungs- und Öffnungsinduktionsschläge (Schließen und Öffnen von Hg) zu einer Herzkontraktion führen.

2. Kymographion laufen lassen, Schließen und Öffnen von Hg, Aufzeichnen der beiden Kontraktionen, Kymographion arretieren, S und $Ö$ (als Kennbuchstaben für Schließungsschlag und Öffnungsschlag) sowie den eingestellten Rollenabstand in Zentimetern unter die Kurven schreiben. Rollenabstand um ½ bis 1 cm *vergrößern*, Kymographion laufen lassen, Kurven wie oben aufzeichnen, Kymographion arretieren, Kurven durch Buchstaben bzw. Zentimeterangabe kennzeichnen. Wiederholung dieses Verfahrens mit immer um ½ bis 1 cm größeren Rollenabständen, bis nicht bloß der Schließungsinduktionsschlag, sondern auch der Öffnungsinduktionsschlag unwirksam geworden ist.

3. Betrachtung des Versuchsergebnisses: die Herzkontraktionen bleiben trotz sinkender Reizstärke (zunehmendem Rollenabstand) *gleich groß*, verschwinden aber, wenn die Reizschwelle unterschritten wird; der Schwellenreiz ist also zugleich auch der maximale Reiz (*Alles-oder-Nichts-Gesetz*); infolge der größeren Schwelle werden die Induktions-*schließungsschläge* im Vergleich zu den *Öffnungs*schlägen schon bei kleinerem Rollenabstand unwirksam.

Bei der umgekehrten Anordnung — Beginn mit großem Rollenabstand und allmählicher *Verstärkung* der Reize durch Zusammenschieben der Spulen — ist das Alles-oder-Nichts-Gesetz nicht so deutlich, weil das Herz, insbesondere im geschädigten Zustand, so wie der Skelettmuskel die Erscheinung der *Treppe* zeigt; diese äußert sich darin, daß die Kontraktionen schon bei wiederholter, *gleich stark* bleibender Reizung an Höhe zunehmen, so daß bei *wachsender* Reizstärke nicht zu entscheiden ist, ob die Amplitudenvergrößerung durch die Reizstärkenzunahme oder bloß durch die Erscheinung der Treppe verursacht worden war.

4. Kymographion durch Abnehmen der Windflügel auf *schnellsten* Gang stellen; Stativ senken, so daß mit einer neuen Zeile am Kymographion begonnen werden kann; Wiederaufsuchen jenes Rollenabstandes, bei welchem Schließungs- *und* Öffnungsinduktionsschläge wirksam sind; Kymographion laufen lassen und wiederholtes Schließen und Öffnen von *Hg*, zuerst im Abstand von etwa 1 sec, dann immer rascher hintereinander bis zur praktisch sofortigen Wiederöffnung des Stromkreises nach dem Schließen. Kymographion arretieren.

5. Betrachtung des Versuchsergebnisses: bei einer größeren Pause zwischen Schließung und Öffnung des primären Stromkreises kommen hintereinander je eine Herzkontraktion durch den Schließungs- und den Öffnungsinduktionsschlag zustande, die mit Verkürzung des Intervalles näher zusammenrücken; von einem gewissen kleinen Intervall an erscheint aber nur mehr *eine einzige* Herzkontraktion, ausgelöst durch den Schließungsinduktionsschlag, während die Kontraktion durch den Öffnungsinduktionsschlag ausfällt, der nunmehr während der *Refraktärphase* nach dem Schließungsschlag zur Einwirkung kam. Wurde in den Primärkreis ein Reizmarkierer eingeschaltet und durch diesen der Reizaugenblick in der Kurve festgehalten, so läßt sich aus dem Vergleich der einzelnen Aufzeichnungen mit *zwei* bzw. mit *nur mehr einer* Kontraktion die Dauer der Refraktärperiode unmittelbar ersehen.

6. Stativ zur Schreibung einer neuen Zeile senken; Kontrolle, ob bei dem eingestellten Rollenabstand sowohl die Schließungs- als auch die Öffnungsschläge noch wirksam sind, gegebenenfalls Rollenabstand etwas verkleinern; Wippe *W* in Stellung II umlegen (frequente Reizung), *KS* schließen, *Hg* schließen (Unterbrecher muß spielen). Kymographion laufen lassen und Reizgebung durch Öffnen und Schließen von *KS*.

7. Betrachtung des Versuchsergebnisses: während ein Skelettmuskel bei frequenter Reizung eine Dauerkontraktion ausführt (Vers. 22 auf S. 74), beginnt das stillstehende Herz sehr schnell, meist nicht ganz regelmäßig, zu schlagen (*Wühlen* und *Wogen*). Erklärung: Infolge der langen, praktisch die ganze Systolendauer ausfüllenden Refraktärphase kann ein nächster Reiz erst wieder eine Kontraktion auslösen, wenn das Herz erschlafft ist; frequente Reizung führt also am Herzen nur zu einer Serie von Einzelkontraktionen.

Nach Abschluß der Versuche wird das Kurvenblatt abgenommen, fixiert und getrocknet; Ausschnitte aus Versuch 24 und 25 sind in das Übungsheft zu kleben.

26. Vagusreizung am Froschherzen.

Erforderlich: Frosch, Präparierbesteck, Faden, Glasplatte, Froschtuch, Abfallschale, Schälchen, Froschringer, Pinsel, Kymographion, in der Höhe verstellbares Stativ mit der Suspensionsanordnung nach Abb. 32, gegebenenfalls elektromagnetischer Schreiber, Reizelektroden, Akkumulator, Quecksilberschlüssel, Induktorium, gewöhnlicher Stromschlüssel, Wachsdrähte, vier weiche biegsame Drähte mit versteiften Enden.

Wenn auch das Herz durch den Besitz eines Automatiezentrums selbsttätig schlagen kann, so wird seine Tätigkeit in situ doch dauernd durch die *Herznerven* gesteuert und den jeweiligen Anforderungen des Körpers an den Kreislauf angepaßt. Die Wirkung der Herznerven ist eine komplexe: sie können auf die *Frequenz* Einfluß nehmen (*chronotope* Wirkung), auf die *Schlaghöhe* (*inotrope* Wirkung), auf die *Erregbarkeit* (*bathmotrope* Wirkung) sowie auf die *Überleitung der Erregung* (*dromotrope* Wirkung). Die vom *Sympathicus* stammenden Fasern (*Nn. accelerantes*) wirken *fördernd* (*positiv*), die vom *Vagus* kommenden dagegen *hemmend* (*negativ*); beide Faserarten stehen unter einem *Tonus* und die Herztätigkeit in situ ist daher in jedem Augenblick immer nur die Resultierende aus den einander entgegenwirkenden (fördernden und hemmenden) Einflüssen.

Um **beim Frosch** die **Wirkung einer Vagusreizung** auf die Herztätigkeit zu verfolgen, ist die für den Anfänger schwierige Freilegung des N. vagus nicht erforderlich. Es genügt, das Herz zusammen mit den beiden Lungen auszuschneiden und den Reizstrom (frequenter faradischer Strom) quer durch eine Lunge fließen zu lassen; es tritt dann eine Erregung der Vagusfasern in der Lunge ein, die sich auch am Herzen auswirkt. Allerdings führt der Vagus des Frosches auch *Sympathicus*fasern („Vagosympathicus"); daher kann der Reizerfolg sowohl in einer hemmenden als auch in einer fördernden Wirkung bestehen. Im Winter sprechen im allgemeinen die eigentlichen *Vagus*fasern *leichter* auf die Reizung an, während im Sommer die *Sympathicus*fasern *besser* erregbar sind. Je nach der Elektrodenlage und dem Präparat kann ferner die Wirkung auf die Frequenz oder die Wirkung auf die Schlaghöhe vorherrschen. Der Erfolg der Vagosympathicus-Reizung kann daher in einer Frequenzverlangsamung bestehen (rein negativ *chronotrope Vagus*wirkung), in einem Kleinerwerden der Kontraktion (rein negative *inotrope Vagus*wirkung), in der Kombination von Verlangsamung und Amplitudenverkleinerung (vgl. Abb. 34), in einer Frequenzbeschleunigung (rein positive *chronotrope Sympathicus*wirkung) in einem Größerwerden der Kontraktionen (rein positive *inotrope Sympathicus*wirkung) oder schließlich in einer Kombination von Beschleunigung und Amplitudenvergrößerung.

Zur **Aufzeichnung der Herzkontraktionen** ist wieder das Kymographion und die Anordnung für das Suspensionsverfahren nach Abb. 31 zu benützen, mit dem Unterschied, daß die Herzkammer mit kurzen gewöhnlichen Stecknadeln ohne angelötete Drähte an der Korkscheibe *Ko* befestigt wird; wie Abb. 33 zeigt, ist unmittelbar vor dieser das Reizelektrodenpaar *RE* anzubringen, auf welches eine Lunge gelagert wird. Das Reizelektrodenpaar, am Stativ mit einem zweiten Kreuzkopf festgehalten, besteht aus einem Tragstab, einem kleinen Klotz aus Isolierstoff und zwei Klemmschrauben mit untergeklemmten Silberdrähten: die Klemmschrauben werden durch biegsame Drähte D_1 und D_2 mit der Reizanordnung verbunden. Diese besteht aus der Schaltung für *frequente* Reizung nach Abb. 29, in der die Wippe *W* weggelassen wird und die Stromzuführung

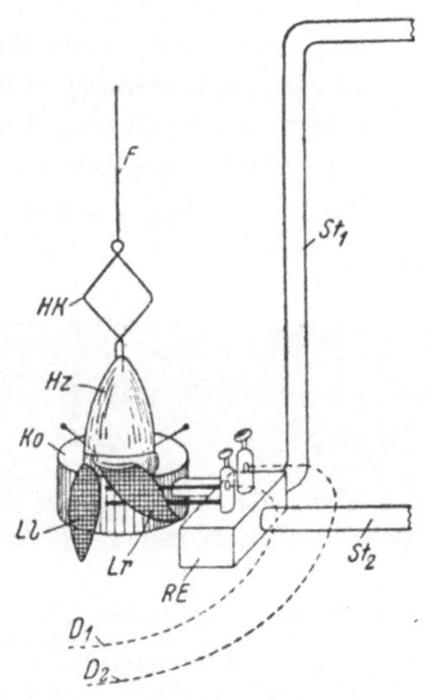

Abb. 33. Anbringung der Reizelektroden bei der Reizung der Vagusfasern in der Lunge.

D_1, D_2 weiche, biegsame Zuleitungsdrähte für den Reizstrom; *F* Verbindungsfäden zum Schreibhebel; *HK* Herzklammer; *Hz* Froschherz; *Ko* Korkplatte; *Ll*, *Lr* linke und rechte Froschlunge; *RE* Reizelektrodenpaar (Klotz aus Isolierstoff mit 2 Klemmschrauben und untergeklemmten Silberdrähten); St_1, St_2 Befestigungsstab für den Kork bzw. das Reizelektrodenpaar.

zur Primärspule unmittelbar bei den *unteren* Klemmen erfolgt. Soll auch die Reiz*dauer* verzeichnet werden, so schaltet man wie im Versuch 24 noch einen elektromagnetischen Schreiber in den Primärkreis ein.

Vagusreizung beim Froschherzen:

1. Kymographion und Suspensionsanordnung zur Herzschreibung mit der Änderung nach Abb. 33 aufstellen; Schaltung für frequente Reizung nach Abb. 29, jedoch unter Fortlassen der Wippe *W* und direktem Drahtanschluß an die unteren Klemmen des Induktoriums, aufbauen; *Hg* bleibt vorerst noch offen, *KS* wird geschlossen.

2. Frosch dekapitieren, Rückenmark ausbohren (S. 59), Herz freilegen und Frenulum anbinden; Lungen frei legen; Herz (*mit Sinus*) und Lungen zusammen exstirpieren (Herz am Frenulum-Faden und beide Lungen mit Pinzette *gleichzeitig* hochziehen und Organe in der Tiefe mit einem Scherenschlag abtrennen; Schonung der Leber (Gallenwirkung!).

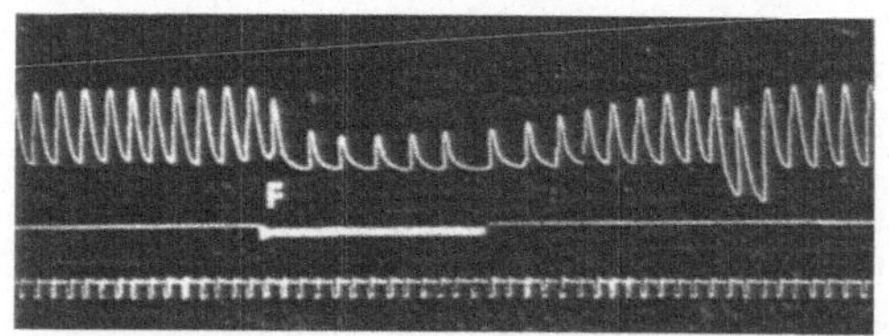

Abb. 34. Frequenzverlangsamung und Abnahme der Kontraktionshöhe am Froschherzen bei Vagusreizung. Obere Zeile: Herzkontraktionen; mittlere Zeile: Linie des Reizschreibers (*F* = Faradisierungsbeginn); untere Zeile: Zeitmarken in Sekundenabständen.

3. Herz am Kork der Suspensionsanordnung befestigen, *rechte* Lunge (meist günstiger als die linke) auf die Silberdrähte des Elektrodenbrettchens lagern.

4. Kymographion mit langsamer Geschwindigkeit laufen lassen und eine Reihe normaler Systolen aufzeichnen; hierauf *Hg* bei zunächst großem Rollenabstand schließen (Unterbrecher muß spielen), Reizgebung durch Öffnen von *KS* für die Dauer von etwa 10 bis 20 sec. Die Reizung unter schrittweiser Verkleinerung des Rollenabstandes (in der Reizungspause) solange wiederholen, bis ein Effekt des faradischen Stromes sichtbar wird. Nach Aussetzen der Reizung tritt nach kürzerer oder längerer Zeit wieder normales Schlagen wie vorher ein.

5. Betrachten des Versuchsergebnisses und Analyse, welcher der auf S. 87 aufgezählten Fälle vorliegt (Beispiel Abb. 34). Bei *großer* Reizstärke (sehr *kleinem* Spulenabstand) kann übrigens auch vollkommener Herzstillstand erzielt werden.

27. Wirkung von Acetylcholin und Adrenalin auf das ausgeschnittene Froschherz.

Aufgabe: Nachweis der *vagusartigen* Wirkung von Acetylcholin und der *sympathicusartigen* Wirkung von Adrenalin.

Erforderlich: Anordnung und Präparat von Versuch 27 (jedoch ohne Reizelektroden und ohne Reizeinrichtung), normale Ringerlösung, Acetylcholin-Ringerlösung (1 : 100 000), Adrenalin-Ringerlösung (1 : 10 000), Pinsel, Becherglas mit Aufschrift „Ringer zum Pinselwaschen".

Acetylcholin und Adrenalin werden am einfachsten durch Aufpinseln auf das Herz zur Wirkung gebracht, während die Herztätigkeit mit dem Suspensionsverfahren zur Aufzeichnung kommt. Der Versuch wird zweckmäßig an Nr. 26 angeschlossen, wobei die gleiche Versuchsanordnung — nach Entfernung der Reizelektroden und unter Nichtbenützung der Reizanordnung —, sowie meistens auch noch das gleiche Herz verwendet werden kann. *Acetylcholin* kann sowohl Verlangsamung als auch Verminderung der Kontraktionshöhe oder beides hervorbringen, *Adrenalin* Beschleunigung, Vergrößerung der Amplituden oder beides zusammen. Wenn nach jeder Einwirkung eines der beiden Wirkstoffe immer wieder der Pinsel gewaschen und das Herz anschließend mit Normalringer abgepinselt wird, so können die Acetylcholin- oder Adrenalineffekte wiederholt hintereinander am gleichen Präparat hervorgebracht werden.

Ausführung des Versuches:

1. Kymographion mit langsamer Geschwindigkeit laufen lassen; Aufzeichnung einer Reihe von normalen Systolen.

2. Bepinseln des Herzens mit Acetylcholin-Ringerlösung 1 : 100.000, Pinsel sofort in gewöhnlicher Ringerlösung waschen (Becherglas).

   Sollte trotz der angewandten hohen Acetylcholin-Verdünnung *Herzstillstand* aufgetreten sein, dann muß das Herz *schnellstens* und *reichlich* mit normaler Ringerlösung bepinselt werden (nicht den „Ringer zum Pinselwaschen" benützen!); nach einigen Minuten (Kymographion still stehen lassen) stellt sich die normale Herztätigkeit wieder ein, worauf die Acetylcholin-Pinselung nach Verdünnung der Lösung im Verhältnis 1 : 2 bis 1 : 10 wiederholt werden kann.

3. Abpinseln des Herzens mit normaler Ringerlösung.

4. Nach Rückkehr normalen Schlagens das Herz mit Adrenalin-Ringerlösung 1 : 10.000 bepinseln; Pinsel sofort waschen.

5. Abpinseln des Herzens mit normaler Ringerlösung, mehrmalige Wiederholung der Versuche mit Acetylcholin und Adrenalin.

6. Betrachtung des Versuchsergebnisses und Analyse, welche Vagus- bzw. Sympathicuswirkung im vorliegenden Versuch erzielt wurde.

Nach Abschluß der Versuche Kurvenblatt abnehmen, fixieren und trocknen. Einkleben von Ausschnitten aus Versuch 26 und 27 in das Übungsheft.

28. Perkussion der Lungen-Leber-Grenze und der absoluten Herzdämpfung.

Erforderlich: Hautstift.

Unter **Perkussion** versteht man das Beklopfen des Körpers, hauptsächlich der Brust- und Bauchwand, um aus der Art des dabei entstehenden Schalles Schlüsse auf die Beschaffenheit der unterhalb liegenden Organe zu ziehen. Die Perkussion erfordert viel Übung: das Praktikum will nur die Grunderscheinungen der Perkussion zeigen.

Am meisten üblich ist es, mit einem Finger der rechten Hand auf einen untergelegten Finger der linken zu klopfen (**Finger-Finger-Perkussion**), und zwar mit dem Zeige- oder Mittelfinger der rechten Hand (*Perkussionsfinger*) auf den Zeige- oder Mittelfinger der linken Hand (*Plessimeterfinger*). Der letztere ist im allgemeinen *fest* an den Körper zu drücken, die Kuppe des hakenförmig gekrümmten Perkussionsfingers schlägt auf die Dorsalseite der zweiten Phalange. Die Klopfbewegung soll im Handgelenk erfolgen, nicht etwa im Ellenbogengelenk; der rechte Unterarm ist dabei ruhig zu halten. Der Plessimeterfinger soll parallel zu der aufzusuchenden Organgrenze liegen; ist beispielsweise auf der rechten Thoraxseite die nahezu waagerecht verlaufende Lungen-Leber-Grenze festzustellen, so wird der Plessimeterfinger waagerecht an die rechte Brustseite gelegt, gleichlaufend zu den Rippen, und unter wiederholter Perkussion parallel zu sich nach unten verschoben. Liegt das zu untersuchende Organ unmittelbar unter der Körperoberfläche, so wird *leise* perkutiert (z. B. Lungen-Leber-Grenze), ist das Organ von einem anderen bedeckt (z. B.

relative Herzdämpfung), so muß die Perkussion mit größerer Kraft, also *laut*, erfolgen.

Zur Erzeugung des Perkussionsschalles genügt an sich ein einmaliges federndes Klopfen gegen den Plessimeterfinger; da aber das Ohr gewöhnlich nicht so rasch die Schallqualität erfassen kann, so klopft man 2—3mal kurz hintereinander. Hat man die Schallqualität erkannt, so wird der Plessimeterfinger etwa um 1 cm verschoben und neuerlich geprüft. Besonders an Organgrenzen — oder bei Feststellung einer pathologischen Schalländerung — wird man mit dem Plessimeterfinger *mehrmals nach beiden Seiten hin und her wandern*, um so den Ort des Umschlagens der Schallqualität schärfer einzugrenzen.

Ist das zu untersuchende Organ lufthaltig wie die Lunge, so spricht man von einem *vollen, lauten Schall*; besteht es aus dichtem, luftfreien Gewebe wie die Leber, so liefert es einen *leeren oder gedämpften Schall*. Der volle Schall — der z. B. über der ganzen rechten Lunge leicht gehört wird —, ist gleichzeitig auch *tief* und von verhältnismäßig *langer* Dauer. Der leere Schall — der unmittelbar über dem Herzen oder über der Leber zu hören ist —, klingt *höher* und ist von *kürzerer* Dauer. Schalltiefe und Schalldauer hängen mit Resonanzerscheinungen zusammen, die im lufthaltigen Gewebe tiefere und auch länger andauernde Schälle bedingen.

Zur **Orientierung am Brustkorb** dienen die *Rippen*. Fährt man mit Mittel- und Zeigefinger das Brustbein entlang, so spürt man deutlich den vorspringenden Winkel zwischen Manubrium und Corpus sterni. An dieser Stelle tritt die *zweite* Rippe an das Sternum heran und von dieser Stelle aus lassen sich durch Zählen die anderen Rippen leicht bestimmen; da die erste Rippe durch das Schlüsselbein gedeckt ist, kann die Zählung erst bei der zweiten Rippe beginnen. Zwischen den Rippen liegen die Interkostalräume, und zwar zwischen der zweiten und dritten Rippe der *zweite* Interkostalraum, zwischen der dritten und vierten der *dritte* usw. Als lotrechte Orientierungslinien dienen der linke und rechte Sternalrand, die als gerade Linien gedacht und als *Parasternallinien* bezeichnet werden. Weitere Linien sind die *Medioklavikularlinien*, die durch die Mitte der Klavikula nach abwärts gezogen werden. Am Rücken richtet man sich nach den Dornfortsätzen der Wirbel; durch leichtes Neigen des Kopfes nach vorn wird der Dornfortsatz des siebenten Halswirbels (*Vertebra prominens*) deutlich fühlbar, von dem ausgehend die anderen abgezählt werden können. Auch die Schulterblätter werden als Anhaltspunkte benützt.

Am leichtesten ist für den Anfänger die **Feststellung der Lungen-Leber-Grenze,** wobei Versuchsperson und Untersucher am einfachsten stehen:

1. Die Versuchsperson muß ruhig atmen (mittlere Atmungslage). Plessimeterfinger waagerecht etwa über dem *rechten* 5. Interkostalraum in der Medioklavikularlinie auflegen; die Perkussion ergibt unter normalen Verhältnissen noch *Lungenschall.* Parallelverschieben des Plessimeterfingers nach abwärts zum 6. Interkostalraum: gedämpfter *Leberschall;* Anzeichnen des Umschlagpunktes mit dem Hautstift nach mehrmaliger Wiederholung der Perkussion.
2. Fortsetzung der Perkussion unter Wandern des Plessimeterfingers von oben nach unten zunächst in der rechten Parasternallinie, dann an der Thoraxseite und schließlich am Rücken; Anzeichnen der Grenzen mit dem Hautstift als geschlossene Linie. Normaler Verlauf der Lungengrenze auf der *rechten Körperseite* (Abb. 35, *m*); oberer Rand der 6. Rippe (Parasternallinie): unterer Rand der 6. Rippe bzw. 6. Interkostalraum (Medioklavikularlinie); 7. Rippe (Thoraxseitenfläche); Handbreit unter dem Angulus inferior der Skapula; Dornfortsatz des 11. Brustwirbels.
3. Wiederholung der Perkussion der Lungen-Leber-Grenze wie oben auf der rechten Brustseite in der Medioklavikularlinie *nach maximaler Ausatmung* und anschließendem Atemanhalten: die Grenze (Abb. 35 *e*) hat sich nach oben verschoben (Anzeichnen mit dem Hautstift). Wiederholung der Perkussion *nach maximaler Einatmung* und anschließendem Atemstillstand: die Grenze (Abb. 35 *i*) hat sich nach abwärts verschoben (Anzeichnen mit dem Hautstift). Der Abstand der beiden so gefundenen Lungengrenzen, meistens gleich 3 Querfingern oder etwa 5 cm, ergibt die *respiratorische Verschieblichkeit* der Lunge.

Da die Versuchsperson den Atem nicht unbegrenzt lange anhalten kann, muß die Perkussion bei diesen Versuchen *rasch* erfolgen, weil sie sonst durch die zwangsläufig wieder einsetzende Atmung gestört würde.

Beim Herzen liegen die Verhältnisse etwas verwickelter, da ein Teil des Organes vom Lungengewebe bedeckt ist und nur ein kleiner Teil unmittelbar unter der Brustwand liegt. Dieses bei *nur zart* aufgelegtem Plessimeterfinger und mit *leiser* Perkussion festzustellende, vom Lungengewebe unbe-

deckte Gebiet des Herzens (in Abb. 35 schraffiert) liefert die
sog. *absolute Herzdämpfung*. Der Geübte kann mit *stärkerer*
Perkussion und *fest* angelegtem Plessimeterfinger auch ein
Dämpfungsgebiet herausfinden, das im großen und ganzen
der wirklichen Herzgröße, wie man sie durch die Röntgen-
durchleuchtung bestimmen kann, entspricht und das als
relative Herzdämpfung bezeichnet wird.

Für den Anfänger empfiehlt sich vorerst nur die **Feststellung der absoluten Herzdämpfung:**

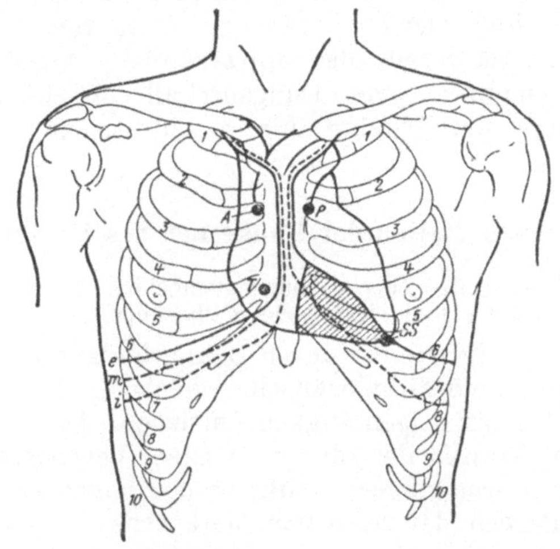

Abb. 35. Schematische Darstellung der Lage des Herzens im Brustraum und der
Lage der Lungengrenzen bei maximaler Inspiration (*i*, strichliert gezeichnet), bei
maximaler Exspiration (*e*, vollgezeichnet) und bei mittlerer Atmungslage (*m*, strichpunktiert). Auskultationspunkte: *A* für die Aorta; *P* für die Pulmonalis; *T* für die
Tricuspidalis; *SS* für die Mitralis, zugleich auch Ort des Spitzenstoßes. Das schraf-
fierte Gebiet entspricht der absoluten Herzdämpfung.

1. Perkussion und Anzeichnen der Lungen-Leber-Grenze
   bei mittlerer Atmungslage der Versuchsperson (Ruheatmung) auf der *rechten* Brustseite; Verlängern der Grenzlinie über das Sternum hinweg auch auf die *linke* Brustseite (auf welcher die Grenzen wegen des Aneinanderstoßens
   von Herz und Lunge nicht direkt zu bestimmen sind).
2. Aufsuchen und Ankreuzen des Herzspitzenstoßes (gewöhnlich im 5. Interkostalraum etwas innerhalb der Medioklavikularlinie; wenn er wegen des Anschlagens der Herzspitze
   an eine Rippe nicht tastbar ist, so wird er nach Beugen des

Körpers nach links oder Einnehmen der linken Seitenlage meistens fühlbar).

3. *Leise* Perkussion der absoluten Herzdämpfung mit *zart* an den Thorax gelegtem Plessimeterfinger, der gegen das Dämpfungszentrum von außen nach innen in Richtung eines Radius (parallel zu der zu erwartenden Grenze gehalten) wandert: Gebiet der absoluten Herzdämpfung ein kleines Dreieck mit nur wenigen Zentimetern Seitenlänge, in Abb. 35 schraffiert; Grenzen: *unten* die von rechts her verlängerte Lungen-Leber-Grenze bis zum Kreuz des Spitzenstoßes, *rechts* linker Sternalrand bis zum Ansatz der 4. Rippe, *links* leicht konvexer Bogen vom Ansatz der 4. Rippe zum Kreuz des Spitzenstoßes. Anzeichnen des Umschlagspunktes von Lungenschall in Herzdämpfung, Verbindung der Punkte zur geschlossenen Dämpfungsfigur.

29. Auskultation der Lunge und des Herzens.

Erforderlich: Holz- oder Schlauchstethoskop, gegebenenfalls Mikrophon, Verstärker und elektrische Stethoskope.

Ebenso wichtig wie die durch Beklopfen erzeugten Schallerscheinungen sind die Geräusche, welche in der Lunge und im Herzen bei der Eigentätigkeit entstehen. Diese Geräusche erleiden bei Krankheiten dieser Organe Veränderungen, die eine Diagnose ermöglichen. Aufgabe der folgenden Übung ist das Kennenlernen der *normalen* Geräusche.

Zum **Abhorchen (Auskultieren)** bedient man sich des bloßen Ohres oder eines Hörrohres aus Holz, Hartgummi oder Metall (*Stethoskop*). Das schmälere, etwas trichterförmig erweiterte Ende wird auf die Brustwand gesetzt und das Ohr des Untersuchers auf das andere, tellerförmige Ende des Rohres gelagert. Während des Abhorchens muß das Stethoskop leicht zwischen Brustwand und Ohr eingeklemmt und darf keinesfalls festgehalten werden, weil sonst die teilweise durch die Wand erfolgende Schalleitung gestört ist. Eine andere Art der Stethoskope besteht aus einer kleinen, unten offenen oder mit einer dünnen, elastischen Membran verschlossenen Metallkapsel, die auf die Brustwand gesetzt wird und von der zwei Schläuche mit Oliven am oberen Ende herausführen. Jede Olive wird in je ein Ohr gesteckt, weshalb diese *Schlauchstethoskope* auch als *binaurale Stethoskope* bezeichnet werden. Die Schalleitung erfolgt hier ausschließlich durch die

Luft im Lumen des Schlauches, die Metallkapsel kann daher während des Abhorchens festgehalten werden. Das Holzstethoskop und das Schlauchstethoskop lassen dieselben Geräusche mit etwas *verschiedener* Klangfarbe hören, das Holzstethoskop mit etwas hellerer, das Schlauchstethoskop mit etwas dunklerer Färbung, weil die Schwingungen mit höherer Frequenz durch die weiche Wand des Gummischlauches gedämpft werden.

Die **Schallerscheinungen über der Lunge** beim Atmen sind verschieden, je nachdem, ob man über dem eigentlichen Lungengewebe abhorcht (*vesikuläres Atmen*) oder über der Trachea bzw. den großen Bronchien (*bronchiales Atmen*). Das *vesikuläre* Atmen ist über der ganzen Lunge, für den Anfänger am besten am Rücken über den Unterlappen, zu hören; es ist ein weiches, schlürfendes Geräusch, Ein- und Ausatmung sind zwar unterscheidbar, die erstere hört man aber viel länger und lauter, die letztere ist nur zart angedeutet. Das *bronchiale* Atmen hört man beim Gesunden am besten über der Trachea, über dem Manubrium sterni oder der Vertebra prominens; es hat einen scharfen, mehr hauchenden Charakter. Im Gegensatz zum vesikulären Atmen ist beim bronchialen Atmen auch das Exspirium *sehr deutlich* zu hören.

Die Atmungsgeräusche kommen durch Reibung der Luft an den Wänden der Bronchien und Alveolen zustande. Die deutlicher ausgeprägte Inspiration beim vesikulären Atmen ergibt sich dadurch, daß die Alveolen durch die angesaugte Luft plötzlich, explosionsartig, geöffnet werden, während bei der Exspiration die Luft nur langsam und daher nur wenig hörbar ausströmt. Man kann den Klang des vesikulären Atmens ungefähr nachahmen, wenn man die oberen Schneidezähne wie beim „F" auf die Unterlippe setzt und leicht einatmet. Ein dem Bronchialatmen ähnliches Geräusch entsteht, wenn man bei der einem „Ch" entsprechenden Artikulationsstellung aus- *und* einatmet.

Beobachtung der Lungengeräusche:

1. Auskultieren einer stehenden gesunden Versuchsperson mit entblößtem Oberkörper mit Hilfe eines gewöhnlichen (am besten binauralen) oder eines elektrischen Stethoskopes (größte Ruhe im Untersuchungsraum erforderlich):

   a) über der Trachea (besonders *scharfes bronchiales* Atmen, Ch-Charakter, In- und Exspirium deutlich zu hören);

b) über dem Manubrium sterni oder der Vertebra prominens (normales *bronchiales* Atmen wie oben);

c) am Rücken über dem rechten Unterlappen (weiches, schlürfendes *vesikuläres* Atmen, F-Charakter, Inspirium sehr deutlich, Exspirium nur angedeutet zu hören).

2. Auskultation einiger pathologischer Atmungsgeräusche wie Giemen, Pfeifen, Rasseln und dergl.

Die Vorführung einiger pathologischer Geräusche nach der Auskultation der gesunden Lunge ist deshalb empfehlenswert, weil dann der Anfänger die Bedeutung des Erkennens normaler Befunde und die Unterschiede leichter begreift. Am einfachsten ist die Vorführung geeigneter Schallplattenaufnahmen über die elektrischen Stethoskope, wobei man die Lautstärke zunächst größer als natürlich einstellt und sie dann allmählich auf die Stärke des Auskultationsbefundes mit dem gewöhnlichen Stethoskop verringert.

Die **Herztöne** entstehen zum Teil durch die plötzliche Anspannung des Herzmuskels bei der Kontraktion *(Muskelton)*, zum Teil durch den plötzlichen Schluß der Klappen *(Klappenton)*. Zum Muskelton *(erster Herzton)* kommt ein Ton vom Schließen der atrio-venösen Klappen hinzu; der Ton beim Schließen der arteriellen Klappen *(zweiter Herzton)* folgt etwas später, so daß zwei unmittelbar aufeinanderfolgende Schallerscheinungen, eben der erste und der zweite Herzton, gehört werden. Der erste Ton ist dumpf, tief und langgezogen und wird auch als *systolischer Herzton* bezeichnet, der zweite ist schärfer, höher und kürzer und heißt *diastolischer Ton*. Die „Herztöne" sind übrigens nicht etwa „Töne" im musikalischen Sinne, sondern machen mehr den Eindruck eines Geräusches. Da man jedoch unter Herzgeräuschen „blasende, gießende, brummende" Schallerscheinungen usw. versteht, die meistens bei Erkrankungen zu den physiologischen Schallerscheinungen hinzukommen oder diese ersetzen, so trennt man die letzteren als eigentliche Herztöne ab. Die Schallerscheinungen über dem gesunden Herzen bestehen demnach aus einer rhythmischen Aufeinanderfolge des systolischen Tones, des diastolischen Tones und einer Pause, wobei jeder Herzton Schallkomponenten vom linken und vom rechten Herzen enthält. Da der erste und zweite Ton an *verschiedenen* Stellen im Herzen entstehen, so wird an einem bestimmten Abhorchpunkt derjenige Ton *lauter* erscheinen, dessen Entstehungsort dem Ohre näher liegt. Man hört daher stets einen der beiden Herztöne lauter, *betont*.

Die für die einzelnen Klappen zweckmäßigen **Abhorchstellen** sind in Abb. 35 eingetragen und durch kleine volle Kreise hervorgehoben. Man horcht die Mitralis an der Herzspitze ab (Punkt *SS*), wohin der Schall durch die Blutmasse des linken Ventrikels besonders gut geleitet wird, die Tricuspidalis am Ansatz der fünften Rippe am rechten Sternalrand (Punkt *T*), Aorta und Pulmonalis im zweiten Interkostalraum unmittelbar neben dem Sternum; infolge der Kreuzung der großen Gefäße wird die Aorta rechts vom Sternum (Punkt *A*), die Pulmonalis links vom Sternum (Punkt *P*) abgehorcht. Auch am Ansatz des dritten Rippenknorpels am linken Sternalrand kann die Aorta gehört werden (ERBscher Punkt). An den verschiedenen Abhorchstellen ist die Betonung verschieden. An der Mitralis und Tricuspidalis ist der *erste* Ton betont, man hört etwa eine Schallerscheinung wie lúp—tp; über der Aorta und Pulmonalis liegt die Betonung auf dem *zweiten* Ton, man hört dementsprechend etwa lup — tṕ.

Die normalen Herztöne sind meist nicht sehr laut und liegen fast an der Grenze der Hörbarkeit; es ist deshalb unbedingte Stille im Untersuchungsraum notwendig. Der Anfänger hört die Herztöne am leichtesten mit dem binauralen Stethoskop. Noch leichter ist das Abhorchen der Herztöne und auch der Schallerscheinungen über der Lunge mit Hilfe eines *Körperschallmikrophones*, Verstärkers und binauraler elektrischer Stethoskope. Es ergibt sich dabei die Möglichkeit, die Schallerscheinungen zunächst so zu verstärken, daß sie auch dem Anfänger deutlich werden; sie können dann anschließend wieder auf normale Lautstärke abgeschwächt werden, ohne daß sie jetzt dem nunmehr Erfahrenen unbemerkt bleiben. Manche Elektrokardiographen, wie z. B. der „*Elektroaudiograph*" (vgl. S. 106) sind auch als ärztliches Auskultationsgerät mit Verstärkung eingerichtet und können daher zweckmäßig für den Unterricht herangezogen werden.

Beobachtung der Herztöne und Herzgeräusche:

1. Abhorchen einer ruhig sitzenden oder stehenden gesunden Versuchsperson mit entblößtem Oberkörper mit Hilfe eines gewöhnlichen (am besten binauralen) oder eines elektrischen Stethoskopes (größte Ruhe im Untersuchungsraum erforderlich):

   a) an der Herzspitze, d. i. im Bereich des Spitzenstoßes (S. 93) bzw. am Ansatz der 5. rechten Rippe am

Sternum (*Mitralis* bzw. *Trikuspidalis*); Schallbild:
lúp — tp, lúp — tp, lúp — tp . . .

b) im 2. Interkostalraum dicht neben dem Sternum rechts
   bzw. links (*Aorta* bzw. *Pulmonalis*); Schallbild: lup —
   tṕ, lup — tṕ, lup — tṕ . . . .

In beiden Fällen achte man auch auf die Schallqualität des
systolischen und des diastolischen Herztones (ersterer ist
dumpf, tief und *langgezogen,* letzterer *schärfer, höher* und
kürzer).

2. Nochmaliges Abhorchen der Aorta, Achten auf Frequenz
   und Stärke des 2. Herztones; Ausführenlassen von 10 tiefen
   Kniebeugen durch die Versuchsperson und Auskultation
   an der gleichen Stelle: Beschleunigung der Herzfrequenz,
   häufig auch schärfere Betonung des 2. Herztones.

3. Auskultation der Aorta bei mittlerer Atmungslage sowie
   während des Atemstillstandes beim MÜLLERschen Versuch
   (S. 100); häufig Beschleunigung der Herzfrequenz.

4. Auskultation der Aorta bei mittlerer Atmungslage sowie
   während des Atemstillstandes beim VALSALVAschen Versuch (S. 100); häufig Verlangsamung der Herztätigkeit.

5. Abhorchen einiger pathologischer Herzgeräusche, z. B.
   Spaltung des 2. Tones (Mitralstenose), *systolisches Geräusch* (Mitralinsuffizienz), *diastolisches Geräusch* (Aor-
   teninsuffizienz), *Überlappung beider Töne durch ein Geräusch* (Septumdefekt) sowie *Gefäßgeräusche* (Aneurysma)
   und dergl.

So wie bei der Auskultation der Lunge schon erwähnt,
sind ein paar solcher Beispiele für den Anfänger besonders
aufschlußreich hinsichtlich der Erkennung und des Verstehens
der normalen Schallerscheinungen; auch hier werden am
besten geeignete Schallplattenaufnahmen über die elektrischen
Stethoskope, zuerst etwas lauter, dann abgeschwächt vorge-
führt.

30. Demonstration der Lungen und des Herzens bei Röntgen-
durchleuchtung.

Die kurzwelligen Röntgenstrahlen haben die Fähigkeit, die
Gewebe unseres Körpers je nach ihrer Dichte verschieden
stark zu durchdringen. Da die Röntgenstrahlen für unser
Auge unsichtbar sind, müssen sie mit einem Fluoreszenzschirm (z. B. aus Bariumplatinzyanür, grün fluoreszierend,

oder Kalziumwolframat, blau fluoreszierend) in sichtbares Licht verwandelt werden. Die Versuchsperson bzw. der Kranke wird zwischen die Röntgenröhre und den Fluoreszenzschirm gestellt und der Schirm möglichst dicht dem Brustkorb angelegt. Kompakte Organe, wie Knochen, Herz oder Leber, erscheinen als dunkle Schatten, die Lunge als heller, ausgesparter Raum (normales Durchleuchtungsbild in Abb. 36). In der Mitte liegt die Schattenmasse *H* des Herzens und der großen Gefäße, in die hinein der Schatten des Brustbeines und der Wirbelsäule fällt. Zu beiden Seiten des Herzens erscheinen die beiden hellen Lungenfelder *Lu*, in denen schräg verlaufend die Rippen sichtbar sind. Die Lungenfelder werden unten durch eine nach oben konvex verlaufende Schattenmasse *Le*, die der Leber und dem Magen angehört, begrenzt. Die Grenzlinie zwischen Lungenfeldern und Leberschatten entspricht dem Zwerchfell *Z*. Ihm sitzt der Schatten des Herzens *H* auf. Die rechte Grenze des Herzschattens wird durch den rechten Vorhof (*r. V.*)

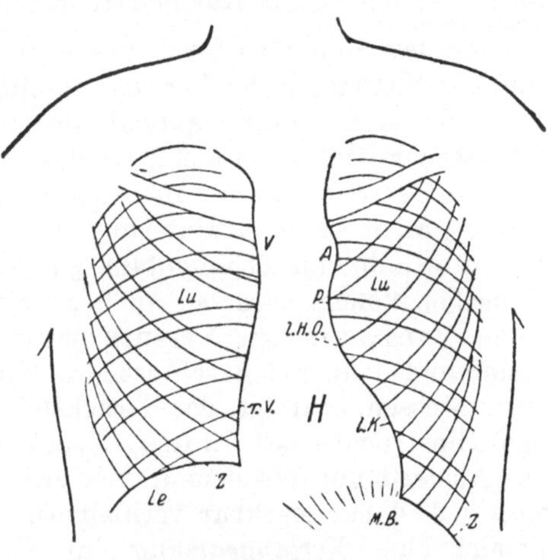

Abb. 36. Schematische Darstellung des Röntgenbildes bei Durchleuchtung des Brustkorbes. *H* Herzschatten; *Le* Leberschatten; *Lu* Lungenfelder, *M.B* Magenblase; *Z* Zwerchfell. Grenzen des Herzschattens: *A* Aorta, *P* Pulmonalis; *l.H.O.* linkes Herzohr; *l.K.* linke Kammer; *r.V.* rechter Vorhof; *V* Vena cava sup.

und zum Teil durch die Vena cava sup. (*V*) gebildet, die linke oben durch den Aortenbogen *A*, die Pulmonalis *P*, in der Mitte durch das linke Herzrohr (*l. H. O.*) und gegen die Herzspitze zu durch die linke Kammer (*l. K.*). Unterhalb der Herzspitze erscheint im Leberschatten oft eine rundliche oder ovale helle Stelle, die mit Luft gefüllte „Magenblase" (*M B*).

Die **Beobachtung der Lunge** zeigt zunächst die bei mittlerer Atmung nur geringen respiratorischen Verschiebungen des Zwerchfelles. Bei *maximaler* Ein- bzw. Ausatmung läßt sich unmittelbar die respiratorische Verschieblichkeit (S. 92) ersehen und messen. Das Ergebnis der Perkussion kann so objektiv nachgeprüft werden. Bei der maximalen Inspiration wird das Lungengewebe infolge seiner Dehnung und auch des größeren Luftgehaltes für die Strahlen durchlässiger, die Lungenfelder werden daher *heller* und *klarer*, die Rippenschatten treten deutlicher hervor; bei maximaler Exspiration werden die Lungenfelder *grau* und die Rippenschatten verschwommen. Auch die Bewegung der Rippen während der Atmung ist zu sehen.

Am Herzen soll zunächst die Gestalt des Herzschattens betrachtet werden und die *Pulsation*, die sich besonders deutlich im Gebiet der linken Kammer (*l. K.*) und der Herzspitze zeigt.

Vor dem Röntgenschirm lassen sich auch der MÜLLERsche und der VALSALVAsche *Versuch* ausführen. Beim MÜLLERschen **Versuch** wird zuerst maximal ausgeatmet und dann bei geschlossener Glottis versucht, so stark wie möglich einzuatmen. Infolge des Saugzuges füllt sich das rechte Herz besonders stark, was zu einer Erweiterung und Vergrößerung des Organes führt, die im Schattenbild gut zu sehen ist. Bei vielen Menschen kommt es dabei auch zu einer *Pulsbeschleunigung*. Beim VALSALVAschen **Versuch** wird zuerst maximal eingeatmet und dann bei geschlossener Glottis versucht, die Luft auszupressen. Infolge der Drucksteigerung im Thorax wird das Einströmen des Blutes in das rechte Herz erschwert, die Austreibung aus dem linken erleichtert; der Herzschatten muß sich daher merkbar verkleinern. Bei manchen Menschen kommt eine *Verlangsamung* der Herztätigkeit hinzu. Die Ausführung des VALSALVAschen Versuches (*Preßdruckprobe*) in Verbindung mit Blutdruckmessungen ist auch für den Sportarzt ein wichtiges Untersuchungsverfahren zur Erkennung minder leistungsfähiger Herzen.

31. Beobachtung der Aktionsströme des schlagenden Froschherzens.

Erforderlich: Frosch, Präparierbesteck, Faden, Froschtuch, Glasplatte, Froschringer, Schälchen, Pinsel, Kapillarelektrometer, unpolarisierbare Elektroden, Ringer-Tonkugel, gesättigte Zinksulfatlösung, Pipette, Leitungsdrähte.

Zur Untersuchung aller bioelektrischen Ströme sind *hochempfindliche*, für die rasch ablaufenden Aktionsströme ferner auch *schnell reagierende* Instrumente nötig, z. B. ein **Kapillarelektrometer,** wie es in einer gebräuchlichen Ausführung durch Abb. 37 schematisch dargestellt wird. Wenn auch das

Kapillarelektrometer kein hochwertiges, weil nicht verzerrungsfreies Anzeigeinstrument darstellt, so bietet es dafür den Vorteil des höchst einfachen Baues, einfachster Bedienung und einer gewissen Unverwüstlichkeit; es ist daher vor allem für das Praktikum geeignet, um die bioelektrischen Elementarerscheinungen kennen zu lernen. Das Kapillarelektrometer (Abb. 37) besteht aus den Glasröhren R_1 und R_2, die oben bogenförmig ineinander übergehen und unten durch die Kapillare Ka miteinander in Verbindung stehen. Die obere Verbindung ist nur für die Füllung der Röhren wichtig, für den Gebrauch des Apparates aber bedeutungslos. Im Rohr R_1 befindet sich Schwefelsäure (S), im Rohr R_2 Quecksilber (Q). Beide Flüssigkeiten stoßen in der Kapillare zusammen, wobei die Höhe der Quecksilbersäule durch die Ausbildung eines Gleichgewichtszustandes zwischen der Oberflächenspannung des Meniskus M in der Kapillare und dem Gewicht des Quecksilbers Q im Rohr R_2 bedingt ist. Der der Schwefelsäure durch die Klemme K_1 unter Vermittlung des Quecksilbertropfens QT, bzw. dem Quecksilber Q durch die Klemme K_2 zugeleitete Strom verändert infolge elektrolytischer Polarisation die Oberflächenspannung des Quecksilbermeniskus, wodurch sich plötzlich ein neuerlicher Gleichgewichtszustand unter *Verschiebung der Quecksilbersäule* ausbildet. Erhöhung der Oberflächenspannung führt zu einer Abwärtsverschiebung des Meniskus,

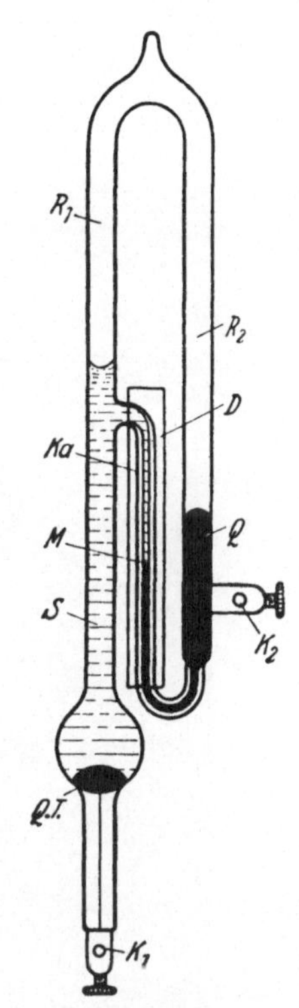

Abb. 37. Schematische Darstellung des Kapillarelektrometers (Dauerkapillare).
D Deckglas; K_1 K_2 Anschlußklemmen; Ka Kapillare; M Meniskus; Q Quecksilber; QT Quecksilbertropfen; R_1, R_2 Glasröhren; S Schwefelsäure.

Sinken der Oberflächenspannung zu dessen Steigen. *Der Meniskus verschiebt sich in der Richtung des Stromes.* Das Kapillarelektrometer ist infolge seines hohen Widerstandes ein Spannungsmesser. Damit die Polarisation wieder verschwindet, der Meniskus in die Ausgangsstellung wieder zurückkehrt, muß das Instument nach jeder Messung *kurzgeschlossen* werden.

Die kleinen Verschiebungen des Meniskus werden durch mikroskopische Beobachtung festgestellt. Zur Verbesserung des mikroskopischen Bildes wird auf die Kapillare ein Deckglas mit Kanadabalsam oder dergl. aufgeklebt (D in Abb. 37).

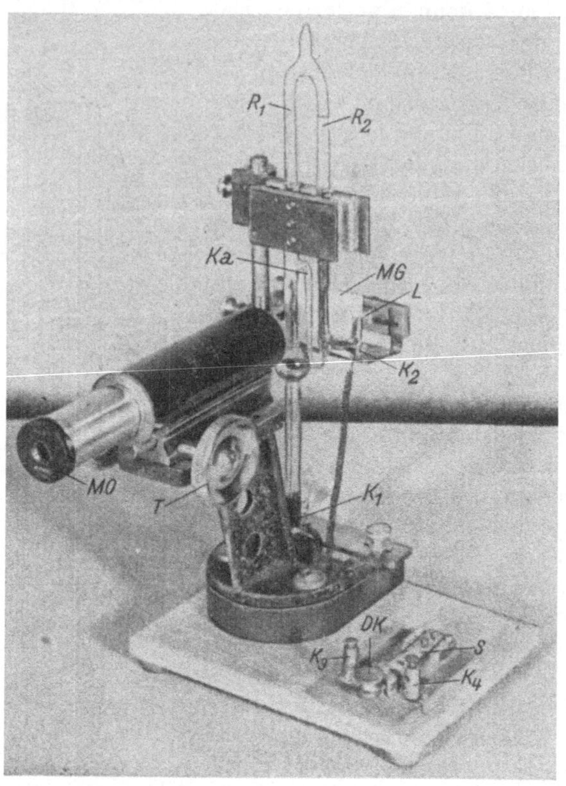

Abb. 38. Aufstellung des Kapillarelektrometers.

DK Druckknopf des Kurzschlußschalters; K_1, K_2 Anschlußklemmen des Instrumentes; K_3, K_4 Anschlußklemmen für die unpolarisierbaren Elektroden; Ka Kapillare; L Niedervolt-Beleuchtungslampe; MG Emailglasscheibe; MO Messokular; R_1, R_2 Glasröhren des Kapillarelektrometers; S Kurzschlußschalter; T Trieb des Mikroskopes.

Abb. 38 zeigt die beobachtungsbereite **Aufstellung des Kapillarelektrometers.** Die Scharfeinstellung des Meniskus erfolgt wie sonst beim Mikroskop durch einen Trieb T. Um den Ausschlag des Meniskus genau ablesen zu können, ist das Mikroskop mit einem Messokular MO versehen, das im Inneren eine Meßeinteilung trägt. Vor der Scharfeinstellung des Meniskus ist das Messokular *MO* aus dem Mikroskop zu nehmen, an das Auge zu halten und gleichzeitig gegen ein Fenster zu richten; dann dreht man an der Fassung der Augenlinse so lange im Sinn des Uhrzeigers oder entgegen diesem, bis die Teilung scharf erscheint. Dann wird das Okular in das Mikroskop zurückgebracht und so gedreht, daß der Maßstab lotrecht und die Zahlen seitenrichtig stehen; wird jetzt das Mikroskop auf den Meniskus eingestellt, so erscheinen Teilung *und* Meniskus *gleichzeitig scharf*, so daß der Ausschlag des Instruments leicht abgelesen und in Teilstrichen angegeben werden kann. Durch einen auf dem Grundbrett befestigten Schalter *S* ist das Instrument *dauernd kurzgeschlossen.* Der nachzuweisende Strom wird zu den Klemmen K_3 und K_4 geleitet und der Druckknopf *DK* für die Dauer der Beobachtung gedrückt, wodurch der Kurzschluß unterbrochen und eine unmittelbare Verbindung von K_3 und K_4 mit den Klemmen K_1 und K_2 am Instrument selbst hergestellt wird. Zur Beleuchtung genügt gewöhnlich das diffuse Tageslicht; das Instrument ist am besten auf einem Fenstertisch aufzustellen. Zur *künstlichen* Beleuchtung ist am Instrument ein kleines Niedervoltlämpchen *L* mit einer vorgeschalteten Emailglasscheibe *MG* befestigt. Um das Lämpchen in Betrieb zu setzen, wird ein Anschluß an einen Akkumulator oder eine Niedervoltleitung vorgenommen, wobei im letzten Fall ein Widerstand S. 238 und Abb 93) einzuschalten ist. Vor der Zuleitung des bioelektrischen Stromes muß man sich überzeugen, daß das mikroskopische Bild der Abb. 39 entspricht, d. h. es müssen die Kapillare *Ka* und die Quecksilbersäule *Q* mit ihrem Meniskus *M* im Gesichtsfeld zu sehen sein, anderenfalls ist das Kapillarelektrometer entsprechend zu verschieben. Da das mikroskopische Bild *verkehrt* ist, erscheint das Quecksilber *oben;* in Abb. 39 ist die Teilung des Meßokkulares nicht dargestellt.

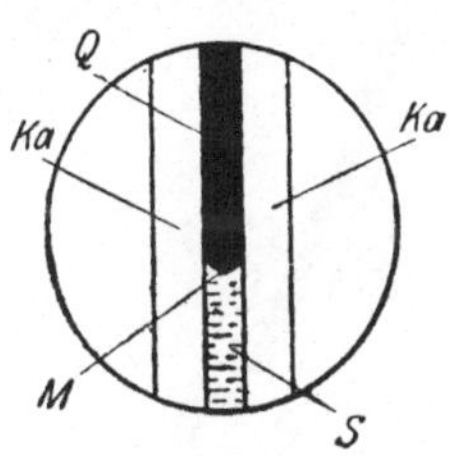

Abb. 39. Schematische Darstellung des Gesichtsfeldes im Mikroskop des Kapillarelektrometers.
Ka Wand der Kapillare; *M* Meniskus; *Q* Quecksilbersäule; *S* Schwefelsäure.

Ableitung und Beobachtung der Aktionsströme beim Froschherzen:

1. Aufstellung des Kapillarelektrometers, gegebenenfalls Einschaltung des Beleuchtungslämpchens, Einstellen der Kapil-

lare bzw. des Quecksilbermeniskus im Mikroskop, Scharfeinstellen des Messokulares auf die Teilung, lotrechte und
seitenrichtige Anordnung der Teilung durch Drehen des
Okulares.

2. Anfertigung von 2 gleichartigen Tonstiefelelektroden nach
S. 79 mit Ringer-Tonpfröpfen und $ZnSO_4/Zn$, jedoch
ohne Wollfaden; Tonpfröpfe nach Abb. 40 stiefelförmig
krümmen und durch Drehen der Röhrchen im Elektroden-
halter gegeneinander — jedoch ohne Spitzenberührung —
richten; Zn-Stäbe über biegsame Drähte an die Eingangs-
klemmen des Kapillarelektrometers anschalten.

3. Großen Frosch dekapitieren und Rückenmark ausbohren
(S. 59), Herz freilegen, Frenulum anbinden; Herz *mit Sinus*
(Schonung der Leber)
ausschneiden und wie
in Abb. 40 als Brücke
über den Tonstiefel le-
gen (Herzspitze auf
die eine Elektrode,
Herzbasis mit Vorhof
auf die andere).

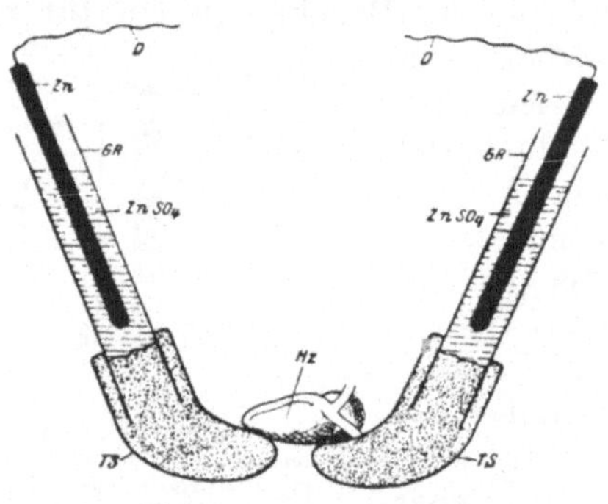

Abb. 40. Unpolarisierbare Tonstiefelelektroden
zur Ableitung der Herzaktionsströme.
D weiche, biegsame Zuleitungsdrähte; *GR* Glasrohr der unpolarisierbaren Elektroden; *Hz*
Froschherz; *TS* Tonstiefel; *Zn* Zinkstab; *ZnSO₄*
gesättigte Zinksulfatlösung.

4. Während der mikro-
skopischen Beobach-
tung auf den Druck-
knopf am Instrument
zur Lösung des Kurz-
schlusses drücken:
ruckweise Verschie-
bungen des Meniskus
im Rhythmus der Herz-
tätigkeit; in den Ausschlägen dieses Aktionsstromes sind
deutlich mehrere Impulse, mindestens zwei (ein kleinerer
vom *Vorhof* und ein größerer von der *Kammer*) zu unterscheiden.

32. Aufzeichnung des Elektrokardiogrammes und der Herz-
töne beim Menschen.

Erforderlich: Ruhebett (am zweckmäßigsten der „Siesta-Medizinal-
Stuhl"), Elektroaudiograph, Elektrodenbinden, Stanniol- oder Blei-
elektroden, 10% ige Kochsalzlösung, Körperschallmikrophon, binaura-
les elektrisches Stethoskop, Zirkel, Maßstab.

Die elektrischen Begleiterscheinungen der Herztätigkeit
sind nicht bloß vom ausgeschnittenen Organ, sondern auch

vom unversehrten Organismus, beim Menschen z. B. von den Extremitäten ableitbar. Die gewöhnlich auf dem Wege optisch-photographischer Aufzeichnung erhaltene Kurve wird **Elektrokardiogramm** *(Ekg)* genannt; im *Ekg* sind mehrere Zacken zu unterscheiden, die nach EINTHOVEN mit den Buchstaben *P* bis *T* bezeichnet werden (Abb. 43, oberste Zeile). *P* entspricht der *Vorhof*kontraktion, von *Q* bis *T* reicht der Kammerkomplex. Die Strecke von Anfang *P* bis Anfang *Q* entspricht der Überleitung der Erregung vom Sinusknoten bis zur Kammer und wird *Überleitungszeit* genannt. Gebräuchlich sind drei Ableitungen des *Ekg*, die mit *I, II* und *III* bezeichnet werden und deren Elektrodenanordnung aus Abb. 41 hervorgeht. Grundsätzlich zeigt das *Ekg* in allen drei Ableitungen dieselbe Form, es sind jedoch die einzelnen Zacken verschieden groß oder verschieden gerichtet.

Zur **Ableitung des Ekg** werden feuchte Bindenelektroden verwendet, d. s. mit Kochsalzlösung getränkte Streifen, die um die Extremitäten gewickelt werden und in die man biegsame Stanniol- oder Bleibleche *während des Wickelns* einschiebt; an die Bleche ist das Anzeigeinstrument anzuschließen. Um die Amplituden der stets mitabgeleiteten Muskelaktionsströme, welche die sog. *Verzitterung* der Kurven bedingen (vgl. Abb. 43 oberste und unterste Zeile), möglichst

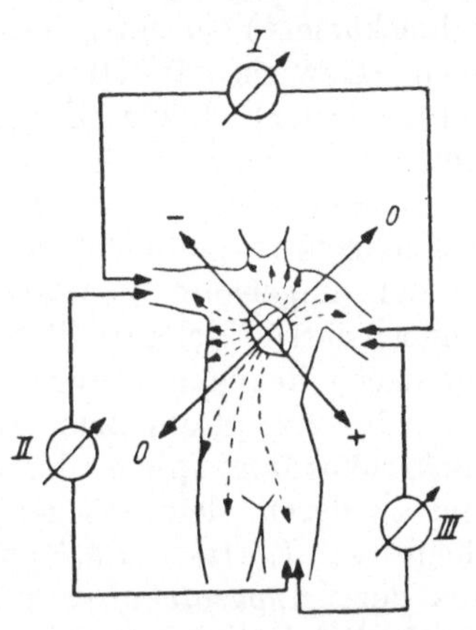

Abb. 41. Schema der drei gebräuchlichen Ableitungen des *Ekg* von den Extremitäten des Menschen.
I. Linker Arm — rechter Arm;
II. Rechter Arm — linkes Bein;
III. Linker Arm — linkes Bein.
(Aus H. Rein, Physiologie des Menschen, 5./6. Aufl.)

klein zu halten, wählt man zur Ableitung solche Extremitätenstellen, unter denen sich wenig Muskulatur befindet; bei der Ableitung *II* und *III* wird deshalb die eine der Metallfolien über der medialen Tibiafläche angebracht. Außerdem wird die Versuchsperson auf ein Ruhebett gelegt und muß während der *Ekg*-Aufnahme ihre Muskeln so weit als möglich entspannen; besonders bewährt hat sich für solche Zwecke der „Siesta-Medizinal-Stuhl", der in beliebige Stellungen gebracht werden kann und die günstigsten Be-

dingungen für eine allgemeine Muskelentspannung bietet. Die
bei normaler Hautbeschaffenheit von den Extremitäten abgegriffene Spannung für das *Ekg* liegt um 1 mV; beim Myxödem
(hoher Hautwiderstand) werden noch viel kleinere Spannungen
geliefert („*Niedervoltage*"). Zur Aufzeichnung des *Ekg* sind
daher besonders empfindliche, der schnellen Schwankungen
wegen auch Instrumente hoher Einstellgeschwindigkeit erforderlich; zur erstmaligen Registrierung des *Ekg* wurde das
Kapillarelektrometer verwendet, sehr bald aber durch das
Saitengalvanometer verdrängt. Heute benützt man *Verstärker-
Elektrokardiographen*, welche eine Reihe von Vorteilen bieten,
u. a.: Vereinigung des Anzeige- und Registriergerätes (Aufnahmekamera) zu einem einheitlichen, leicht tragbaren Instrument (Gewicht 20—30 kg gegen 100—200 kg beim Saitengalvanometer); hoher Eingangswiderstand, daher auch keine
Entstellung der Kurven durch Stromentnahme aus dem Körper;
Verwendbarkeit wenig empfindlicher, dafür aber praktisch
trägheitslos reagierender, genügend gedämpfter Oszillographen,
da der eingebaute Verstärker deren geringe Empfindlichkeit
'kompensiert; Unempfindlichkeit gegen Überbelastung und mechanische Beanspruchung.

Abb. 42 zeigt als Beispiel die Schaltplatte eines **Verstärker-
Elektrokardiographen**, der auch zur Aufnahme der Herztöne
und zu deren gleichzeitiger Niederschrift mit dem *Ekg* eingerichtet ist („*Elektroaudiograph*"). Ein solches Gerät besteht
aus dem *Apparatekoffer* und einem *Batteriekoffer*, die beide
durch das *Batteriekabel* miteinander verbunden werden. Zum
Anschluß der Patientenelektroden dient das *Patientenkabel*,
das sich in drei Einzelleitungen mit den Bezeichnungen *L. H.*,
R. H. und *L. B.* (linke Hand, rechte Hand, linkes Bein) auflöst.
Die beiden Kabel werden an den Apparatekoffer seitlich mit
Vielfachsteckern angeschlossen. Die Frontplatte (Abb. 42) zeigt
ein Voltmeter 1 und die beiden Tasten 2 und 3 zur Kontrolle
der Batteriespannungen (Heiz- und Anodenbatterie), den Ein-
knopfschalter 4 zur Inbetriebsetzung des Gerätes und Wahl
der Ableitung sowie den Regelknopf 5 für die Verstärkung,
die so eingestellt wird, daß entsprechend große Ausschläge
eines Kontroll-Lichtpunktes im Beobachtungsfenster 6 erscheinen. Befindet sich der Kontroll-Lichtpunkt bei Ruhelage nicht
in der Fenster*mitte*, so kann er durch den Stellknopf 7 des
Oszillographen dorthin gebracht werden. Zur Aufnahme der
Kurven dient die mit einem Querspalt versehene Kamera 8, auf
die über den Spiegel des Oszillographen der Lichtspalt einer

eingebauten Beleuchtungseinrichtung geworfen wird; ein im Apparat enthaltenes Federwerk setzt sich beim Einklinken des Schaltknebels 9 in Gang und zieht das lichtempfindliche Papier hinter dem Kameraspalt vorbei. Gleichzeitig wird eine schwingende Feder eingeschaltet, welche eine zweite, den ganzen Kameraspalt beleuchtende Lichtquelle rhythmisch freigibt; auf diese Weise wird eine Zeitschreibung in Form von Ordinaten-

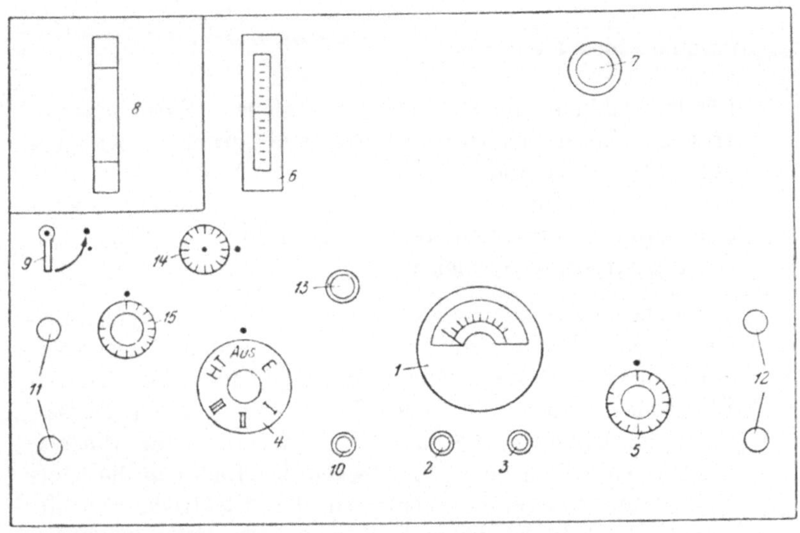

Abb. 42. Schaltplatte des Elektroaudiographen, von oben gesehen.
1 Voltmeter; *2, 3* Schalttasten zur Messung der Batteriespannungen; *4* Einknopf-schalter zur Inbetriebsetzung und Ableitungswahl; *5* Regelknopf für die Verstärkung, *6* Beobachtungsfenster für den Kontroll-Lichtpunkt; *7* Regelknopf für die Nullage des Lichtpunktes; *8* Aufnahmekamera; *9* Knebel zur Einschaltung des Laufwerkes; *10* Eichtaste; *11* Anschlüsse für ein Körperschallmikrophon (oben für unverzerrte, unten für gehörähnliche Aufzeichnung); *12* Anschlüsse für die binauralen elektrischen Stethoskope; *13* Kontroll-Lampe; *14* Zähluhr für den Vorrat an unbelichtetem Registrierpapier; *15* Regelknopf für das Körperschallmikrophon bei Aufnahme von Summenkurven (*Ekg + Herzton*).

strichen geliefert, deren Abstand wie in Abb. 43 genau $^1/_{20}$ sec entspricht. Zur Beurteilung der Ausschlagsgröße ist es erforderlich, während der *Ekg*-Aufnahme eine kleine Spannung bekannter Größe in den Stromkreis zu bringen (*Eichung*); durch Druck auf die Eichtaste 10 verschiebt sich die Ruhelinie um 1 mV, so daß aus diesem Ausschlag die Spannung für die einzelnen *Ekg*-Zacken berechnet werden kann. Zur Aufzeichnung von Herz- und Lungengeräuschen sind bei 11 schließlich Anschlüsse für ein Körperschallmikrophon vorgesehen; soll während der Aufnahme gleichzeitig abgehorcht oder das Gerät überhaupt nur zum Zweck der Auskultation benützt werden, so lassen sich binaurale elektrische Stethoskope bei 12 anschließen. Die erfolgte Einschaltung des Gerätes zeigt das Aufleuchten der Lampe 13 an; die Länge des noch im Apparat befindlichen Registrierpapieres kann an der Zähluhr 14 abgelesen werden.

Aufnahme eines Ekg:

1. Elektrodenbinden in NaCl-Lösung einlegen; Elektrokardiographen einschalten (beim „Elektroaudiographen" Knopf 4 auf „*E*" = Eichung stellen), damit sich der Verstärker während der übrigen Vorbereitungen auf Konstanz erwärmen kann („Einbrenndauer" einige Minuten); Federwerk der Registrierung aufziehen.

2. Versuchsperson auf Ruhebett lagern, Unterarme und linken Unterschenkel mit den leicht ausgedrückten Elektrodenbinden Lage auf Lage umwickeln, nach etwa zwei Touren Elektroden einlegen (an den Unterarmen auf der Dorsalseite, am Unterschenkel über der Tibia), weiter wickeln, Binden schließlich durch Einstecken des Endes in die letzte Wickeltour fixieren; Anschließen der Elektroden an die entsprechend bezeichneten Leitungen des Patientenkabels.

3. Prüfung der Ruhelage des Lichtpunktes im Beobachtungsfenster, Zuwarten falls er noch langsame Pendelbewegungen ausführt, ihn gegebenenfalls in die Fenster*mitte* bringen (Knopf 7).

4. Empfindlichkeit des Verstärkers (mit Knopf 5) so einstellen, daß beim Druck der Eichtaste (10) der Lichtpunkt im Beobachtungsfenster bei 1 mV einen Ausschlag von etwa 10 mm ausführt.

5. Hauptschalter bzw. Wahlschalter (4) auf Ableitung „I" stellen; *Ekg*-Ausschläge werden im Beobachtungsfenster sichtbar, deren Amplituden (mit Knopf 5) allenfalls vergrößern oder verkleinern; Versuchsperson zu größter Ruhe auffordern, Atem anhalten lassen, Registrierung (mit Kne-

bel 9) laufen lassen, am Beginn einmal die Eichtaste (10) schnell für etwa ½ sec drücken; nach 5 bis 10 sec Registrierung arretieren (Knebel 9 in die Ausgangsstellung); Aufnahmebeispiel Abb. 43 oben.

6. Ableitung „II" einschalten, Aufnahme des *Ekg* und Eichung (wie oben) bei größter Ruhe der Versuchsperson.

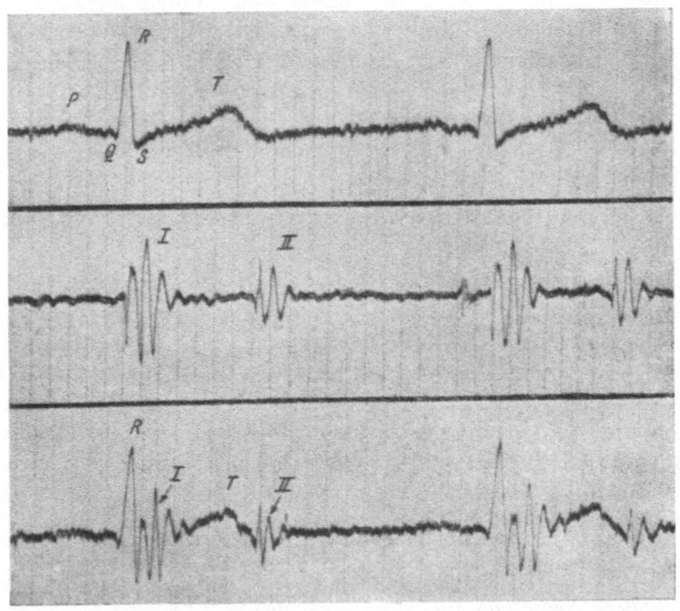

Abb. 43. Aufnahmen mit dem Elektroaudiographen.

Oben: Elektrokardiogramm in Ableitung II (*P* Vorhofszacke, *Q* bis *T* Kammerkomplex). *Mitte:* Herztöne (I erster, II zweiter Ton). *Unten:* Summenkurve von Elektrokardiogramm und Herztönen.

In allen Kurvenstücken geben die Ordinaten einen Zeitabstand von ¹/₂₀ sec an.

7. Ableitung „III" (wie oben) aufnehmen.

8. Aufnahme des *Ekg* in Ableitung „II" (wie oben) während vollkommener Ruhe der Versuchsperson und Atemstillstand nach *maximaler* Ausatmung sowie — nach einer kurzen Pause — nach *maximaler Einatmung*.

Aufzeichnung von Herztönen:

1. „Elektroaudiographen" einschalten (Knopf 4 auf „*E*"); Körperschallmikrophon (bei 11 unten)[1]) und elektrisches Stethoskop (bei 12) anschließen; nach Beruhigung des Verstärkers (*ruhiger* Lichtpunkt im Beobachtungsfenster) Mikrophon auf Auskultationsstelle (z. B. Aorta) aufsetzen, Haupt- bzw. Wahlschalter (4) auf *HT* stellen und mit elektrischem Stethoskop nach Einstellen passender Lautstärke (Regelknopf 5) Auskultationsbefund kontrollieren.
2. Amplituden des Lichtpunktes im Beobachtungsfenster allenfalls vergrößern oder verkleinern (Regelknopf 5), Versuchsperson zur größten Körperruhe und Atemanhalten auffordern, Mikrophon ruhig halten, Registrierung einschalten (Knebel 9), Aufnahme für die Dauer von 5 bis 10 sec (Beispiel Abb. 43 Mitte).
3. Aufnahme mit anderer Auskultationsstelle (z. B. Trikuspidalis) wiederholen.

Der Elektroaudiograph bietet auch die Möglichkeit, eine **Summenkurve von Ekg und Herztönen** zu schreiben, d. h. beides in einer einzigen Kurve darzustellen (vgl. Abb. 43, unterste Zeile). Aus einer solchen Summenkurve kann die *zeitliche Zuordnung* der beiden äußeren Zeichen der Herztätigkeit zueinander und zum Ablauf der Systole überhaupt entnommen werden; für den Arzt ergibt sich daraus die Möglichkeit, systolische und diastolische Herzgeräusche in pathologischen Fällen

---

[1]) Unser Ohr ist für Töne im mittleren Frequenzbereich weitaus empfindlicher als für solche geringer Frequenz; das bedeutet, daß von zwei *gleich laut* erscheinenden Tönen *verschiedener* Höhe derjenige die *größere* Amplitude aufweisen muß, dessen Frequenz *niedriger* ist. In einer *frequenzgetreuen Kurvenzeichnung* würden in diesem Falle die Schwingungen niedriger Frequenz durch ihre großen Amplituden so überwiegen, daß die höherfrequenten Schwingungen kaum zur Geltung kämen; das Kurvenbild würde also keinen unmittelbaren Vergleich mit dem Schalleindruck ermöglichen, weil beim *Hören* dieses Tongemisches der höherfrequente Anteil durchaus nicht gegen den niederfrequenten zurücktritt. Schwingungen niederer, z. T. sogar unhörbarer Frequenz sind nun in allen Herztonaufzeichnungen enthalten, weil sie schon durch Erschütterungen des Mikrophones von der haltenden Hand und vom Brustkorb her, aber auch als Anteil der Herztöne selbst in das Kurvenbild geraten; damit dieses mit dem Eindruck des Ohres verglichen werden kann, muß man nach den Vorschlägen von POSENER und TRENDELENBURG „gehörähnlich" aufzeichnen, d. h. absichtlich die niederen Frequenzen in ähnlichem Ausmaß schwächen, wie dies beim Hören geschieht. Für solche „gehörähnliche" Aufzeichnungen dient der untere Mikrophonanschluß am „Elektroaudiographen".

als solche zu erkennen, was infolge der bei Herzfehlern vorkommenden Frequenzbeschleunigung nicht immer leicht ist.

Aufnahme einer Summenkurve von Ekg und Herzton:

1. „Elektroaudiograph" und Versuchsperson (wie auf S. 108 oben unter 1 bis 4 beschrieben) für die Aufnahme vorbereiten, außerdem Körperschallmikrophon (bei 11 unten) und elektrisches Stethoskop (bei 12) anschließen.

2. Haupt- bzw. Wahlschalter (4) auf die beabsichtigte Ableitung (*I, II* oder *III*) stellen, *Ekg*-Ausschläge und Kontrolle des Lichtpunktes nachregeln (Knopf 5), Mikrophon aufsetzen, Herztonamplituden (Regelknopf 15) passend einstellen (etwas kleiner als Ausschlag für die *R*-Zacke im *Ekg), Ruhe* und Atemanhalten der Versuchsperson; Registrierung für 5 bis 10 sec (Knebel 9). Mithorchen ist möglich.

Ausarbeitung der aufgenommenen Kurven: Nach Abschluß der Aufnahmen wird die Kamera 8 aus dem Apparatekoffer herausgezogen und in die Dunkelkammer gebracht. In der unteren Kassette befindet sich das belichtete Registrierpapier, das in bekannter Weise mit einem kontrastreich und schnell arbeitenden Entwickler entwickelt, fixiert, gewaschen und getrocknet werden muß.

Auswertung der aufgenommenen Kurven (zweckmäßigerweise erst in einer folgenden Praktikumsstunde durchzuführen):

1. Vergleich der drei *Ekg*-Ableitungen der gleichen Versuchsperson, Betrachtung hinsichtlich Größe und Ausschlagsrichtung der einzelnen Zacken.

2. Vergleich des *Ekg* bei der gleichen Ableitung für mittlere Atmungslage sowie nach maximaler Ausatmung bzw. Einatmung.

3. Berechnung der in den verschiedenen Ableitungen für die *R*-Zacke abgegriffenen Spannung durch Vergleich der Zackenamplitude mit dem Eichausschlag (Zirkel). Nachprüfung der Beziehung des Dreiecksschemas von *Einthoven*, daß die Amplitude in Ableitung *II* gleich der Amplitudensumme *I* + *III* ist (bei Umkehrung der Zackenrichtung negatives Vorzeichen!).

4. Berechnung bzw. Ausmessung der Überleitungszeit (Anfang *P* bis Anfang *Q*) an Hand der mit aufgezeichneten Zeitordinaten (normal 0,12 bis 0,2 sec).

5. Betrachten der Herztonkurven, Vergleich der Zahl der einzelnen Schwingungen und der Amplitude beim 1. und beim 2. Herzton.

6. Analyse der Summenkurve von *Ekg* und Herztönen, Feststellung, in welchem Augenblick der Revolutio cordis die Herztöne jeweils einsetzen (Beziehungen zwischen den *Ekg*-Zacken und dem Schwingungseinsatz).

33. Palpation des Pulses.

Bei jeder Systole entsteht im Arteriensystem ein Druckstoß, der sich als Schlauchwelle in die Peripherie ausbreitet und an oberflächlich gelegenen Arterien, z. B. der Karotis, Radialis oder Femoralis als *Puls* getastet werden kann. Am gebräuchlichsten ist die Abtastung (*Palpation*) des Pulses an der A. radialis, die durch Auflegen der *mittleren* Finger durchgeführt wird. Man kann durch Palpation nicht bloß eine Pulszählung und damit eine Bestimmung der Herzfrequenz vornehmen, sondern auch weitere, den Kreislauf kennzeichnende Pulsqualitäten feststellen:

1. nach der *Frequenz:* Pulsus frequens und P. rarus,

2. nach dem *Rhythmus:* Pulsus regularis und P. irregularis,

3. nach dem zeitlichen Ablauf, d. i. der *Anstiegs-* und *Abstiegssteilheit* der Druckschwankung: Pulsus celer („hüpfend", schneller Anstieg und Abfall, z. B. besonders ausgeprägt bei der Aorteninsuffiziens) und P. tardus („schleichend", langsamer Anstieg und Abfall, z. B. besonders ausgeprägt bei der Aortenstenose),

4. nach der *Höhe* oder *Größe* (abhängig vom Unterschied zwischen systolischem und diastolischem Blutdruck, d. i. der Pulsdruckamplitude): Pulsus magnus und P. parvus,

5. nach der *Härte* bzw. *Unterdrückbarkeit:* Pulsus durus (bei hohem Blutdruck) und P. mollis (bei niedrigem Blutdruck).

Beobachtungen durch Palpation:

1. Zählung des Pulses bei allen Teilnehmern der Arbeitsgruppe im Sitzen und Vergleich der gefundenen Werte (Ruhefrequenz des Pulses je nach Geschlecht, Körpergröße, sportlichem Training, Tonuslage im vegetativen Nervensystem usw. individuell verschieden).

2. Pulszählung an der gleichen Versuchsperson beim Sitzen und Stehen (Frequenz im letzten Fall etwas größer).

3. Pulszählung an der gleichen stehenden Versuchsperson in mittlerer Atmungslage sowie bei tiefem Ein- und Ausatmen (Frequenzänderungen, *respiratorische Arrhythmie*).

4. Pulszählung an der gleichen Versuchsperson beim ruhigen Stehen, dann sofort nach 10 tiefen Kniebeugen, sowie 3 und 5 min später (welche Unterschiede werden hinsichtlich Frequenz, Größe und Härte des Pulses nach der Arbeitsleistung gefunden?

34. Aufzeichnung des Karotispulses auf dem Kymographion.

Erforderlich: MAREYsche Kapsel, Strohschreiber, Gummischlauch, T-Rohr mit Quetschhahn, Pulskapsel oder Glastrichter von 20 bis 30 mm Durchmesser, Kreuzkopf, Stativ, Kymographion, elektromagnetischer Zeitschreiber, Anschluß an eine „Uhr"-Leitung oder Vorrichtung zur Zeitschreibung (Metronom oder BOWDITCHsche Uhr), Leitungsdrähte.

Mit Hilfe einer MAREYschen Kapsel kann die Übertragung des Pulses auf dem Luftweg, also *pneumatisch*, erfolgen. Für diese Art der Aufzeichnung eignet sich gut die Karotis wegen der kräftigen Pulsationen. Die Aufzeichnung erfolgt in bekannter Weise auf dem Kymographion.

Die MAREYsche **Kapsel** (Abb. 44) besteht aus einer flachen Metalldose K, über die eine Gummimembran M gespannt ist. Wird durch den Schlauch Sch, der an das ins Kapselinnere führende Röhrchen R gesteckt wird, Luft eingepreßt, so wölbt sich die Membran M nach oben und drückt dabei über den in Abb. 44 sichtbaren Metallsteg Z auf den Schreibhebel H. Die Schreiberspitze Sp macht dementsprechend einen Ausschlag nach oben, senkt sich aber wieder, wenn die Luft aus der Kapsel entweichen kann. Um am Beginn des Versuches den Schreibhebel in die Waagerechte zu bringen, ist seine Achse an einem Stellhebel SH befestigt. Das ganze Gerät ist mit einem Stab St in Verbindung, der mit Hilfe eines Kreuzkopfes Kr an ein gewöhnliches Stativ S geklemmt wird. Um die Schreiberspitze Sp an die berußte Trommel möglichst zart und mit geringster Reibung anlegen zu können, ist die Kapsel an einer Feder befestigt, die durch die Schraube Sr mehr oder weniger durchgebogen werden kann. Die Pulsationen der Arterie werden so aufgefangen, daß man eine als flache Holzdose ausgebildete Pulskapsel oder auch einen kleinen Trichter, durch den Schlauch Sch mit der MAREYschen Kapsel verbunden, über der Karotis aufsetzt; durch die Pulsationen der Arterie entstehen Verdichtungen und Verdünnungen der Luft im Hohlraumsystem des Schlauches und der Kapsel, welche zu Bewegungen der Gummimembran führen. Je nach dem Abstand der Schneide des Steges Z (Abb. 44) von der Drehachse des Hebels ist die Höhe der Pulse verschieden; dieser Abstand soll auf etwa 1—2 mm eingestellt werden (Amplitude des Pulses etwa 5—10 mm).

Pulsaufzeichnung mit der MAREYSCHEN **Kapsel:**

1. Aufstellen des Kymographion, des Statives und der Übertragungseinrichtung, gegebenenfalls elektromagnetischen Schreiber als Zeitmarkierer unter der Kapsel befestigen und an ein Schaltwerk für Sekundenschreibung anschließen; Kymographion aufziehen und auf mittlere Geschwindig-

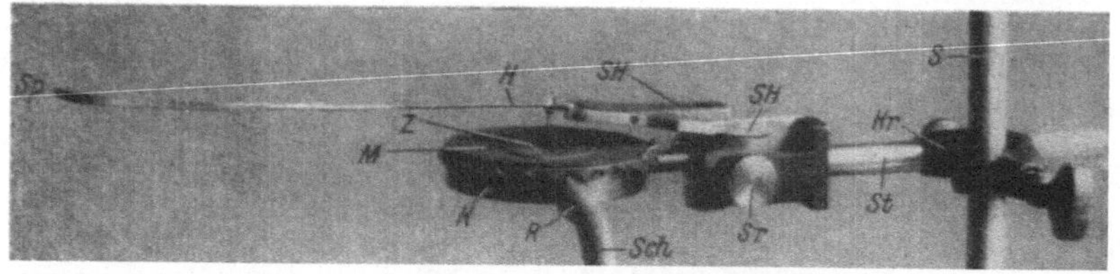

Abb. 44. **Mareysche** Kapsel.

H Schreibhebel; *K* Kapsel; *Kr* Kreuzkopf; *M* Membran; *R* Rohr; *S* Stativ; *Sch* Gummischlauch; *SH* Stellhebel; *Sp* Schreiberspitze; *Sr* Feineinstellschraube; *St* Befestigungsstab der Kapsel; *Z* Metallsteg.

keit einstellen (etwa 5—10 mm in der Sekunde); beide Schreiber nach S. 52 richtig anordnen.

2. Pulskapsel oder Trichter über Karotis der sitzenden Versuchsperson leicht andrücken, für einen Augenblick den Quetschhahn im Schlauch öffnen (zum Druckausgleich nach der Luftkompression beim Aufsetzen des Druckempfängers); Kapsel ruhig halten (Arm abstützen), Schreiber waagerecht einstellen, Atmung anhalten lassen, Aufzeichnen der Pulskurve.

3. Betrachtung der aufgenommenen Kurve: steil ansteigender *anakroter* Schenkel, weniger steil abfallender *katakroter* Schenkel, der letztere durch die *dikrote Erhebung* unterbrochen.

4. Wiederholung der Aufzeichnung an der gleichen Versuchsperson nach Ausführung von 10 tiefen Kniebeugen (Vergleich von Frequenz und Amplitude der Pulse).

5. Kurvenblatt abnehmen, Fixieren, Trocknen, Einkleben von Ausschnitten in das Übungsheft.

35. Nachweis des Volumpulses mit dem Fingerplethysmographen.

Erforderlich: Fingerplethysmograph mit Abschlußdichtung aus Gummi, Wasser von etwa 40⁰.

Da bei jedem Herzschlag Blut in das Gefäßsystem gepreßt wird, nimmt das *Volumen* der Organe mit jedem Herzschlag vorübergehend zu. Diese rhythmische Volumszunahme läßt sich mit Hilfe der *Plethysmographen* nachweisen. Der *Finger*plethysmograph, der in Abb. 45 dargestellt ist, besteht aus einer Glastube *T* mit einer angeschmolzenen Kapillare *K*. In die Tube *T* paßt ein Finger so hinein, daß das Lumen nach unten zu vollkommen abgeschlossen wird. Der Raum über dem Finger ist mit *warmen* Wasser von etwa 40⁰ gefüllt (kaltes Wasser führt zur Gefäßkontraktion und damit zur Verkleinerung des Volumpulses); beobachtet wird die Lage des Flüssigkeitsmeniskus *M* in der Kapillare. Der Meniskus macht als Zeichen der Volumvergrößerung bei jedem Puls einen beträchtlichen Ausschlag.

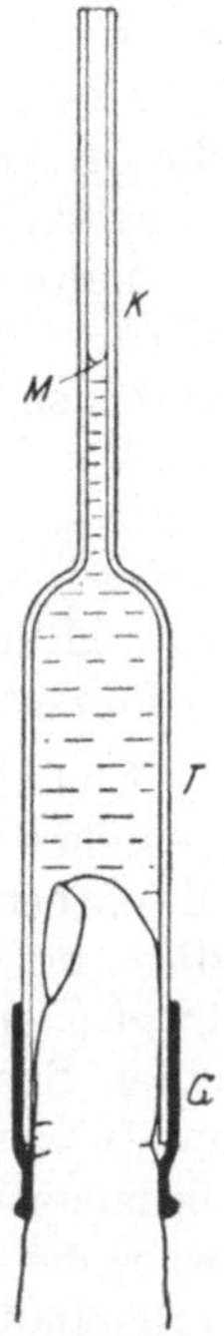

Handhabung des Fingerplethysmographen:

1. Glastube, mit der durch einen Finger verschlossenen Kapillare nach unten gerichtet, mit warmen Wasser füllen; im Durchmesser passenden Finger in das Rohr wie in Abb. 45 einführen.

2. Plethysmographen leicht schräg aufwärts drehen und Finger etwas tiefer einführen oder etwas herausziehen, damit der Wassermeniskus gerade in die Mitte der Kapillare zu liegen kommt.

Abb. 45. Fingerplethysmcgraph. *G* Gummidichtung; *K* Kapillare; *M* Meniskus; *T* Glastube.

Sollte der Finger die Öffnung des Rohres nicht genügend abdichten, so kann ein besserer Abschluß durch eine Gummihülse, z. B. durch ein Stück eines Gummifingers, wie in Abb. 45 erzielt werden.

3. Beobachten der Meniskusbewegungen in mittlerer Atmungslage sowie während tiefer Ein- und Ausatmung (Amplitude, Frequenz).

36. Messung des arteriellen Blutdruckes beim Menschen.

Erforderlich: Sphygmomanometer nach RIVA-ROCCI oder nach
v. RECKLINGHAUSEN, Unterlagskissen für den Arm.

Der Druck, den das Blut gegen die Wand der Arterien
ausübt, ist verschieden u. a. je nach *Alter, Meßort* und *Meß-
augenblick;* er ist um so kleiner, je weiter die Meßstelle vom
Herzen entfernt ist, und zeigt auch an einem und demselben
Meßort mit der Systole des Herzens zusammenhängende
Schwankungen. Der Blutdruck wird gewöhnlich am *Oberarm*
gemessen, die üblichen Zahlenangaben beziehen sich daher auf
die *Arteria brachialis.* Der Ruhedruck zwischen zwei Herzkontraktionen liegt an dieser Stelle beim gesunden Menschen
im mittleren Lebensalter zwischen 60 und 80 mm Hg („*diastolischer Blutdruck*"); er erhöht sich jedoch sprunghaft entsprechend jeder Herzkontraktion auf 100—120 mm Hg („*systolischer Blutdruck*"). Die Größe dieser Schwankung, d .i. der
Unterschied zwischen diastolischem und systolischem Blutdruck, wird *Pulsdruckamplitude* genannt. Wenn kurzweg
von „Blutdruck" gesprochen wird, so ist damit stets der
systolische Blutdruck in der Arteria brachialis zu verstehen.

Das **Meßverfahren** (*Sphygmomanometer* nach Abb. 46)
besteht darin, daß der Oberarm in *Herzhöhe* mit einer
Manschette *M* aus nichtdehnbarem Stoff *fest* umwickelt und
diese mit Gurt und Schnalle festgezogen wird. Die Manschette
trägt nach innen zu ein aufblasbares Gummikissen *G*, das über
einen Schlauch mit dem Gebläse *P* (meist ein Doppelgebläse
mit Vorlageballon wie in Abb. 46) verbunden ist. Durch Luft-
einpumpen in die Manschette läßt sich ein Druck auf die Gewebe des Oberarmes ausüben, der bei entsprechender Höhe zur
vollständigen Kompression der Arterie führt und den Blutkreislauf peripher von der Meßstelle vollkommen drosselt.
Durch ein an den Gebläseschlauch angeschaltetes Manometer
Dr ist der Druck in der Manschette jederzeit ablesbar, und
zwar beim Apparat nach RIYA-ROCCI an einem einfachen
Quecksilbermanometer (Abb. 46), beim Apparat nach
RECKLINGHAUSEN an einem Dosenmanometer. Bei der Verwendung von Quecksilbermanometern hat man darauf zu
achten, daß sich nicht Luft in der Quecksilbersäule verfängt.
Wenn dies der Fall ist, so hat man zu rasch aufgeblasen —
Auslassen der Luft aus der Manschette und nochmaliges Beginnen —, oder es ist zu wenig Quecksilber im Manometer-
gefäß. Beim Dosenmanometer ist darauf zu achten, ob der

Zeiger am Beginn des Versuches wirklich auf den Nullpunkt
zeigt, da sich die Dosenmanometer mit der Zeit verändern. Ein
schon vorhandener Zeigerausschlag ist dann vom Endwert
abzuziehen. Jede Blutdruckmessung muß *rasch* erfolgen, zu
vermeiden ist eine zu langdauernde Kompression des Armes.
Zur Entleerung des Gummikissens dient bei den meisten Ausführungen des Sphygmomanometers ein Schraubenventil, das
unmittelbar am Manometer selbst befestigt oder in der Leitung
zur Manschette oder zwischen dem Gebläse und dem Manometer eingeschaltet sein kann. Die Feststellung des richtigen
Druckes in der Manschette kann palpatorisch oder auskulta-

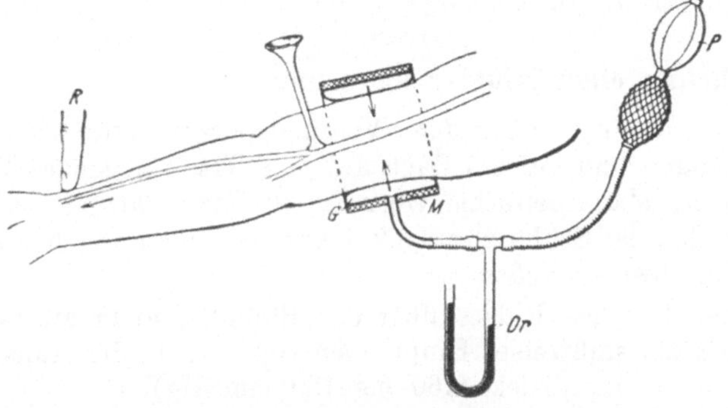

Abb. 46. Anordnung zur Blutdruckmessung am Oberarm mit einem Sphygmomanometer (schematisch).
Das Gummikissen (*G*) der fest um den Oberarm gelegten Manschette (*M*) wird durch
das Gebläse (*P*) mit Vorgelegeballon aufgeblasen; Messung des Druckes im Gummikissen mit dem seitlich angeschlossenen Quecksilbermanometer (*Dr*). Beobachtung
des Pulses durch Palpation (Aufsetzen der Finger *R* auf die Art. radialis) oder
durch Auskultation (Aufsetzen eines Stethoskops über der Art. cubitalis).

torisch erfolgen; im ersten Fall ist nur die Bestimmung des
systolischen Blutdruckes allein möglich, im zweiten sowohl
die Bestimmung des systolischen als auch des diastolischen
Druckes. Beim **palpatorischen Verfahren** dient beim Absinken
eines Überdruckes die Wiederkehr des Pulses in der Radialis
als Index für die Ablesung des systolischen Blutdruckes am
Manometer. Beim **auskultatorischen Verfahren** wird gleichfalls ein Überdruck absinken gelassen, nur erfolgt die Beobachtung des Pulses durch Aufsetzen eines Stethoskopes in der
Ellenbogenbeuge (Abb. 46). Bei Überdruck in der Manschette
hört man zunächst noch nichts; beim Sinken des Druckes
treten vorerst *leise systolische Töne* auf (Phase 1), die sich
zu *blasenden Geräuschen* verstärken (Phase 2), weiters in

laute scharfe Töne übergehen (Phase 3), die lauter und dann wieder leiser werden, endlich bei weiter sinkendem Druck ziemlich plötzlich in *leise dumpfe Töne* umschlagen (Pase 4), um dann ganz zu verschwinden. Beim Auftreten der ersten leisen Töne (Beginn der Phase 1) pflegt man den *systolischen* Blutdruck abzulesen, den *diastolischen* dagegen in jenem Augenblick, in welchem die lauten Töne plötzlich leise werden (Übergang von Phase 3 in Phase 4 [1]).

Um die wirklichen *Ruhewerte des Blutdruckes* zu erhalten, muß die Versuchsperson nicht bloß während der Messung sitzen, sondern auch schon vorher einige Zeit *in Ruhe* gewesen sein; denn mit Arbeitsleistung ist Erhöhung des Blutdruckes verbunden.

Ausführung einer Blutdruckmessung:

1. Unterarm der *sitzenden* Versuchsperson stumpfwinkelig abbeugen und auf ein flach auf dem Tisch liegendes Kissen lagern; Manschette am Oberarm *in Herzhöhe fest* so anlegen, daß der Schlauch ungeknickt nach unten abgehen kann; Ventil fest schließen.

2. Aufsuchen des Pulses über der Radialis, nicht zu rasches und nicht stoßweises Einpumpen von Luft in die Manschette bis zum Überdruck (160 bis 180 mm Hg).

3. Langsames Ausströmenlassen der Luft durch vorsichtige Öffnung des Ventiles, Achten auf Wiederkehr des Pulses an der Radialis und dann Ablesen des Manometers: *systolischer* Blutdruck (beim Ablesen am Quecksilbermanometer Auge in Höhe des Meniskus zur Vermeidung des parallaktischen Fehlers bringen!)

Besitzt das Gebläse auch einen Vorgelegeballon, so kann die Bestimmung dadurch verfeinert werden, daß man durch Umfassen und Pressen bzw. Wiederlockerlassen des Vorgelegeballones den Druck in der Manschette vorsichtig steigert

---

[1] Die auskultatorisch bestimmten Blutdruckwerte entsprechen nur annähernd den wirklichen Drucken; dies zeigt sich schon darin, daß manche Untersucher zur Ablesung des *systolischen* Druckes erst den Punkt an der Grenze zwischen Phase 1 und 2 empfehlen oder zur Ablesung des *diastolischen* Druckes das Verschwinden aller akustischen Erscheinungen (das Ende der Phase 4). Es können im übrigen die Phasen 2 und 3 auch individuell sehr verschieden sein und es kann auch zeitweilig jede Schallerscheinung fehlen, so daß sich in die beim Sinken des Druckes aneinander reihenden Töne bzw. Geräusche eine Zone des Schweigens einschiebt.

oder senkt, um sich so auf das Verschwinden und Wiederauftreten des Radialispulses genauer einzuspielen.

4. Luft ganz aus der Manschette auslassen, Ventil schließen, neuerlich Überdruck geben; Stethoskop in Ellenbogenbeuge über der A. cubitalis aufsetzen (Abb. 46); langsames Ausströmenlassen der Luft; Achten auf das Auftreten der leisen systolischen Töne und dann Ablesen des Manometers: *systolischer* Blutdruck; beim Leiserwerden der vorübergehend laut gewordenen Töne wieder ablesen: *diastolischer* Blutdruck.

5. Wiederholung der nach einem der beiden Verfahren durchgeführten Messung des *systolischen* Blutdruckes an der gleichen Versuchsperson nach Ausführung von 10 tiefen Kniebeugen sowie 3 und 10 min nachher (vorrübergenende Blutdruckerhöhung als Folge der Arbeitsleistung).

6. Luft nach Öffnen des Ventiles ganz aus der Manschette entweichen lassen, dann erst Manschette abnehmen.

37. Beobachtung des Blutkreislaufes beim Frosch.

Aufgabe: Mikroskopische Untersuchung a) der Schwimmhaut zwischen den Zehen, b) der aus dem Mund herausgeklappten Zunge sowie c) des aus der Bauchhöhle herausgezogenen Mesenteriums.

Erforderlich: Narkotisierter Frosch, Präparierbesteck, Froschtuch, Watte, Äther, Glasplatte, Korkplatte mit ausgestanzten Löchern oder Glasplatte mit aufgeklebten Korkringen, kleine Stecknadeln, Holzklotz, 0,65%ige NaCl-Lösung, Pinsel, Mikroskop, Deckglassplitter.

Blutkreislauf in der Schwimmhaut:

1. Narkotisierten Frosch mit dem Bauch nach unten auf Korkplatte mit Löchern oder auf Glasplatte mit Korkringen so legen, daß die Schwimmhaut eines leicht gestreckten Hinterbeines gerade über das Loch bzw. den Korkring an einer Schmalseite der Platte zu liegen kommt; Narkose, wenn erforderlich, durch einen mit Äther getränkten Wattebausch vor den Nasenlöchern vertiefen.

2. Leichtes Ausspannen der Schwimmhaut zwischen den Zehen (am besten zwischen der 2. und 3. Zehe) über der Öffnung, Fixieren der Zehen am Lochrand durch schräg von außen eingestoßene Stecknadeln.

3. Befeuchten der Schwimmhaut mit Wasser oder 0,65%iger NaCl-Lösung, Deckglassplitter auflegen, Präparat auf den Tisch des Mikroskopes bringen, vorstehendes Stück der

Platte allenfalls durch einen Holzklotz unterstützen; Mikroskopieren bei schwacher Vergrößerung.

Man sieht Arterien (pulsierender Blutstrom) und Venen, hauptsächlich aber Kapillaren, beide mit kontinuierlichem Blutstrom; Arterien und Venen lassen sich auch durch die Strömungsrichtung an Verzweigungsstellen voneinander unterscheiden: Strömung *in* die Verzweigungen bei den ersteren, Strömung *aus* den Verzweigungen in das größere Gefäß bei den letzteren.

Blutkreislauf in der Zunge:

1. Frosch umdrehen, so daß die Schnauzenspitze vor der früher benützten Öffnung liegt; Zunge (vorne angewachsen!) nach außen klappen (zartes Anfassen der rückwärts gelegenen Zungenspitze mit der Spitzpinzette), über der Öffnung ohne Spannung ausbreiten, am Rand mit schräg von außen eingestoßenen Nadeln befestigen, mit 0,65%iger NaCl-Lösung befeuchten und mit einem Deckglassplitter bedecken.

2. Präparat wie oben unter das Mikroskop bringen, schwache Vergrößerung.
   An diesem Präparat sind hauptsächlich die Gefäße mittlerer Größe, deren Verzweigungen und die Blutströmung gut zu sehen.

Blutkreislauf im Mesenterium:

1. Frosch so lagern, daß der Tierkörper neben die Öffnung an der Langseite der Platte zu liegen kommt; Schnitt an der Seitenfläche des Körpers von etwa 2 cm Länge durch die Haut, anschließend gleicher Schnitt durch die Bauchwand, Herausziehen einer Darmschlinge mit Mesenterium (bei *weiblichen* Fröschen *Eileiter* nicht mit dem Darm verwechseln; der erstere ist spulrund und weißlich, der letztere mehr abgeplattet und graurötlich).

2. Ausspannen des Mesenteriums über dem Loch, Festhalten durch schräg von außen *durch den Darm* hindurch (nicht durch das leicht zerreißliche Mesenterium) gestoßene Stecknadeln; Befeuchten mit 0,65%iger NaCl-Lösung, Deckglassplitter auflegen.

3. Präparat wie oben unter das Mikroskop bringen, Mikroskopieren zuerst mit schwacher, dann mit starker Vergrößerung.

Man sieht im Mesenterium nicht nur die Arterien und den Abgang der kleineren Gefäße und der Kapillaren, sondern auch die Sammlung des Blutes zu kleineren und größeren Venen. In größeren Arterien ist auch der *Achsenstrom* vom *Wandstrom* deutlich zu unterscheiden, wobei sich die Leukozyten vorwiegend im letzteren aufhalten. Bei der *starken* Vergrößerung ist insbesondere die Verschiebung der Erythrozyten in den Kapillaren gut zu sehen und man kann auch die Verformungen und Verbiegungen der roten Blutkörperchen bei Stauung an Verzweigungsstellen des Blutstromes, so beim Abgang oder Teilung von Kapillaren, leicht beobachten.

Falls sich im Präparat keine Strömung, sondern Stillstand des Blutkreislaufes (*Stase*) zeigt, so kann zu tiefe Narkose oder zu starke Spannung des Gewebes vorliegen. Im letzteren Fall zieht man die Stecknadeln wieder heraus, beugt das Hinterbein bzw. bringt die Zunge in den Mund zurück bzw. schiebt die Darmschlinge zusammen, um nach einigen Minuten die Ausbreitung des Gewebes neu vorzunehmen. Auch starke Austrocknung kann zur Stase führen, weshalb man bei längerer Beobachtungsdauer — insbesondere am *Mesenterium* —, wiederholt befeuchten muß.

38. Beobachtung der Kapillaren am Nagelfalz.

Erforderlich: Mikroskop mit einem schwachen Objektiv, Kochkolben für 150—200 cm³ mit Kupfersulfatlösung gefüllt auf Stativ, kleine Handbogenlampe mit Linse und Widerstand, Glyzerin oder Zedernöl; an Stelle von Bogenlampe und Kupfersulfatkolben auch Niedervoltlampe mit einstellbarer Optik („Lichtdolch"), Naphtholgrünfilter.

Schon mit schwachen Vergrößerungen lassen sich die **Kapillaren in der Haut** beobachten. Am Nagelfalz, besonders wenn er nicht frisch geschnitten worden ist, sind die Kapillaren als einfache haarnadelförmige Schlingen oder als lockere oder festere Knäuel mit zu- und abführendem Schenkel zu sehen. Zur Beleuchtung dient starkes, schräg von oben einfallendes Licht („Auflichtbeleuchtung"). Die Risse, Sprünge und Poren in der Haut müssen durch ein stark lichtbrechendes Medium, z. B. Glyzerin oder Zedernöl, ausgefüllt werden, wovon man einen Tropfen auf die zu untersuchende Hautstelle bringt. Glyzerin ist mit Wasser abwaschbar, daher vorzuziehen.

Das notwendige starke Licht kann von einer Niedervoltbirne geliefert werden, die zusammen mit einer einstellbaren

Optik unmittelbar auf dem Mikroskop befestigt ist. Steht ein
solcher „Lichtdolch“ nicht zur Verfügung, so kann man sich
einer Bogenlampe bedienen, deren Licht aber durch ein
Kupfersulfatfilter von den Wärmestrahlen befreit werden
muß. Die Bogenlampe wird unter Vorschaltung eines entsprechenden Widerstandes an das Lichtnetz angeschlossen.
Aus der in der Bogenlampe eingebauten Linse treten annähernd
parallele Strahlen aus. Sie müssen zur starken Beleuchtung
des Fingers durch eine zweite Linse gesammelt werden. Als
solche benützt man am zweckmäßigsten einen Kochkolben
von 150—200 cm³ Inhalt, der mit einer schwach blauen
Kupfersulfatlösung (1—2%) gefüllt wird. Das Kupfersulfat

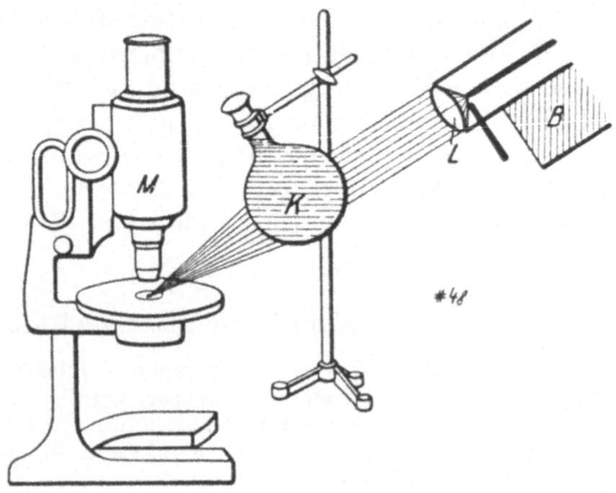

Abb. 47. Einrichtung zur Beobachtung der Blutkapillaren am Nagelfalz.
B Bogenlampe mit Linse L; K Glaskolben mit Kupfersulfatlösung; M Mikroskop.

absorbiert die Wärmestrahlen, so daß keine Erwärmung des
Fingers und damit keine Veränderung der normalen Blut-
gefäßweite zustande kommt; gleichzeitig konzentriert die mit
Flüssigkeit gefüllte Glaskugel wie eine Linse das Licht.

Abb. 47 zeigt die **Einrichtung zur Beobachtung der Kapillaren.** Die vom Krater der Bogenlampe B ausgehenden und
durch die Linse L parallel gebündelten Lichtstrahlen durchsetzen den Kochkolben K und werden zu einem Brennpunkt
vereinigt. Das Mikroskop M, auf dessen Tisch der mit Glyzerin
befeuchtete Finger gelegt wird, ist dann so aufzustellen, daß
der Brennpunkt der Lichtstrahlen gerade auf die zu untersuchende Fingerstelle fällt. Verwendet wird ein Objektiv mit

einer Eigenvergrößerung von 3 × bis 5 × in Verbindung mit einem Okular 10 × oder 13 ×. Steht ein Doppelokular zur Verfügung, so können zwei Beobachter gleichzeitig untersuchen.

Durchführung der Kapillarbeobachtung:

1. Bogenlampe in Betrieb setzen (Kohlen bis zur Berührung nähern, dann einige Millimeter auseinander ziehen); Finger auf den Mikroskoptisch legen und Mikroskop so zurecht rücken, daß das konvergente Büschel des Beleuchtungslichtes schräg von oben auf den Nagelfalz fällt.
2. Nagelfalz mit einem Tropfen Glyzerin bedecken, Einstellen bei schwacher Vergrößerung.

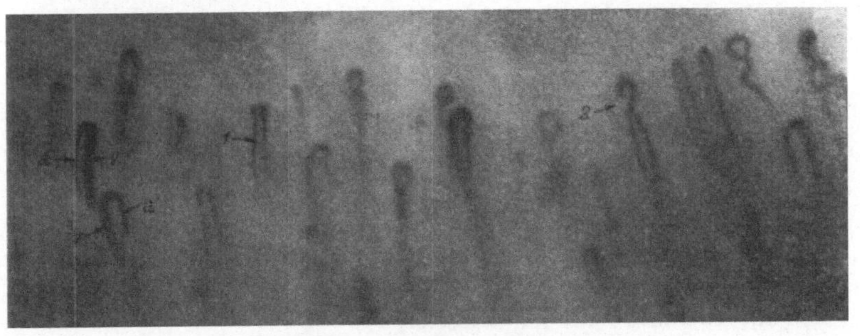

Abb. 48. Kapillarschlingen am Nagelfalz.
a arterieller, *v* venöser Schenkel; *1* Kapillare mit Erythrozytengruppen: *2* Kapillare durch Perizytenkontraktion gesperrt.
(Aufnahme mit Naphtholgrünfilter.)

Hat man zufällig gerade den Nagel selbst im Gesichtsfeld, so erscheint eine hellrosa granulierte Fläche; hat man die Fingerhaut gerade im Gesichtsfeld, so erscheinen die Risse und Poren der Haut. Man verschiebt nun den Finger so lange, bis die Grenze zwischen Nagel und Fingerhaut durch die Mitte des Gesichtsfeldes geht; man hat dann den Nagelfalz selbst im Bild. Die Kapillaren erscheinen als feine, haarnadelförmige Schlingen (Abb. 48). Der dünnere Teil der Kapillaren stellt den *arteriellen* Schenkel, der dickere den *venösen* dar (*a* und *v* in Abb. 48). Gelegentlich sieht man auch Unterbrechungen von Kapillaren infolge der Kontraktion der außen aufsitzenden *Perizyten* (ROUGETsche Zellen) wie bei 2 in Abb. 48. Die einzelnen Blutkörperchen sind gewöhnlich nicht zu unterscheiden, wohl aber Gruppen von Blutkörper-

chen, zwischen denen sich kleine, mit Plasma gefüllte Lücken
befinden (1 in Abb. 48). Die Verschiebung dieser Gruppen und
der Lücken als Zeichen der Blutströmung läßt sich an geeigneten Kapillaren recht gut beobachten.

Viel deutlicher werden die Kapillaren und die Strömungs-
verhältnisse in ihnen sichtbar, wenn zur Beleuchtung des
Nagelfalzes solches Licht verwendet wird, welches eine Ab-
sorption am Hämoglobin erleidet; durch die sich nun vom
Untergrund fast s c h w a r z abhebenden Erythrozyten ergibt
sich ein größerer Kontrastreichtum des mikroskopischen Bildes.
Besonders geeignet sind für diesen Zweck Filter mit Naphthol-
grün, die man in den Gang des Beleuchtungslichtes einschaltet.

39. Aufzeichnung der Atmungsbewegungen beim Menschen.

Erforderlich: Pneumograph, Gummischlauch mit T-Rohr und
Schraubenquetschhahn, MAREYsche Kapsel, Kymographion, elektromagnetischer Zeitschreiber, Anschluß an eine „Uhr"-Leitung oder
Vorrichtung zur Stromeinschaltung im Sekundenrhyhtmus (Metronom
oder BOWDITCHsche Uhr), Schaltdraht, Zirkel, Maßstab.

Die Vergrößerung des Thoraxvolumens bei der Einatmung
wird durch die Vergrößerung des Thoraxdurchmessers infolge
der Rippenhebung bewirkt (*thorakale* Atmung), sowie durch
das Tiefertreten des Zwerchfelles unter Vorwölbung der Bauchdecken (*abdominale* Atmung). Die normale Atmungsfrequenz
beträgt 16 bis 20 in der Minute.

Die Atmungsbewegungen können mit Hilfe einer MAREY-
schen Kapsel unter Benützung eines Pneumographen auf
einem Kymographion aufgezeichnet werden. Der Pneumograph
nach GUTZMANN besteht aus einem schmalen, langen Gurt mit
aufgeklebtem, luftgefülltem Gummipolster, der um den
Bauch oder um die Brust gelegt und bei der Einatmung
gestreckt und zugleich zusammengepreßt wird. Der Gummipolster steht mit einem Schlauch in Verbindung, der unter
Zwischenschaltung eines T-Rohres mit Quetschhahn an eine
gewöhnliche MAREYsche Kapsel angeschlossen wird. Die Kompression der Luft im Pneumographen bei der Inspiration führt
zu einem *Steigen* des Schreibhebels, während sich die Exspiration in einem *Sinken* des Schreibhebels ausdrückt; in den
aufgezeichneten Kurven (Abb. 49) entspricht daher der aufsteigende Schenkel dem Inspirium, der absteigende dem Exspirium. Während der Aufzeichnung läßt man das Kymographion *langsam* laufen und schreibt unter den Atmungskurven
Zeitmarken, z. B. in Sekundenabständen.

Aufzeichnung von Atmungskurven:

1. Kymographion aufziehen und auf langsame Geschwindigkeit einstellen (etwa 5 mm je Sekunde); Schreibhebel der MAREYschen Kapsel waagerecht, Zeitschreiber unter dieser richtig montieren (S. 52).
2. Quetschhahn am T-Stück des Zuleitungsschlauches abnehmen, Pneumographen über der Brust mittelfest anlegen; Schließen des Quetschhahnes, falls Amplituden der Schrei-

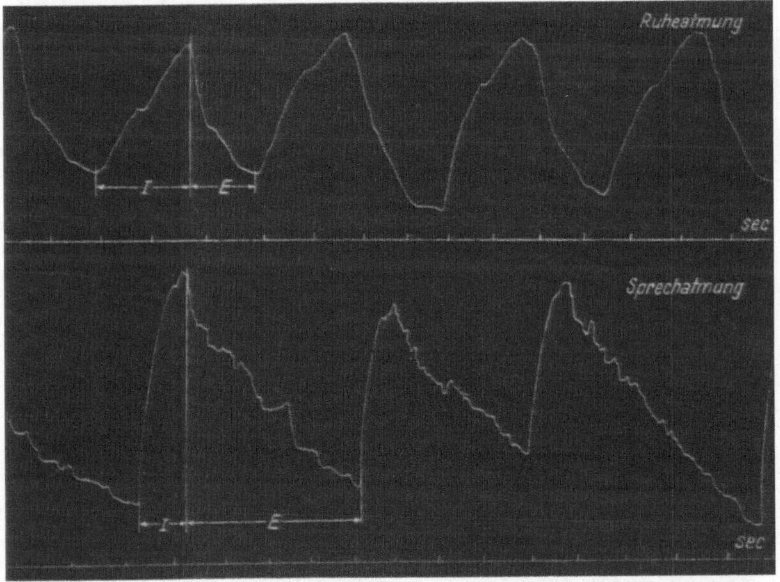

Abb. 49. Kurven der thorakalen Atmung, aufgezeichnet mit Gutzmann-Pneumograph und Mareyscher Kapsel.
I Dauer des Inspiriums; *E* Dauer des Exspiriums.

berspitze zu groß (richtige Ausschlagshöhe etwa 2—3 cm), *Schrauben*quetschhahn benützen und nicht ganz schließen, allenfalls auch Empfindlichkeit der Kapsel verstellen (S. 114).

3. Aufzeichnen der Atmungsbewegungen beim stillen Lesen der Versuchsperson (Abb. 49 oben).
4. Aufzeichnen der Atmungsbewegungen beim lauten Vorlesen (Abb. 49 unten).

Eine Atmungskurve besteht aus dem aufsteigenden Schenkel (Inspirium) und dem absteigenden Schenkel (Exspirium); ist die Aufmerksamkeit nicht auf den Atmungsvorgang gerichtet

(Ablenkung durch das stille Lesen), so dauern In- und Exspirium der Ruheatmung im allgemeinen gleich lang, das Zeitverhältnis ist etwa 1:1 oder 1,5:1 (Abb. 49 oben). Bei der Sprechatmung (*lautem* Vorlesen) wird die Inspiration zugunsten der Exspiration verkürzt, das Zeitverhältnis wird 1:6 (Abb. 49 unten), beim geübten Sprecher bis 1:10 oder 1:20, beim geschulten Sänger sogar bis 1:50. Außer dem Steilerwerden des aufsteigenden und der Dehnung des absteigenden Schenkels kann man in der Atmungskurve der Sprechatmung auch noch „Verzitterungen" im absteigenden Schenkel erkennen, welche auf die *nieder*frequenten Schwingungen bei der Phonation zurückzuführen sind (Abb. 49 unten); die höherfrequenten Anteile werden vom Registriersystem wegen dessen Trägheit nicht wiedergegeben. Aus den Kurven geht ferner hervor, daß zwischen der Inspiration und der Exspiration ebensowenig eine Pause liegt wie zwischen der Exspiration und der folgenden Inspiration.

5. Quetschhahn am T-Stück des Schlauches öffnen, Versuchsperson 10mal schnell hintereinander so tief als möglich einatmen lassen, Quetschhahn schließen oder passend verengern, Atmung während des stillen Lesens aufzeichnen (längerer Atmungsstillstand als Folge der Überventilation [Sinken des CO_2-Spiegels im Blut] und erst allmähliche Wiederkehr der normalen regelmäßigen Atmungsbewegungen).

6. Quetschhahn öffnen, Schlauchverbindung zwischen Registrierkapsel und Pneumographen lösen, zehn tiefe Kniebeugen durch die Versuchsperson ausführen lassen, Atmungsbewegungen wieder registrieren (Frequenzerhöhung und Vertiefung der Atmungsbewegungen als Folge der Arbeitsleistung).

7. Kurvenblatt abnehmen, Fixieren, Trocknen, Auswertung der Kurven (Zirkel): Bestimmung der Atmungsfrequenz während der Ruhe, beim Vorlesen und nach Ausführung der Kniebeugen; Ausmessen des zeitlichen Verhältnisses von In- und Exspirationsdauer (nach Ziehen von Hilfsordinaten wie in Abb. 49) bei der Ruheatmung, Sprechatmung und der Atmung nach Ausführung der Kniebeugen. Einkleben von Kurvenausschnitten in das Übungsheft.

40. Bestimmung der Vitalkapazität beim Menschen.

Erforderlich: Spirometer oder Gasuhr.

Die durch einen gewöhnlichen Atemzug ein- oder ausgeatmete Luftmenge beträgt bei Körperruhe ungefähr 500 cm³ (*Respirationsluft*). Nach einer normalen Einatmung kann man durch weitere maximale Inspiration noch etwa 1500—2000 cm³ oder mehr Luft in die Lunge bringen (*Komplementärluft*). Nach einer normalen Exspiration können noch etwa 1500 bis 2000 cm³ oder mehr Luft weiter ausgeatmet werden (*Reserve-*

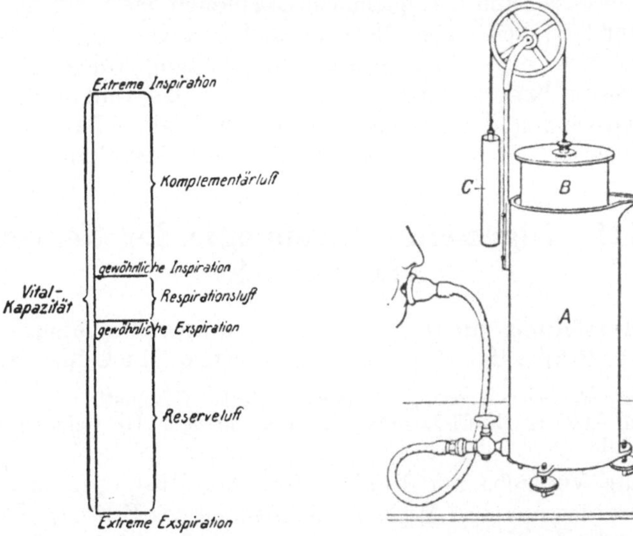

Abb. 50. Aufteilung des Fassungsvermögens der Lunge.

Abb. 51. Spirometer nach Hutchinson.
A mit Wasser gefüllter Zylinder; *B* Glocke; *C* Gegengewicht.

luft). Nach einer *maximalen Inspiration* lassen sich daher durch eine *maximale Exspiration* bis zu 4500 cm³ und mehr Luft aus der Lunge entleeren (*Vitalkapazität*). Die verschiedenen Komponenten der Vitalkapazität werden übersichtlich durch Abb. 50 gezeigt.

Die **Messung der Vitalkapazität** erfolgt nach maximaler Inspiration durch maximales Ausatmen in ein Spirometer oder durch eine Gasuhr. Das Spirometer nach HUTCHINSON besteht, wie Abb. 51 zeigt, aus einem stehenden Doppelzylinder *A*. Der Hohlraum zwischen den Doppelwänden ist mit Wasser gefüllt, in das eine durch das Gewicht C äquilibrierte Glocke B eintaucht. Am Boden des inneren Zylinders von A beginnt ein lotrecht nach aufwärts führendes Rohr, das unmittelbar unter dem Deckel der Glocke B endigt. In dieses Rohr wird die Luft mit einem Schlauch hineingeblasen, wodurch die Glocke B in die Höhe steigt. Das eingeblasene Luftvolumen läßt sich aus der Steighöhe der Glocke berechnen, wenn die Bodenfläche bekannt ist. Der Außenzylinder von A trägt einen in der Abbildung nicht sichtbaren Längsschlitz, die Glocke B an dieser Stelle eine Skala, so daß aus der Ablesung vor und nach dem Lufteinblasen und der Spirometerkonstanten das Volumen leicht bestimmt werden kann. Neuere Ausführungen der Spirometer tragen eine bereits in Litern geeichte Teilung. Auch mit einem Gasometer bzw. mit einer Gasuhr kann das Luftvolumen gemessen werden. Der Unterschied in der Zeigerstellung vor und nach der Ausatmung gibt unmittelbar das Gasvolumen an.

III. Allgemeine Physiologie der Nerven und Muskeln.

41. Herstellung eines Unterschenkelpräparates, eines Nerv-Muskel-Präparates oder eines einfachen Muskelpräparates.

Erforderlich: Frosch, Präparierbesteck, Glasplatte, Froschtuch, Faden, 0,65% ige NaCl-Lösung oder Froschringer, Glasschälchen, Abfallschale.

Für Versuche am *Muskel* wird das **Muskelpräparat** verwendet, das aus dem Musc. gastrocnemius des Frosches besteht, der zusammen mit einem Stück des von den übrigen Muskeln befreiten Femur aus dem Tierkörper ausgeschnitten wird; das Präparat wird *direkt* gereizt. Zur Untersuchung des *Nerven* findet das **Nerv-Muskel-Präparat** Verwendung, das ein Muskelpräparat darstellt, an dem noch der Nerv. ischiadicus, bis zu seinen Wurzeln ausgeschnitten, erhalten geblieben ist. Die Einwirkung des Stromes erfolgt auf den *Nerven*, der Muskel selbst, der die Erregung des Nerven durch seine Kontraktion anzeigen soll, wird daher *indirekt* gereizt. Soll die Muskelkontraktion beim Nerv-Muskel-Präparat nicht auf dem Kymographion aufgezeichnet, sondern bloß beobachtet werden, so est es besser, ein **Unterschenkelpräparat** herzustellen, das aus dem ganzen Unterschenkel des Frosches einschließlich der Pfote, einem Stück des Femur und dem Nerv.ischiadicus besteht; die Pfote wirkt als anzeigender, den Ausschlag vergrößernder Hebel und macht selbst Schwellenkontraktionen deutlich erkennbar. Da die Anfertigung des Nerv-Muskel-Präparates eine gewisse Übung voraussetzt, soll — obwohl in den ersten der anschließend beschriebenen Versuche bloß ein einfaches *Muskel*präparat erforderlich ist —, doch jedesmal ein *Nerv*-Muskel-Präparat hergestellt werden; der Nerv wird dann vor der Verwendung des Präparates dicht am Muskel abgetrennt.

Das **Sekret der Froschhaut** vernichtet die Erregbarkeit von Nerven und Muskeln. Die mit der Haut des Tieres in Berührung gekommenen Instrumente (Scheren und Pinzetten) und die Hände sind daher ebenso wie die als Unterlage dienende Glasplatte nach dem Abziehen der Haut vom Tierkörper *gründlich* mit dem Froschtuch *zu reinigen*, bevor sie mit dem enthäuteten Präparat in Berührung kommen dürfen.

Zur **Herstellung der Präparate** wird der Frosch durch Kopfschlag betäubt, dekapitiert und das Rückenmark ausgebohrt (S. 59). Man umfaßt dann mit der linken Hand die hintere Körperhälfte des Tieres und schneidet mit der großen Schere das Vordertier dicht unter den Armen mit einem Scherenschlag ab. Dann folgt Erfassen des Oberkörpers wie in Abb. 52 mit der linken Hand. Ergreifen des Hautrandes am Rücken mit dem Froschtuch und ruckartiges, kräftiges Abziehen der Haut nach unten,

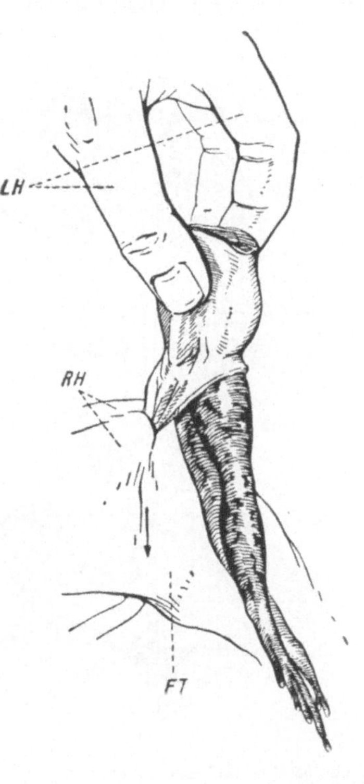

Abb. 52. Abziehen der Haut vom Hintertier. Der Pfeil gibt die Zugrichtung an. *FT* Froschtuch, dahinter die Finger der rechten Hand *RH*, welche den Hautlappen vom Rücken fassen; *LH* Finger der linken Hand.

bis das Hintertier vollkommen enthäutet ist; Auflegen des Präparates auf die von einem zweiten Versuchsteilnehmer inzwischen gereinigte Glasplatte (Hautsekret!), Reinigen der Instrumente. Entfernung der vorderen Körperwand, Verschiebung der Baucheingeweide kopfwärts, *vorsichtiges* Ausschneiden der Blase, des Enddarmes und der Nieren, um das unter diesen Organen liegende Bündel der Nervenwurzeln (VIII, IX und X) nicht zu verletzen. Ist die Austrittsstelle der Nervenwurzeln aus der Wirbelsäule gefunden (Abb. 53), so werden diese von noch vorhandenen Organresten befreit. Die *geschlossene* Spitze der feinen Pinzette wird nun *unter* dem Nervenbündel der einen Seite durchgeführt und in der Verlaufsrichtung der Wurzeln so weit als möglich hin

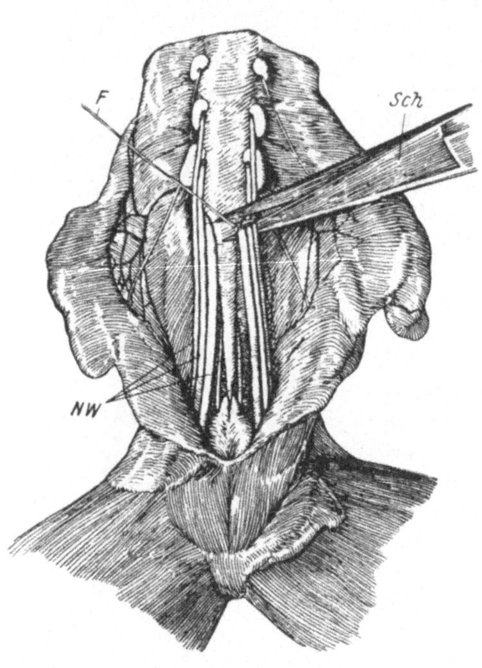

Abb. 53. Die hintere Wand der Leibeshöhle beim Frosch nach Ausräumen der inneren Organe; auf der linken Seite sind die Nervenwurzeln bereits durch die Ligatur erfaßt und werden eben zentralwärts von der Abschnürungsstelle mit der kleinen Schere durchschnitten.
F Faden zum Halten des Nerven bei der Präparation; *NW* Bündel der Nervenwurzeln; *Sch* kleine Schere.

und her bewegt, um das Bindegewebe gegen die Bauchhöhlenrückwand stumpf abzutrennen und einen Faden unter den Wurzeln durchziehen zu können. Ende eines etwa 20 cm langen Fadens neben die inzwischen geöffnete Pinzette bringen, Fassen und unter den Nerven einige Zentimeter weit durchziehen; Fadenenden zu einem Knoten schlingen, der dicht am Austritt der Wurzeln fest zusammenzuziehen ist und durch einen zweiten Knoten gesichert wird. Im Augenblick der ersten Abschnürung zucken die Muskeln des betreffenden Beines, da die Abschnürung der Nerven als *mechanischer Reiz* wirkt; treten diese Zuckungen *nicht* auf, so spricht dies dafür, daß der Nerv dieser Seite beim Freilegen verletzt oder aus irgendeinem Grund unerregbar geworden ist. Nach der Abschnürung werden die Wurzeln zwischen der Austrittsstelle aus der Wirbelsäule und der Ligatur durchtrennt (Abb. 53); das Nervenbündel bzw. der aus ihm hervorgehende N. ischiadicus kann nun an dem angebundenen Faden gefaßt und mit der kleinen Schere vorsichtig von der Unterlage bis zur Schenkelbeuge abgetrennt und nach vorne auf den Oberschenkel gelegt werden. Nun erfolgt die Präparation des Nerven auf der anderen Seite und seine Abtrennung bzw. Lösung von der Unterlage in der gleichen Weise.

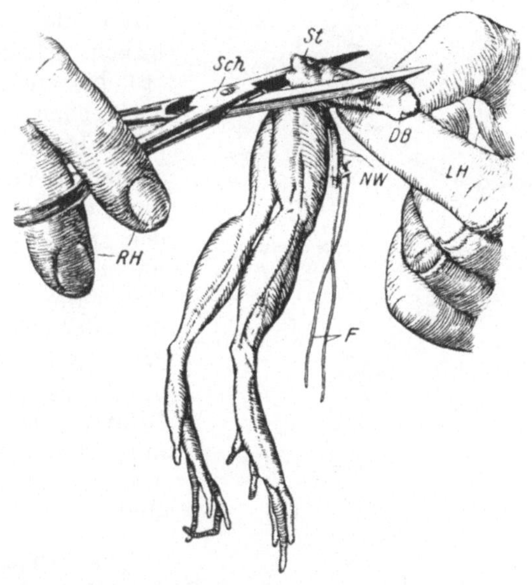

Abb. 54. Herausschneiden des Steißbeines bzw. Kreuzbeines.
DB rechtes Darmbein; *F* Fäden zum Halten der Nerven; *LH* Finger der linken Hand; *RH* Finger der rechten Hand; *Sch* große Schere; *St* Steißbein; *NW* Nervenwurzeln bzw. *Nn. ischiadici.*

Da der N. ischiadicus im weiteren auf der *Dorsalseite* des Präparates verläuft, muß nun die **Spaltung des Beckens** vorgenommen werden. Zu diesem Zwecke sind die beiden Nerven zusammen mit den Haltefäden auf die Oberschenkel zu legen; das Präparat wird dann nach Abb. 54 mit der *linken* Hand so gefaßt, daß es mit dem Steißbein auf der Zeigefingerspitze reitet und der Zeigefinger das Steißbein nach oben drückt. Mit der in der *rechten* Hand gehaltenen *großen* Schere werden nun das Steißbein und das Kreuzbein in der Waagerechten von kaudal nach kranial bis zum vorderen Rand des Präparates herausgeschnitten (Abb. 54); sollte der Schnitt nicht das ganze Kreuzbein entfernt haben und ein Kreuzbeinrest die Darmbeinenden noch verbinden, so wird durch einen weiteren Längsschnitt die gegenseitige Abtrennung der Darmbeinenden vollzogen. Hierauf werden die beiden Darmbeine am oberen freien Ende mit Daumen und Zeigefinger je einer Hand erfaßt und stark nach außen gebogen (Abb. 56), bis ein Auseinanderbrechen des Beckens im Bereich der Symphyse erfolgt. Nun kann das Präparat mit der *Bauchseite* nach *unten* wieder auf die Glasplatte gelegt werden, nachdem die beiden Nn. ischiadici durch die entstandene Öffnung des Beckens auf die Dorsalseite hinüber gelegt worden sind.

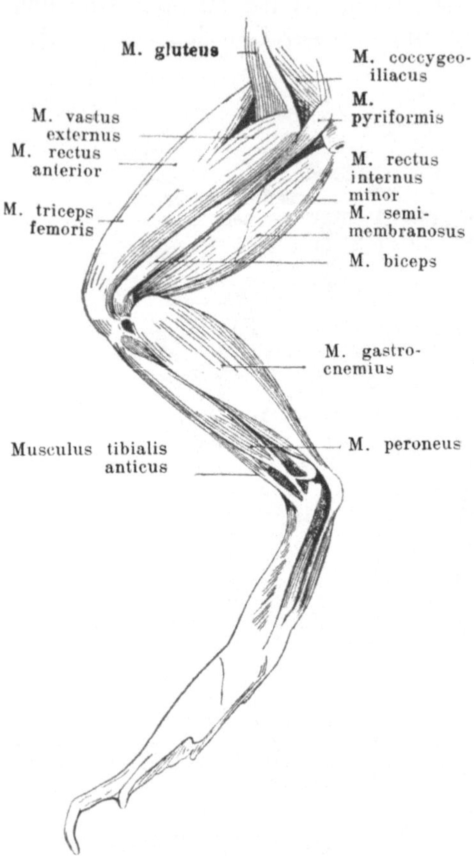

Abb. 55. Die Lage der Muskeln auf der Dorsalseite eines Hinterbeines beim Frosch.

Die **Topographie der Muskeln an der Dorsalseite des Froschschenkels** zeigt Abb. 55. Der N. ischiadicus verläuft in einem Muskelspatium, das von oben durch den M. biceps (M. iliofibularis) verdeckt wird. Durch stumpfes Auseinanderdrängen der dieses Spatium begrenzenden Muskeln (M. semimembranosus einerseits, bzw. M. vastus externus und dem vereinigten M. triceps femoris anderseits), wobei man *medial* vom M. biceps eingeht, wird der N. ischiadicus sichtbar und kann nun durch kleine Scherenschnitte (*feine* Schere) von seiner

Umgebung abgelöst werden. Jede Zerrung des Nerven ist dabei zu vermeiden. Vom Ischiadicus abgehende Zweige werden dicht am Hauptstamm abgeschnitten. In Abb. 56 ist der rechte N. ischiadicus bereits bis zum Kniegelenk, der linke nur bis zur Oberschenkelmitte ausgeschnitten. Ist diese Präparation bis zum Kniegelenk vorgedrungen, dann wird der Femur von den anhaftenden Muskeln befreit und — wie Abb. 57 zeigt —

dicht am Beckenende durchtrennt. Damit ist die Herstellung des **Unterschenkelpräparates** beendet.

Ist ein **Nerv-Muskel-Präparat** anzufertigen, so wird in der Art nach Abb. 58 die Sehne des M. gastrocnemius an der Planta mit der Pinzette erfaßt und mit der großen Schere flach abgetrennt. Der Scherenschnitt ist bis über das Sprunggelenk zu führen, da bis über diese Stelle die Sehne mit der Unterlage fest verheftet ist; oberhalb des Sprunggelenkes sind jedoch Sehne und Muskel nur durch ganz zartes Bindegewebe mit der Unterlage verbunden, das sofort zerreißt, wenn der Muskel abgehoben wird. Schließlich wird noch die Tibia unter-

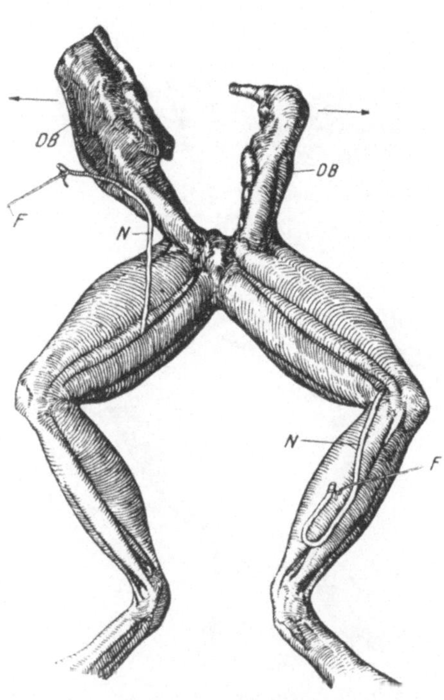

Abb. 56. Ansicht des Froschpräparates von der Dorsalseite: rechts ist der N. ischiadicus bereits bis zum Kniegelenk, links dagegen nur bis zur Oberschenkelmitte ausgelöst. Die beiden Pfeile am oberen Ende der Darmbeine geben die Richtung an, in der diese vorher auseinandergebrochen worden sind.
DB Darmbeine; *F* Haltefäden der Nerven; *N* Nn. ischiadici.

halb des Kniegelenkes durchtrennt. Es verbleibt ein Präparat, das außer dem Muskel nur noch aus Femurstumpf und Nerven besteht. Ist bloß ein einfaches **Muskelpräparat** erforderlich, so kann jetzt der nur zu Übungszwecken mitpräparierte Nerv dicht am Muskel abgeschnitten werden.

In gleicher Weise ist schließlich die Präparation auf der anderen Seite zu Ende zu führen. Da für den Versuch meistens vorerst nur *ein* Präparat benötigt wird, so legt man das zweite in ein Schälchen mit 0,65%iger NaCl-Lösung oder in eine mit feuchtem Filtrierpapier ausgekleidete feuchte Kammer, um es bis zur Verwendung vor Austrocknung zu

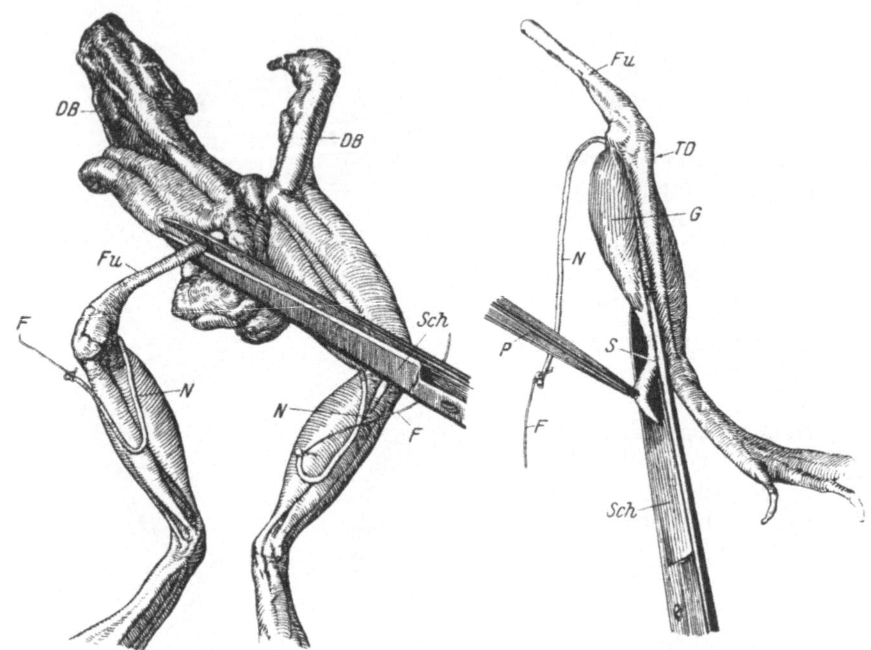

<table>
<tr><td valign="top" width="50%">

Abb. 57. **Abtrennung des Femur;**
Ansicht des **Präparates** von der Dorsalseite.
DB Darmbeine; *F* Haltefäden der Nerven; *Fu* Femur; *N* Nn. ischiadici; *Sch* große Schere.

</td><td valign="top" width="50%">

Abb. 58. **Abtrennung der Sehne des** Musc. gastrocnemius von der Planta. *F* Haltefaden; *Fu* Femurstumpf; *G* Musc. gastrocnemius; *N* Nerv. ischiadicus; *P* Pinzette; *S* Sehne des Musc. gastrocnemius; *Sch* große Schere; *TD* Pfeil, der Stelle und Richtung der späteren Tibia-Durchtrennung angibt.

</td></tr>
</table>

schützen; auch während des Versuches sind Muskel und Nerven wiederholt mit physiologischer Salzlösung zu befeuchten.

42. Direkte galvanische Reizung eines Muskelpräparates.

Aufgaben: 1. Aufsuchen der Schwellenspannung für die Schließungs- bzw. Öffnungszuckung.

2. Untersuchung der Abhängigkeit von Reizstärke (Reizspannung) und Größe der Muskelzuckung für Schließungs- und Öffnungswirkung.

3. Nachweis des Ausbleibens einer Reizwirkung beim Ein- bzw. Ausschleichen des Stromes.

Erforderlich: Muskelpräparat, 0,65% ige NaCl-Lösung, Kymographion, Stativ, Kreuzköpfe, Schreibhebel, Strohschreiber, Knochenklemme, S-förmiges Häkchen, Belastungsgewicht, Akkumulator, Quecksilberschlüssel, Meßdraht, Voltmeter, Drähte.

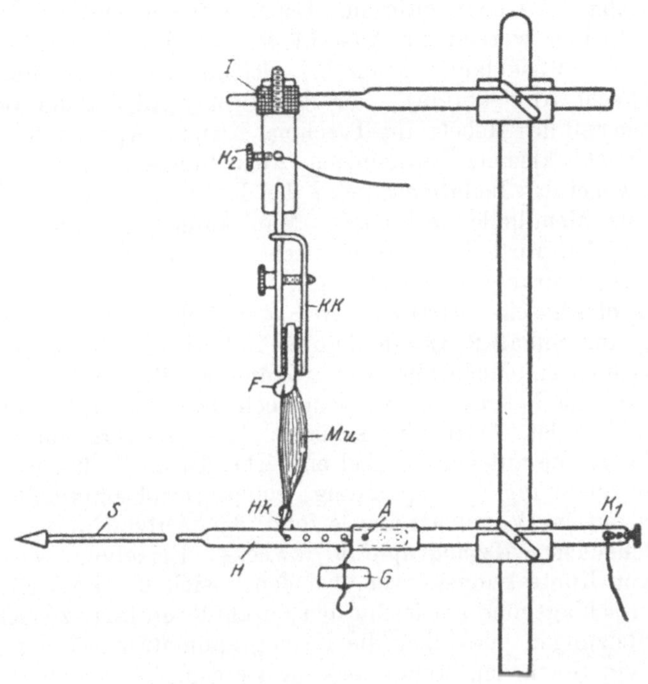

Abb. 59. Einrichtung zur Aufzeichnung isotonischer Muskelzuckungen.
A Hebelachse; *F* Femurstumpf; *G* Belastungsgewicht; *H* Hebel; *Hk* Häkchen; *I* Isolationsstück; K^1, K^2 Anschlußklemmen für den Reizstrom; *KK* Knochenklemme; *Mu* Muskel; *S* Schreiber.

Bevor an die Präparation des Muskels gegangen werden darf, muß die ganze Versuchsanordnung aufgebaut sein. Rechts vom Kymographion wird das Stativ aufgestellt und auf diesem, wie Abb. 59 zeigt, mit zwei Kreuzköpfen die Knochenklemme *KK* und der Schreibhebel *H* mit dem Schreiber *S* befestigt. In die Klemme wird später der Femurstumpf *F* eingespannt, während die Verbindung der Sehne mit dem Schreibhebel *H* durch ein kleines Häkchen *Hk* erfolgt. Bei der Zusammenstellung spannt man zunächst an Stelle des Muskels einen etwa 5 cm langen Streifen aus Karton oder zusammengelegtem Papier ein, der später durch den Muskel ersetzt wird. Zur Muskelbelastung hängt man das Gewicht G in das erste Loch des Schreibhebels neben der Achse oder besser an einem an den Hebel angebundenen Faden, der über eine kleine Rolle an der Hebelachse läuft; das Sehnenhäkchen Hk kommt in ein von der Drehachse weiter entferntes Loch, je weiter entfernt aber, um so kleiner werden die Ausschläge. Bei dieser Anordnung erfolgt die Muskelkontraktion bei gleichbleibender Spannung (*isotonische Kontraktion*). Der Reizstrom wird der am Befestigungsstab des Hebels angebrachtem Klemme K_1 bzw. der an der Knochenklemme befindlichen Anschlußklemme K_2 zugeführt, wobei das Isolationsstück I den Kurzschluß des Stromes über die Metallteile verhindert. Man kann auch oben und unten in den Muskel Nadeln einstechen, an denen dünne biegsame Kupferdrähte angelötet sind.

Die **elektrische Schaltung** *wird nach* Abb. 100 (S. 248) aufgebaut und enthält 2 Akkumulatoren in Serienschaltung (4 V), Stromschlüssel, Meßdraht zur Spannungsteilung sowie ein Voltmeter im Nebenkreis, zu dem noch das Präparat parallel zu schalten ist. Durch Verschieben des Schleifers am Meßdraht wird die auf den Muskel einwirkende, am Voltmeter ablesbare Spannung (Reizspannung) entsprechend eingestellt.

Bei dieser Versuchsreihe erfolgt die **Aufzeichnung mit stillstehendem Kymographion** zwecks Erzielung *strich*förmiger Kontraktionskurven, bei denen sich die Beurteilung der Ausschlagshöhe am leichtesten durchführen läßt; zwischen zwei Reizungen muß aber die Kymographiontrommel *mit der Hand* ein Stückchen weiter gedreht werden.

Durchführung der Reizversuche:

1. Stromschlüssel S ist zunächst offen, der Schleifer SK der Meßbrücke befindet sich ganz links am Anschlag (abgegriffene Teilspannung $= O$); nach Präparation und Befestigung des Muskels beginnt der Versuch mit geringer Verschiebung von SK nach rechts und Schließen des Schlüssels S bei *still* stehendem Kymographion (Voltmeter zeigt z. B. 0,3 V); wahrscheinlich reagiert der Muskel noch nicht, trotzdem wird unter der Schreiberspitze der Buchstabe „S" (Schließung) und darunter die abgelesene Reizspannung vermerkt (z. B. $\frac{S}{0,3}$); Kymographiontrommel mit

der Hand um etwa 1 cm weiter drehen, S öffnen, „$Ö$" und die Reizspannung aufschreiben; das Verfahren der schrittweisen Vergrößerung der Reizspannung, der Reizung mit Schließung und Öffnung des Stromkreises unter Weiterdrehen der Trommel nach jeder Reizung um je 1 cm usw. solange fortsetzen, bis auch die Öffnungszuckungen trotz weiterer Reizspannungserhöhung nicht mehr an Höhe zunehmen.

2. Betrachten der strichförmig aufgezeichneten Muskelkontraktionen:

   a) bei kleinen Reizspannungen tritt weder eine Schließungsnoch eine Öffnungszuckung auf (*unterschwellige Reizstärken*).

   b) als *Schwellenwert* ist dem Kurvenblatt jene Reizspannung zu entnehmen, bei welcher die Stromschließung bzw. -öffnung zu einer gerade merklichen Zuckung geführt hat (kleiner Ausschlag des Schreibers aus seiner Ruhelinie heraus).

   c) als *maximaler* Reiz ist aus den Aufzeichnungen jene kleinste Spannung zu bestimmen, von welcher ab die Schließungs- bzw. Öffnungszuckungen nicht mehr an Höhe zugenommen haben (Zirkel).

   d) Aus maximaler Reizung und Schwellenspannung ist sowohl für die Schließungs- als auch für die Öffnungsreizung der Erregungsspielraum zu berechnen.

3. *Einschleichen* des Stromes: Stromschlüssel ist zunächst offen, Schleifer SK ganz links am Anschlag; Kymographion um 1 cm weiterdrehen, Stromschlüssel S schließen, SK *ganz langsam* nach rechts verschieben, bis das Voltmeter eine nach dem vorhergegangenen Versuch zur Auslösung der Öffnungszuckung sicher ausreichende Spannung anzeigt; der Muskel hat aber nicht auf das *allmähliche Anwachsen* des Stromes reagiert; hierauf S öffnen: Zuckung.

4. *Ausschleichen* des Stromes: Kymographion um 1 cm weiter drehen, S bei der im vorhergegangenen Versuch benützten Stellung von SK schließen: Zuckung; jetzt SK *ganz langsam* nach links bis zum Anschlag verschieben, dann S öffnen: der Muskel reagierte nicht auf das *allmähliche Verschwinden* des Stromes.

5. Abnehmen, Fixieren und Trocknen des Kurvenblattes; Einkleben von Ausschnitten in das Übungsheft.

43. Direkte Reizung eines Muskelpräparates mit einzelnen Schließungs- und Öffnungsschlägen des Schlittenapparates.

Aufgaben: 1. Aufsuchen des Schwellenwertes für den Schließungsschlag, Beobachtung der Abhängigkeit von Reizstärke und Zuckungshöhe, Aufsuchen der maximalen Stärke für den Schließungsschlag.
2. Das gleiche bei Reizung mit Öffnungsschlägen.

Erforderlich: Muskelpräparat, 0,65%ige NaCl-Lösung, Kymographion, Stativ, Kreuzköpfe, Schreibhebel, Strohschreiber, Knochenklemme, S-förmiges Häkchen, Belastungsgewicht, Akkumulator, Quecksilberschlüssel, Stromschlüssel, Induktorium, Doppelschlüssel, Drähte.

Für den vorliegenden Versuch wird die gleiche Registrieranordnung wie bei der galvanischen Reizung (Vers. Nr. 42) benützt, gegebenenfalls auch das gleiche Präparat, wenn es noch gut erregbar ist (sonst das zweite aus der feuchten Kammer). Zur Reizung dient das Induktorium in der schon bekannten Schaltung nach Abb. 29 (S. 75).

Durchführung der Reizung:

1. Schlüssel *Hg* und *KS* zunächst offen, Wippe *W* in Stellung I (Einzelreizung), großer Rollenabstand; Schließung und Öffnung von *Hg* bei stillstehendem Kymographion, zwischen jeder Reizung Trommel um etwa 1 cm verschieben und wie im vorhergegangenen Versuch „S" und „Ö" sowie Rollenabstand unter der jeweiligen Schreiberstellung vermerken; Versuch mit je um 0,5 bis 1 cm verringertem Rollenabstand solange wiederholen, bis auch die Zuckungen durch die Schließungsschläge nicht mehr an Höhe zunehmen.
2. Betrachten der Kurven: Feststellung des Schwellen-Rollenabstandes für den Öffnungs- bzw. Schließungsschlag sowie des Rollenabstandes für die maximale Reizwirkung jedes der beiden Induktionsschläge.

44. Direkte frequente Reizung des Muskelpräparates; summierte Zuckung; Auslösung tetanischer Kontraktionen.

Aufgaben: 1. Nachweis des Überganges der Einzelzuckungen in den unvollkommenen Tetanus bei immer schnellerer Reizfolge.
2. Auslösung des vollkommenen Tetanus bei sehr schneller Reizfolge.

Erforderlich: Muskelpräparat, 0,65%ige NaCl-Lösung, Kymographion, Stativ, Kreuzköpfe, Schreibhebel, Strohschreiber, Knochenklemme, S-förmiges Häkchen, Belastungsgewicht, Akkumulator, Quecksilberschlüssel, Stromschlüssel, Induktorium, elektromagnetischer Reizschreiber, Drähte.

Der vorliegende Versuch stellt die Fortsetzung von Vers. Nr. 43 unter Benützung auch des gleichen Muskels dar; falls Reizmarken oder die Dauer der frequenten Reizung auf dem Kymographion mitverzeichnet werden sollen, schaltet man noch ein elektromagnetisches Signal in den Primärkreis (S. 52/53) ein.

Durchführung der Reizung:

1. Kymographion auf *raschen* Gang einstellen (Windflügel, S. 49), solchen kleinen Rollenabstand aufsuchen, bei welchem Öffnungs- *und* Schließungsschläge kräftig wirksam sind (Reizung mit *Hg*, *KS* bleibt offen); Kymographion laufen lassen; Schließung und Öffnung von *Hg* zuerst mit etwa 1 sec Zeitabstand, dann so schnell hintereinander, daß der Öffnungsschlag schon einwirkt, *bevor* die Zuckung durch den Schließungsschlag beendet ist: *Superposition* der beiden Zuckungskurven = *summierte* Zuckung.

2. Rollenabstand beibehalten, Kymographion auf *langsamen* Gang stellen (einige Millimeter in der Sekunde); so schnell als möglich Schließen und Öffnen von *Hg* (Schlüssel-Handgriff locker zwischen Daumen und Zeigefinger fassen und Unterarm schnellstens hin und her pendeln lassen): *unvollkommener Tetanus* mit *größerer* Hubhöhe als bei den einzelnen Zuckungen im Vorversuch (wie bei jedem Tetanus).

3. Rollenabstand beibehalten, Wippe in Stellung II bringen (frequente Reizung), *KS* schließen, *Hg* schließen (Unterbrecher muß spielen); Reizgebung durch vorübergehendes Öffnen von *KS: vollkommener* oder *glatter* Tetanus (beim Herzen unter gleichen Reizbedingungen: Wühlen und Wogen!).

4. Kurvenblatt abnehmen, Fixieren und Trocknen, Ausschnitte ins Übungsheft einkleben.

45. Aufzeichnung einer Ermüdungskurve bei direkter Muskelreizung.

Erforderlich: Muskelpräparat, 0,65%ige NaCl-Lösung, Kymographion, Stativ, Kreuzköpfe, Schreibhebel, Strohschreiber, Knochenklemme, S-förmiges Häkchen, Belastungsgewichte, Induktorium, Stromschlüssel, Anschluß an eine „Uhr"-Leitung oder Vorrichtung zur rhythmischen Stromunterbrechung (Metronom, BOWDITCHsche Uhr oder dgl.), Schaltungsdrähte.

Wird ein Muskel rhythmisch in kurzen Zeitabständen (z. B. jede Sekunde) gereizt, so nimmt die Hubhöhe sehr bald durch die eintretende Ermüdung ab; schließlich verschwinden die Zuckungen ganz. Durch Einschalten von Pausen in die Reizgebung läßt sich eine Erholung erzielen (größere Kontraktionshöhe nach der Pause als vorher), die mit der Pausenlänge an Stärke zunimmt, jedoch wieder um so weniger in Erscheinung tritt, je weiter schon die Ermüdung des Muskels fortgeschritten ist. Ebenso kann eine Verbesserung der Hubhöhe durch Verringern der Belastung oder durch Verstärkung des Reizes erzielt werden.

Durchführung des Ermüdungsversuches:

1. Aufbau der Registrieranordnung nach Abb. 59.

2. Primärkreis eines Induktoriums mit Stromschlüssel und den Klemmen *ESK* in Abb. 105 auf S. 252 (Einzelreizung) an ein Schaltwerk anschließen, das den Strom eines Akkumulators in Sekundenabständen unterbricht („Uhr-Leitung" oder Einschalten eines Metronomes, einer BOWDITSCHschen Uhr oder dergl.); sind mehrere Induktorien mit der gleichen Batterie verbunden, so muß in jeden Primärkreis noch ein Widerstand von 4 bis 6 Ohm aufgenommen werden (Schieberwiderstand, S. 237), um eine gegenseitige Beeinflussung der Stromkreise zu verringern. Sekundärklemmen — ein Kurzschlußschlüssel *KS* hier überflüssig — später mit dem Muskel verbinden.

3. Herstellung und Befestigung des Muskelpräparates, Hebel mit mehreren Gewichten belasten, Verbindung des Muskels mit der Sekundärspule, primären Stromkreis schließen und Aufsuchen eines solchen Rollenabstandes, bei welchem die Öffnungsschläge *stark*, die Schließungsschläge aber noch nicht wirksam sind; Kymographion mit sehr langsamer Geschwindigkeit (etwa 1 mm in der Sekunde) laufen lassen, Registrierung der Muskelzuckungen.

4. Zu verschiedenen Zeiten des Versuches, jedenfalls aber erst nach deutlicher Abnahme der Hubhöhe, Pausen von 1 und 2 min in die Reizgebung einschalten (Öffnen des Schlüssels im Primärkreis): *Vergrößerung der Hubhöhe* nach Wiederschließen infolge der Erholung, um so auffälliger, je länger die Pause ist und je früher sie in den Gang der Ermüdungskurve eingeschaltet wird.

5. Nach deutlicher Verringerung der Hubhöhe die Belastung des Muskels durch Abnehmen von Gewichten verkleinern: *Verbesserung der Hubhöhe,* da Arbeitsleistung kleiner.
6. Wenn Hubhöhe schon sehr gering, Verstärken des Reizes (kleinerer Rollenabstand): *Verbesserung der Hubhöhe,* da die Erregbarkeit durch die Ermüdung gesunken ist.
7. Kurvenblatt abnehmen, Fixieren und Trocknen, Einkleben von Ausschnitten in das Übungsheft.

46. Nachweis der Milchsäurebildung im Muskel.

Erforderlich: Mit Phenolrot vorbehandelter kurarisierter Frosch, Präparierbesteck, Glasplatte, Froschtuch, Akkumulator, Quecksilberschlüssel, Stromschlüssel, Induktorium, Reizelektroden, Drähte.

Als Endprodukt der Arbeitsreaktion im Muskel entsteht *Milchsäure;* wird ein Muskel durch starke, längere Zeit einwirkende Reize zu kräftiger Kontraktion gebracht, so läßt sich die p_H-Verschiebung mit einem geeigneten Indikator nachweisen, z. B. mit *Phenolrot* (Umschlag von Rosa nach Gelb). Die Frösche wurden einige Stunden vor dem Versuch durch vorsichtige Kurarisierung motorisch gelähmt, so daß keine Milchsäure mehr durch Eigenbewegungen in den Muskeln entstehen konnte; nach Eintritt der Lähmung wurde den Tieren Phenolrotlösung in den Rückenlymphsack eingespritzt. Der Versuch wird ohne jede Registrierung auf einer Glasplatte durchgeführt.

Durchführung des Versuches:

1. Induktorium für frequente Reizung an einen Akkumulator anschalten (nach Abb. 29, jedoch ohne Wippe *W*); an die Sekundärklemmen über einen Kurzschlußschlüssel *KS* und biegsame Drähte das Reizelektrodenpaar von Vers. Nr. 27 anschließen.
2. Phenolrot-Frosch durch Kopfschlag betäuben, dekapitieren; Rückenmark ausbohren, Vordertier abtrennen, Haut abziehen, Präparat in Bauchlage auf eine reine Glasplatte: Muskeln durch Phenolrot rosa bis rötlich angefärbt.
3. Kleiner Rollenabstand, *KS* schließen, ebenso *Hg* (Unterbrecher muß spielen); Drähte des Elektrodenpaares auf die Oberschenkelmuskulatur der einen Seite aufsetzen, Reizgebung durch *KS:* nach einiger Zeit *Gelb*färbung der gereizten Muskeln infolge der Milchsäurebildung (Muskeln der anderen Seite als Kontrolle!).

47. Aufzeichnung der Bewegungen des Säugerdarmes; Wirkung von Acetylcholin und Adrenalin auf die Darmmotorik.

Erforderlich: 2—3 cm langes Darmstück (einem 24 Stunden hungernden Meerschweinchen frisch entnommen, in Tyrodelösung von 39⁰ C mit Sauerstoffdurchperlung gespült und durch Ausspritzen mit der gleichen Lösung vom Darminhalt befreit), Suspensionsanordnung nach Abb. 25, kurze Stecknadeln, Tyrodelösung Acetylcholin-Tyrodelösung 1 : 10 000, Adrenalin-Tyrodelösung 1 : 5000, 2 Pipetten, Kymographion, Gasbrenner, kleines Thermometer bis 50⁰ C, Einrichtung zur Sauerstoffdurchleitung durch die Tyrodelösung, Präparierbesteck, Tuch, Abfallschale.

Im Gegensatz zum quergestreiften Skeletmuskel zeigen die *glatten* Muskeln, vor allem die des Verdauungsapparates, mehr oder weniger rhythmische *Eigenbewegungen*. Am Säugerdarm sind diese allerdings nur deutlich, wenn die Temperatur von 38 bis 39⁰ C möglichst genau eingehalten und der Suspensionsflüssigkeit dauernd Sauerstoff zugeführt wird. Als Suspensionsflüssigkeit zieht man *Tyrode*lösung der Ringerlösung vor, die sich von der letzteren vor allem durch ihren Gehalt an Magnesiumchlorid und Dextrose unterscheidet. Die Registrieranordnung entspricht der Abb. 25, in der das Darmstück an Stelle des Herzens zwischen Korkplatte und Herzklammer ausgespannt wird. Zum Aufrechterhalten der Temperatur von 38 bis 39⁰ C im Becherglas wird mit einer kleinen Flamme von unten her unter dauernder Kontrolle des eingetauchten Thermometers erwärmt.

Durchführung des Versuches:

1. Becherglas der Suspensionsanordnung mit warmer Tyrodelösung füllen und in ihr das frisch entnommene Darmstück holen; am Arbeitsplatz Darmstück sofort am unteren Ende auf der Korkplatte mit zwei Nadeln, am oberen an der Herzklammer befestigen und in die Tyrodelösung versenken (Darmstück allenfalls oben kürzen, damit es nicht über die Oberfläche der Flüssigkeit hinausragt); Kugelrohr in die Flüssigkeit einsenken, Sauerstoffzufuhr mit Hahn auf langsames Durchperlen von Gasblasen einstellen, Thermometer einsenken, Temperaturkontrolle, dauerndes Erwärmen mit kleiner bewegter Flamme auf Temperaturkonstanz von 38 bis 39⁰ C.

2. Kymographion mit langsamer Geschwindigkeit (1 bis 2 mm in der Sekunde) laufen lassen, Aufzeichnen der nor-

malen Darmbewegungen über eine halbe oder ganze Trommelumdrehung.

3. Zufügen von einem Tropfen — im Falle der Wirkungslosigkeit mehr —, der *Acetylcholin*-Tyrodelösung: *Vaguswirkung*, d. i. *Verstärkung der spontanen Darmbewegungen und Tonussteigerung* (Hochgehen des Schreibers); bei zu großen Acetylcholinmengen kann eine solche Tonusverstärkung auftreten, daß die Darmbewegungen ganz verschwinden.

4. Zufügen von einigen Tropfen der Adrenalin-Tyrodelösung: *Sympathicus*wirkung, d. i. *Tonusverminderung* (Sinken des Schreibers), wobei die im Vorversuch durch Tonusverstärkung verschwundenen Darmbewegungen vorübergehend wieder auftreten können, dann aber infolge der Darmerschlaffung wieder erlöschen.

5. Abnehmen des Kurvenblattes, Fixieren, Trocknen und Einkleben von Ausschnitten in das Übungsheft.

48. Mechanische, osmotische und elektrische Reizung des Froschnerven.

Erforderlich: Nerv-Unterschenkel-Präparat, Glasplatte, Präparierbesteck, Kochsalzpulver, galvanische Pinzette, Froschringer, Schälchen, Pinsel, feuchte Kammer.

1. Ein frisch hergestelltes Nerv-Unterschenkelpräparat auf Glasplatte legen und mit physiologischer Salzlösung befeuchten.

2. Arm einer geöffneten Präparierpinzette leicht und federnd auf das Ende des Nerven fallen lassen: *Zuckung* der Pfote infolge der *mechanischen Nervenreizung*.

3. Stückchen von je ½ bis 1 mm vom Ende des Nerven abschneiden: *Zuckung* bei jedem Scherenschlag infolge der *mechanischen Reizung* beim Durchtrennen.

4. Nervenende mit einem Häufchen NaCl-Pulver bedecken, allenfalls anschließend einen Tropfen physiologische Salzlösung zum NaCl-Pulver zufügen: nach einiger Zeit *Einzelzuckungen*, die mehr oder weniger schnell aufeinander folgen und auch in einen — meist unvollständigen — *Tetanus* übergehen können: *osmotische Nervenreizung* (Wasserentzug).

5. Nerv am Faden hochheben und auf die beiden Schenkel einer untergehaltenen galvanischen Pinzette (ein haarnadel-

förmiger Drahtbügel aus einem an der Krümmung verlöteten Zink- bzw. Kupferdraht) fallen lassen: *Zuckung*
(Kathodenschließungszuckung) im Augenblick der Berührung der beiden Metalle, welche zusammen mit dem feuchten Nerven ein galvanisches Element bilden; einfachste Form
der *elektrischen Nervenreizung*.

Mit einer ähnlichen Versuchsanordnung hat GALVANI im
Jahre 1786 erstmalig die Reizwirkung des Stromes aus „galvanischen" Elementen auf Nerv und Muskel gesehen. Mit der
vorliegenden Ausführung der galvanischen Pinzette ist allerdings eine Reizwirkung am *Muskel* selbst (bei direkter Reizung) nicht zu erzielen, da die geringe Kapazität dieser Stromquelle nur für den Nerven, nicht aber für den Muskel eine genügend große Stromdichte liefern kann.

49. PFLÜGERsches **Zuckungsgesetz.**

Aufgabe: Es ist am Nerven die Schließungs- und Öffnungswirkung
des galvanischen Stromes bei schwachen, mittelstarken und starken
Strömen in Abhängigkeit von der Stromrichtung zu untersuchen.

Erforderlich: Nerv-Unterschenkel-Präparat, Stativ, Kreuzkopf,
Knochenklemme, zwei Akkumulatoren, Quecksilberschlüssel, Stromwender, Meßdraht, Voltmeter, unpolarisierbare Elektroden, pulveri-
sierter Modellierton, 0,65%ige NaCl-Lösung, gesättigte $ZnSO_4$-Lösung,
Drähte.

Wie schon auf S. 56 erwähnt, tritt bei ganz *schwachen*
galvanischen Strömen nur eine Schließungszuckung auf, bei
etwas *stärkeren* kommt noch die Öffnungszuckung hinzu; bei
ganz starken Strömen verschwindet aber, je nach der Stromrichtung, wieder eine der beiden Zuckungen infolge der Blok-
kierung durch den Elektrotonus. „**Aufsteigende Ströme**" sind
solche, deren Anode muskelnahe, deren Kathode muskelfern
liegt, also solche, bei denen der Strom gegen das Zentralnervensystem gerichtet ist, bei „**absteigenden Strömen**" ist dies umgekehrt. Der Stromverlauf für beide Fälle wird in Abb. 60
gezeigt. Unter der Abbildung ist in einer Tabelle der Reizerfolg
(Zuckung *Z*) bzw. die Wirkungslosigkeit (*O*) der Schließung
(*S*) und der Öffnung (*Oe*) in beiden Stromrichtungen für die
drei Reizstärken zusammengestellt (PFLÜGERsches **Zuckungsgesetz**). Unterschiede in der Zuckungsformel für beide Stromrichtungen ergeben sich also nur bei *starken* Strömen; das
Fehlen der Schließungszuckung bei *aufsteigenden starken*
Strömen erklärt sich daraus, daß der von der Kathode ausgehende Schließungsreiz durch das anelektrotonisch blockierte

Gebiet an der Anode nicht hindurch kann, während der anodische Öffnungsreiz ohne weiteres zum Muskel gelangt und zu einer Öffnungszuckung führt. Bei *absteigenden starken* Strömen kann der von der muskelnahen Kathode ausgehende Schließungsreiz eine Muskelzuckung auslösen, nicht aber der von der muskelfernen Anode ausgehende Öffnungsreiz, da er das Gebiet des früheren Katelektrotonus durchlaufen muß, das ja unmittelbar nach der Stromunterbrechung *leitungsunfähig* ist.

Nachweis des PFLÜGERschen **Zuckungsgesetzes:**

1. Aufbau einer Anordnung zur galvanischen Reizung nach Abb. 100, jedoch mit *zwei* in Serie geschalteten Akkumula-

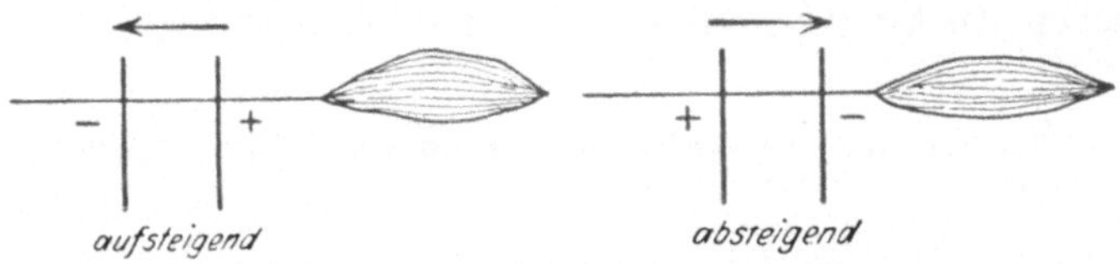

Abb. 60. Lage der Elektroden für auf- und absteigende Ströme.

Reizstärke	Aufsteigender Strom		Absteigender Strom	
	S	Oe	S	Oe
Schwache Ströme ...	Z	O	Z	O
Mittlere Ströme ...	Z	Z	Z	Z
Starke Ströme	O	Z	Z	O

toren und einem Stromwender W zwischen dem Voltmeter und den Elektroden; Stromschlüssel Hg vorerst noch offen lassen, Schleifer KS ganz links am Anschlag.

2. Anfertigung von zwei unpolarisierbaren Tonstiefel-Elektroden, deren Tonpfröpfe zu Schneiden gestaltet und durch passende Einstellung des Elektrodenhalters einander so weit als möglich genähert werden; Herstellung eines Nerv-Unterschenkelpräparates, dessen Femurstumpf in einer Knochenklemme so eingespannt wird, daß der Unterschenkel lotrecht nach abwärts hängen kann; Tonelektroden an Wippe W anschließen, in der Nähe des Nerven aufstellen und diesen quer über die Schneiden lagern.

3. Wirkung der Stromschließung und Öffnung (mit Hg) bei abwechselnd *aufsteigender* und *absteigender* Stromrichtung

unter allmählicher Verstärkung der Reizspannung (Verschiebung von *SK* in den Reizpausen nach rechts) erproben: Ermittlung jener Reizspannung (Voltmeter), bei welcher — unabhängig von der Stromrichtung — nur die Schließungszuckung allein auftritt (erstes Stadium des PFLÜGERschen Zuckungsgesetzes = „schwache" Ströme); Aufsuchen jener Reizspannung, bei welcher — unabhängig von der Stromrichtung — auch die Öffnungszuckung merklich wird (zweites Stadium des PFLÜGERschen Zuckungsgesetzes = „mittlere" Ströme); Feststellen der Reizspannung, die bei aufsteigender Stromrichtung *keine* Schließungs-, wohl aber eine Öffnungszuckung liefert, bzw. bei absteigender Stromrichtung nur eine Schließungs-, aber *keine* Öffnungszuckung herbeiführt (drittes Stadium des PFLÜGERschen Zuckungsgesetzes = „starke" Ströme).

50. Nachweis der Muskelaktionsströme mit der sekundären Zuckung.

Erforderlich: Nerv-Unterschenkel-Präparat, Nerv-Muskel-Präparat, Stativ, Kreuzkopf, Knochenklemme, Reizelektrodenpaar mit Silberdrähten, Holzklotz mit kleiner Glasplatte, Akkumulator, Stromschlüssel, Schlittenapparat, Drähte, Präparierbesteck, 0,65%ige NaCl-Lösung, Filtrierpapier.

Werden zwei Ableitelektroden an die unverletzte Oberfläche eines Nerven oder Muskels angelegt, so führt das Durchlaufen der Erregungswelle unter den Elektroden zu einem *diphasischen Aktionsstrom*. Da ein gut erregbarer Froschnerv durch diesen, wenn auch schwachen Aktionsstrom gereizt werden kann, so läßt sich mit Hilfe eines Nerv-Muskel-Präparates ein Nachweis des Aktionsstromes führen, da der Muskel des letzteren die Erregung des Nerven durch seine Zuckung anzeigt (*sekundäre Zuckung*).

Durchführung des Versuches:

1. Aufstellen einer Anordnung, bei der an einem Stativ eine nach unten gerichtete Knochenklemme und das Reizelektrodenpaar mit je einem Kreuzkopf befestigt werden; Haltestäbe beider Geräte im rechten Winkel zueinander, innerhalb dieses Winkels wird ein Holzklotz mit aufgelegter Glasplatte (z. B. einem Objektträger) aufgestellt und durch entsprechendes Anbringen der beiden Kreuzköpfe sorgt man dafür, daß das untere Ende der Knochenklemme und die

beiden Elektrodendrähte etwa in Höhe der Glasplatte zu liegen kommen.

2. Aufbau einer elektrischen Schaltung mit Induktorium zur *Einzel*reizung mit Öffnungsschlägen (obere Klemmen), Anschluß des Reizelektrodenpaares an die Sekundärspule (ohne Zwischenschaltung eines Kurzschlußschlüssels).

3. Herstellung eines Nerv-Unterschenkelpräparates sowie eines Nerv-Muskelpräparates; der Muskel des letzteren (= Muskel 1) kommt auf die Glasplatte, sein Nerv (= Nerv 1) auf die Elektrodendrähte. Das Nerv-Unterschenkelpräparat wird mit seinem Femurstumpf in der Knochenklemme befestigt und hängt lotrecht nach abwärts, sein Nerv (= Nerv 2) liegt der Länge nach über dem Bauch und der Sehne des Muskels 1.

4. Reizung des Nerven 1 durch einen kräftigen Öffnungsschlag (Rollenabstand ausprobieren), der Muskel 1 zuckt, gleichzeitig aber auch der Unterschenkel (durch Reizung des Nerven 2 mittels des Aktionsstromes vom Muskel 1).

Wenn der Versuch nicht gelingen sollte, ist es zweckmäßig, das Sehnenende des Muskels 1 abzukappen und den Nerv 2 über den Muskelbauch und den frischen Querschnitt zu legen; in diesem Fall löst allerdings nicht der Aktionsstrom selbst, sondern die von ihm verursachte negative Schwankung des Verletzungsstromes (im Muskel 1) die *sekundäre Zuckung* im Unterschenkel aus.

IV. Reizversuche an Nerven und Muskeln beim Menschen.

Bei der Reizung eines ausgeschnittenen Muskels oder Nerven bereitet die Zuleitung des Stromes keine Schwierigkeiten und es kann dieser auch nur durch das zu erregende Organ *allein* fließen; bei der Reizung in situ dagegen muß der Strom die Haut und auch das übrige Gewebe der Umgebung durchsetzen und fließt *nur zum Teil* durch das zu erregende Organ. So treten z. B. beim *ausgeschnittenen* Nerven die Stromlinien an der Anode ein, verlaufen durch die interpolare Strecke und treten an der Kathode wieder aus. Wie Abb. 61 *A* zeigt, können aber bei der *Reizung in situ* die von der Anode zur Kathode fließenden Stromlinien zum Teil durch das *über* dem Nerven liegende Gewebe ziehen, zum Teil durch den Nerven hindurch in das *darunter* liegende Gewebe gelangen, um auf dem Weg zur Kathode ein *zweites Mal* durch den Nerven hindurchzutreten. Der Nerv wird also *zweimal* von den Stromlinien durchsetzt; da die Stromeintrittsstelle als *Anode*, die Austrittsstelle als *Kathode* bezeichnet wird, liegen, wie Abb. 61 *A* zeigt, bei der Reizung in situ *zwei Anoden* und *zwei Kathoden* am Nerven. Die der positiven Elektrode gegenüberliegende Eintrittsstelle $+ + + + + +$ wird auch als wirkliche oder **reelle Anode,** die Austrittsstelle $— — — — —$ unterhalb dieser als **virtuelle Kathode** bezeichnet, die Eintrittsstelle unterhalb der kathodischen Elektrode $+ + + + +$ als **virtuelle Anode,** die Austrittsstelle $— — — — —$ gegenüber der negativen Elektrode als wirkliche oder **reelle Kathode.** Dadurch wird die Zuckungsformel etwas verwickelter, weil auch z. B. an der negativen Elektrode eine

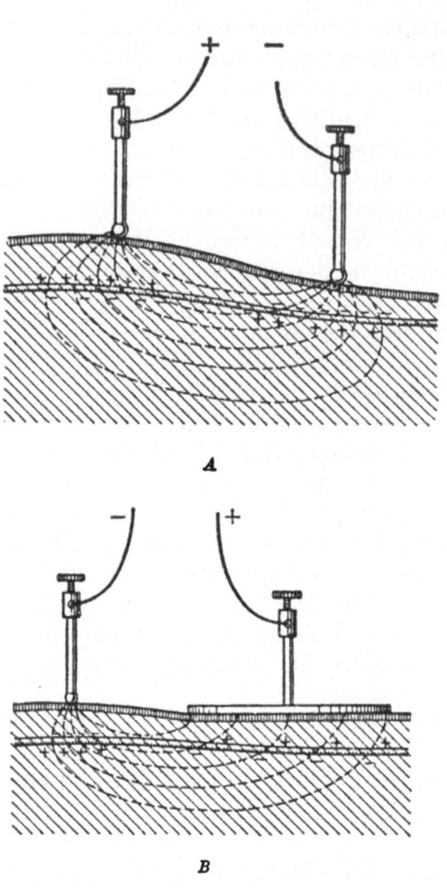

Abb. 61. Ausbreitung der Stromlinien bei der Nervenreizung in situ unter Verwendung gleich großer Elektroden (*A*) bzw. ungleich großer Elektroden (*B*). Da der Nerv in situ in leitendem Gewebe eingebettet ist, entstehen nicht bloß auf der den Elektroden zugewandten Nervenseite eine *reelle* Anode und eine *reelle* Kathode, sondern zusätzlich auf der Nerv-*unter*seite — da Stromlinien durch den Nerven hindurch auch in das unterhalb befindliche Gewebe ziehen — noch eine *virtuelle* Kathode und eine *virtuelle* Anode. Bei Anwendung ungleich großer Elektroden (*B*) verlaufen die Stromlinien unter der kleineren zusammengedrängt, unter der größeren dagegen ausgebreitet; die Stromdichte reicht daher unter der größeren Elektrode (*indifferente* Elektrode) für eine Reizwirkung *nicht* aus. Erregungen können nur unter der *kleineren* Elektrode (*differente* Elektrode, *Reiz*elektrode) entstehen.

Öffnungserregung zustande kommen kann, unter der positiven dagegen auch eine Schließungserregung; diese Reizwirkungen gehen von den *virtuellen* Elektroden aus.

Um eine scharfe **Lokalisation der Reizwirkung** zu ermöglichen, verwendet man im Gegensatz zur Reizung an ausgeschnittenen Organen *ungleich* große Elektroden (Abb. 61 *B*). Eine meist quadratische oder rechteckige Elektrode von etwa 50 cm² Fläche **(indifferente Elektrode)** wird auf den Rücken, Oberarm oder die Brust, eine kleine knopfförmige Elektrode von 1 bis 3 cm² Fläche **(Reizelektrode, differente Elektrode)** auf den Reizpunkt aufgesetzt. Die Reizelektrode enthält einen kleinen Schalter, mit dem durch Fingerdruck entweder der Strom unterbrochen, durch Loslassen geöffnet werden kann oder umgekehrt, je nach der Herstellungsfirma. Die Elektroden bestehen meist aus Metall und sind mit Stoff oder Leder überzogen. Sie werden vor Gebrauch in Wasser, Kochsalzlösung oder Wasser mit Salzsäurezusatz (einige Zehntel Prozent) gelegt und müssen gut durchfeuchtet sein. Da die Reizwirkung eines Stromes von der Strom*dichte* (Stromstärke pro Flächeneinheit des durchströmten Querschnittes) abhängt, tritt eine Reaktion nur unter der *kleinflächigen differenten* Elektrode ein; unter der *großflächigen* indifferenten Elektrode bleibt die Stromdichte unterschwellig.

Die Erfahrung hat gezeigt, daß jeder Muskel oder Nerv von einem bestimmten Punkt der Oberfläche aus am leichtesten zu erregen ist **(motorische Reizpunkte,** vergl. Abb. 62 und 63); diese liegen bei den Muskeln über der Eintrittstelle ihrer Nerven, bei den Nerven dort, wo diese der Oberfläche am nächsten sind. Auf diesen Reizpunkten setzt man daher die differente Elektrode auf.

Die **Größe der Erregbarkeit** an den einzelnen motorischen Reizpunkten wird bei Benützung des *galvanischen Stromes* durch die Angabe der zur Auslösung einer Muskelkontraktion gerade notwendigen Schwellenstromstärke in Milliampere angegeben. Sie liegt für die Reizung der Nerven meist unter 1 mA, für Muskeln bei einigen Milliampere. An verschiedenen Versuchspersonen können die Zahlen für die gleichen Muskeln und Nerven je nach der Stromverteilung und insbesondere je nach dem Hautwiderstand um mehrere 100% schwanken, doch zeigt sich z. B. eine verminderte Erregbarkeit stets durch besonders hohe Stromstärke und durch einen trägeren Kontraktionsverlauf an. Beim *faradischen Strom* wird meistens der Rollenabstand in Zentimetern angegeben, bei Anschlußapparaten (siehe S. 151) die Zahl für die Stellung des Regelknopfes, was beides aber nicht *Absolut*angaben sind, da den gleichen Zahlen je nach dem Bau der benützten Apparate ganz verschiedene Reizstärken entsprechen; nur bei Reizungen mit immer demselben Gerät ermöglichen diese Zahlen einen gewissen Vergleich.

Zur elektrischen Reizung am Menschen werden die gleichen Apparate wie in den früheren Schaltungen verwendet. Da bei der **galvanischen Reizung** höhere Spannungen erforderlich sind, wird als Stromquelle häufig ein Gleichstromnetz mit 110

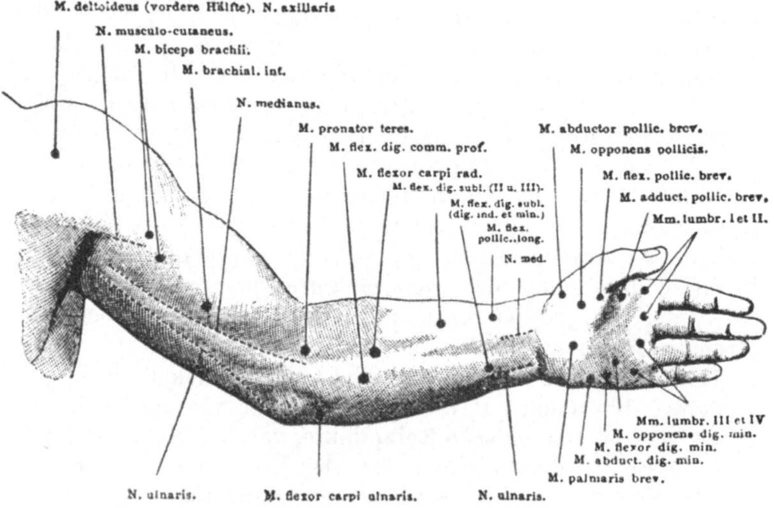

Abb. 62. Verteilung der motorischen Reizpunkte an der Beugeseite der oberen Extremität nach Eulenburg.

oder 220 V herangezogen, von dem mit einem als Spannungsteiler geschalteten Widerstand von Null ausgehend beliebig kleine Teilspannungen abgegriffen werden können; auch Hintereinanderschaltung einer entsprechenden Zahl von Akkumulatoren oder Trockenbatterien („Anodenbatterien") lassen sich benützen. In einer derartigen, meist fertig zusammengestellten Anordnung ist dem Spannungsteiler ein Voltmeter im Nebenkreis zur Ablesung der Reizspannung parallel geschaltet; zur Feststellung der Stromstärke enthält der Nebenkreis ferner ein Milliamperemeter. Ein Stromwender ermöglicht beliebige Polung der differenten bzw. indifferenten Elektrode. Da bei Benützung eines Gleichstromnetzes die Versuchsperson unmittelbare Ver-

bindung mit dem Netz hat, ist darauf zu achten, daß diese nicht
etwa *geerdete Gegenstände* (Gashahn, Wasserleitungshahn
u. dgl.) berührt, um die Gefahr des Erdschlusses zu vermeiden.
Zur faradischen Reizung wird der übliche Schlittenapparat
benützt, der unter Zwischenschaltung eines Quecksilberschlüssels mit einer Akkumulatorenzelle zu verbinden ist; ein Kurzschlußschlüssel kommt in den Sekundärkreis.

Neben diesen behelfsmäßig aufgestellten Einrichtungen wird
auch der besonders für den Gebrauch des praktischen Arztes
gebaute **Anschlußapparat** verwendet, der für unmittelbaren

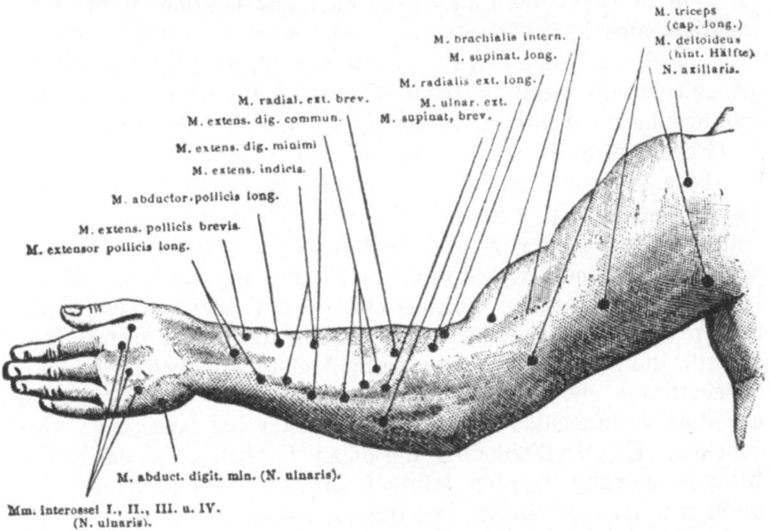

Abb. 63.   Verteilung der motorischen Reizpunkte an der Streckseite der oberen
Extremität nach **Eulenburg**.

Anschluß an eine Wechselstromleitung eingerichtet ist, alle für
die Zwecke der gewöhnlichen Elektrodiagnostik und Elektrotherapie erforderlichen Stromformen liefert und infolge des
Netzanschlusses *über einen Transformator* auch *erdschlußfrei*
und daher vollkommen gefahrlos ist. Der für die galvanische
Reizung und zum Betrieb des Schlittenapparates notwendige
Gleichstrom wird bei älteren Ausführungen von einer im Gerät
eingebauten kleinen Dynamomaschine geliefert, die von einem
Wechselstrommotor angetrieben wird; bei neueren Ausführungen eines solchen Gerätes dient zur Erzeugung des Gleichstromes eine Gleichrichteranordnung, die in Verbindung mit
Siebgliedern einen sehr viel gleichmäßigeren Gleichstrom liefert

als die Dynamomaschine. Er ist dem Strom von Batterien gleichwertig, hinsichtlich des Fehlens eines Batterieverschleißes und damit eines allmählichen Sinkens der Spannung sogar überlegen. Außer dem galvanischen und faradischen Strom kann über einen kleinen eingebauten Transformator auch sinusförmiger Wechselstrom zur Erzeugung tetanischer Kontraktionen sowie zum Betrieb eines kleinen Lämpchens oder eines Glühdrahtes (Thermokauter) entnommen werden. Zur Entnahme des galvanischen, faradischen und des sinusförmigen Stromes für Reizzwecke dient das eine Klemmenpaar, während der zum Betrieb eines Lämpchens oder des Thermokauters notwendige, niedrig gespannte, aber sehr starke Wechselstrom an einem anderen Klemmenpaar geliefert wird. Je nach der Stromart, mit der die Reizung ausgeführt werden soll, ist der Wahlschalter neben den Reizstromklemmen auf G (Galvanisation), F (Faradisation) oder S (Sinusstrom) einzustellen; ein mit GF bezeichneter Kontaktknopf erlaubt, galvanischen *und* faradischen Strom für besondere Zwecke *gleichzeitig* anzuwenden. Jeder Stromkreis (G, F oder S) hat häufig einen eigenen Einschalter und einen Regelknopf zur Einstellung der Stromstärke. Im galvanischen Stromkreis ist ein Stromwender und ein Milliamperemeter eingeschaltet. Steht der Wender auf „normal" (N), so gilt die an den Stromentnahmeklemmen angegebene Polbezeichnung, steht der Wender auf „gewendet" (W), so sind die Pole vertauscht. Das Milliamperemeter hat meist zwei verschiedene Empfindlichkeiten, die durch Drehen an einem Knopf beliebig gewählt werden können. Mit dem Knopf dreht sich auch eine im Inneren des Instrumentes oder vor diesem befindliche Skalenscheibe, die durch ein Fenster die gewählte Empfindlichkeit angibt; steht die Zahl „1" im Fenster, so gilt die Teilung des Instrumentes unverändert, steht z. B. „10" im Fenster, so sind die am Instrument abgelesenen Teilstriche mit 10 zu multiplizieren, um die wirkliche Stromstärke zu erhalten.

Bei **neueren Elektrotherapiegeräten** (z. B. dem „*Omnicurrent*") ist der faradische Strom durch *rhythmische Kondensatorentladungen* ersetzt, die rein elektrisch durch Kondensatoraufladung über einen Hochohmwiderstand und durch Kondensatorentladung über ein elektrisches Ventil (Glimmröhre, Gastriode) erzeugt werden (vgl. Abb. 107 und S. 256). Diese bieten den Vorteil, daß der launenhafte mechanische Unterbrecher entfällt und auch die sonst praktisch wenig veränderliche Reizfrequenz nunmehr von einzelnen Stromstößen über Schüttel- bis zu Rieselströmen (bis zur Impulszahl von etwa 100 je sec) beliebig eingestellt und dem Erregbarkeitsgrad des zu behandelnden Muskels angepaßt werden kann. So wie beim faradischen Strom sind die einzelnen Impulse einander entgegengesetzt, jedoch *symmetrisch* und in bezug auf ihre Reizwirkung gleichwertig; die Symmetrie bedingt, daß solche Ströme durch ein geeignetes Meßinstrument auch gemessen und die Behandlungsstromstärken jederzeit reproduziert werden können. Mit Hilfe motorisch angetriebener Schalteinrichtungen läßt sich dieser Reizstrom in einstellbaren Perioden schwächen und wieder verstärken. Während früher mit den faradischen Strömen nur langdauernde tetanische Kontraktionen hervorzubringen waren, kann mit solchen „*Schwellströmen*" eine wirklich physiologische Lähmungstherapie durchgeführt werden, da die Muskeln ähnlich der willkürlichen Kontraktion immer nur kurzzeitig beansprucht werden, in den Reizpausen Zeit zur Erholung haben und infolge der rhythmischen Tätigkeit auch eine Pumpwirkung auf die Venen ausüben und den Blutkreislauf des erkrankten Gebietes verbessern. Die Bedienung solcher Geräte ist im wesentlichen gleich den früher besprochenen Anschlußapparaten.

51. Faradische Reizung menschlicher Muskeln.

Erforderlich: Differente und indifferente Elektrode, Schlittenapparat, Quecksilberschlüssel, Stromschlüssel, Akkumulator, Drähte, gegebenenfalls auch Anschlußapparat.

1. Aufbau einer Anordnung zur frequenten Reizung mit dem Induktorium nach Abb. 29, jedoch ohne Wippe W; im Sekundärkreis gut durchfeuchtete indifferente bzw. differente Elektrode anschließen; Hg zunächst offen, KS geschlossen.

2. Indifferente Elektrode auf Rücken oder Brust aufsetzen (bei Reizungen am Unterarm auch am Oberarm), differente Elektrode auf gewählten motorischen Reizpunkt (z. B. nach Abb. 62 oder 63); Wirkungsweise des zu erregenden Muskels überlegen, damit die Schwellenkontraktion nicht etwa durch Richten der Aufmerksamkeit auf eine falsche Stelle übersehen wird.

3. Versuchsperson auffordern, alle Muskeln möglichst zu entspannen, Körperabschnitt, in welchem gereizt wird, auch von jeder Muskelleistung durch bequeme Lagerung und Stützung befreien; am Induktorium großen Rollenabstand einstellen, Hg schließen (Unterbrecher spielt), KS kurz-

zeitig zur Reizgebung betätigen (im Falle eines eigenen Schalters an der differenten Elektrode diesen an Stelle von *KS* benützen), Reaktion beobachten. Ist noch keine nachzuweisen, Rollenabstand etwas verkleinern, Wiederholung der Reizung usw. bis ein Reizerfolg sichtbar wird. Als Schwellenreaktion nur eine solche ansehen, welche mit der frequenten Reizung beginnt, mit dieser sofort wieder verschwindet und mehrmals hintereinander hervorgebracht werden kann (gegenüber zufällig auftretenden Eigenbewegungen). Rollenabstand aufschreiben, anschließend Prüfung des gleichen Muskels auf der Gegenseite.

4. In gleicher Weise andere motorische Reizpunkte bei der gleichen Versuchsperson prüfen und eine Tabelle mit den Schwellen-Rollenabständen anlegen.

5. Den *gleichen* Muskel bei verschiedenen Versuchspersonen mit möglichst verschiedener Hautbeschaffenheit und verschieden dickem Fettpolster unter der Haut prüfen und eine Tabelle anlegen (die Reizschwelle liegt im allgemeinen um so höher [Rollenabstand um so kleiner], je dicker die als schlechter Leiter wirkende Fettschichte ist).

6. Steht ein Anschlußapparat zur Verfügung, so werden die gleichen Untersuchungen mit diesem ausgeführt; die Handhabung ist dann sinngemäß abzuändern: Benützung des Schalters am Gerät, Ablesung der Schwellenstärke in Skalenteilen am Regelknopf.

52. Galvanische Reizung menschlicher Muskeln.

Erforderlich: Differente und indifferente Elektrode, behelfsmäßige Einrichtung zur Galvanisation mit einem Gleichstromnetz bzw. einer Gleichstrombatterie oder Anschlußapparat.

Gegenüber der faradischen Reizung mit indifferenter und differenter Elektrode ist das Ergebnis der galvanischen Reizung etwas verwickelter, weil einerseits auf die Kathodenschließungs- und auf die Anodenöffnungszuckung zu achten ist, von denen jede nur bei entsprechender Polung der Reizelektrode auftreten kann, andererseits aber infolge des Vorhandenseins virtueller Elektroden bei der Reizung in situ sich auch Kathodenöffnungs- und Anodenschließungszuckungen zeigen (S. 148). Zum Nachweis der Kathodenschließungszuckung (*KSZ*) wird man daher vorerst die differente Elektrode zur *Kathode* machen, den galvanischen Strom wiederholt ein- und ausschalten und in den Reizpausen die Reizspannung etwas verstärken. Eine Stromöffnung bei dieser Polung der Reizelektrode muß selbstverständlich wirkungslos sein, weil die Anodenöffnungszuckung die Polung der differenten Elektrode als Anode voraussetzt, im übrigen auch einen größeren Schwellenwert. Wendet man jetzt den Strom (Reizelektrode = *Anode*), so bleibt bei ungeänderter Reizstärke die Schließungswirkung aus, doch tritt nach stufenweiser Erhöhung der Reizspannung schließlich beim Schließen doch eine Zuckung, die Anodenschließungszuckung (*ASZ*) durch die virtuelle Kathode (Abb. 61) ein; fast bei der gleichen Stromstärke kommt beim Öffnen auch die Anodenöffnungszuckung (*AÖZ*) zustande. Wendet man den Strom wieder zurück (Reizelektrode = *Kathode*) und erhöht die Reizspannung, so erhält man beim Schließen eine entsprechend größere *KSZ*, beim Öffnen dann aber auch eine Kathodenöffnungszuckung (*KÖZ*) durch die virtuelle Anode. Bei ganz starken Strömen kann an Stelle der *KSZ* sogar ein Kathodenschließungstetanus (*KSTe*) auftreten, weil der Strom dann nicht bloß mehr im Augenblick des Einschaltens, sondern auch während seines ganzen Fließens erregt. In übersichtlicher Darstellung ergeben sich daher folgende Stromwirkungen:

Reizspannung	*Reizerfolg*	
	bei Polung der Reizelektrode	
	als *Kathode*	als *Anode*
schwach	KSZ	— —
mittel	KSZ > [1])	ASZ u. AÖZ
stark	KSZ ≫[1]) (KSTe) u. KÖZ	ASZ >[1]) u. AÖZ >[1])

Durchführung der galvanischen Reizung in situ:

1. Aufbau einer Schaltung zur galvanischen Reizung nach Abb. 102, jedoch mit einem Milliamperemeter und Stromwender (Wippe) nach dem Voltmeter und Anschluß der indifferenten bzw. differenten Elektrode an dieser; Gleichstromnetz oder Akkumulatorenbatterie (mindestens 40 bis 50 V). Der Schlüssel *S* bleibt zunächst noch offen, den Schleifer *SK* stellt man vorerst ganz links an den Anschlag.
2. Indifferente Elektrode auf Rücken oder Brust (bei Untersuchungen am Unterarm auch auf dem Oberarm), differente

---

[1]) KSZ >, KSZ ≫, ASZ > und AÖZ > sollen bedeuten, daß die Zuckungen bei dieser Stromstärkestufe entsprechend größer geworden sind.

Elektrode auf einem Muskelreizpunkt, Polung der letzteren als *Kathode*, Muskelentspannung bei der Versuchsperson, bequeme Lagerung der untersuchten Körperregion; Schließen und Öffnen von S, in den Reizpausen SK ein wenig nach rechts verschieben, bis eine eben merkliche KSZ beobachtet wird; Ablesen und Aufschreiben der Reizspannung und Stromstärke.

3. Differente Elektrode als *Anode* polen; Schließen und Öffnen von S, in den Reizpausen KS ein wenig nach rechts verschieben, bis die erste eben merkliche ASZ und $A\ddot{O}Z$ beobachtet wird; Ablesen und Aufschreiben der Reizspannungen und der Stromstärken.

4. Differente Elektrode wieder als *Kathode* polen; Schließung von S gibt kräftige KSZ, Öffnung noch wirkungslos; SK weiter nach rechts verschieben und Öffnungswirkung prüfen, bis eben merkliche $K\ddot{O}Z$ auftritt; Reizspannung und Stromstärke aufschreiben. Bei weiterer Erhöhung der Reizspannung kann auch der $KSTe$ beobachtet werden, doch wird bei vielen Versuchspersonen dabei die Stromstärke schon unerträglich, oft kann auch schon die $K\ddot{O}Z$ aus diesem Grund nicht mehr ausgelöst werden.

5. Steht ein Anschlußapparat zur Verfügung, so ist die Bestimmung in gleicher Weise unter Benützung der entsprechenden Schalter am Gerät durchzuführen.

Bei bestimmten Erkrankungen steigt oder sinkt die Erregbarkeit. Das erstere ist z. B. bei der Tetanie der Fall, das letztere bei Verletzungen oder Erkrankungen des peripheren motorischen Neurons. Am Nervenreizpunkt ist im letzten Fall die galvanische und faradische Erregbarkeit stark vermindert oder erloschen, am Muskelreizpunkt wohl die faradische Erregbarkeit, dagegen ist die galvanische Erregbarkeit für den *Muskel* gesteigert. Es treten also die Zuckungen schon bei *kleineren* Stromstärken als gewöhnlich auf, sie verlaufen träger — was besonders kennzeichnend ist —, und auch die Anodenschließungszuckung tritt schon bei *schwächeren* Strömen auf als die Kathodenschließungszuckung ($ASZ > KSZ$). Dieses Verhalten wird als **Entartungsreaktion** bezeichnet.

Die großen individuellen Abweichungen der Schwellenwerte bei dem besprochenen Verfahren der Erregbarkeitsprüfung mit dem galvanischen Strom beruhen auf den individuell, aber auch bei der gleichen Versuchsperson zu verschiedenen Zeiten wechselnden Widerstandsverhältnissen. Viel kennzeichnender für die Erregbarkeit und weitgehend unabhängig vom

Widerstand ist die zur Reizung gerade ausreichende *Stromflußzeit*. Wird ein bestimmter, einen Muskel bei der Einschaltung erregender Stromstoß immer mehr verkürzt, so zeigt sich bis zu einem Grenzwert (*Nutzzeit* nach GILDEMEISTER) *keine* Veränderung der Zuckung. Wird die Stromflußzeit *noch weiter* verkürzt, so nimmt die Zuckungshöhe ab, bei *kleinsten* Zeiten verschwindet die Zuckung ganz. Die *Minimalzeit*, die gerade noch eine Zuckung hervorruft, ist nur von der Stromstärke abhängig, aber für einen bestimmten Muskel oder Nerven, sofern seine Erregbarkeit sich nicht ändert, stets konstant. LAPICQUE hat vorgeschlagen, die Minimalzeit für den *doppelten* Schwellenwert zu messen und als *Chronaxie* zu bezeichnen. Zur **Bestimmung der Chronaxie** wird daher zuerst der Schwellenwert (*Rheobase* nach LAPICQUE) für die Kathodenschließungszuckung festgestellt, hierauf die Reizstromstärke oder die Reizspannung — je nach dem Meßverfahren — *verdoppelt* und nun mit Hilfe eines geeigneten Apparates der Strom für ganz kurze Zeit ein- und ausgeschaltet, wobei man den Zeitabstand zwischen Stromschließung und -öffnung so lange vergrößert, bis gerade eine Schwellenzuckung auftritt. Die Chronaxie normaler menschlicher Muskeln beträgt Bruchteile vom Tausendstel einer Sekunde. Zur Erzeugung derartiger kurzer Stromstöße verwendet man entweder ein Pendel mit großer Masse, das während seiner Schwingung einen Kontakt schließt und sofort wieder einen zweiten öffnet, oder man benützt Kondensatorentladungen, deren Zeitdauer je nach der Größe des Kondensators bzw. dem Widerstand im Stromkreis verschieden lang ist. Die Bestimmung der Erregbarkeit durch Messung der Chronaxie wird nicht nur für rein wissenschaftliche Untersuchungen, sondern auch für klinisch-diagnostische Zwecke herangezogen.

V. Allgemeine Physiologie des Zentralnervensystems.

53. Prüfung von Reflexen beim Menschen; Rolle der Aufmerksamkeit.

Aufgaben: 1. Auslösung von Eigenreflexen (Biceps- und Tricepsreflex).

2. Beobachtung der Reflexerleichterung bzw. der Reflexhemmung durch zusätzliche willkürliche Muskelanspannung.

3. Auslösung von Fremdreflexen (Kornealreflex, Pupillarreflex, Gefäßreflex).

Erforderlich: Reflexhammer, Stecknadel, elektrische Taschenlampe.

Unter **Reflex** wird im allgemeinen ein über das Zentralnervensystem ablaufender Schaltvorgang verstanden, durch welchen zwangsläufig auf einen bestimmten Reiz hin ein bestimmter Reizerfolg herbeigeführt wird; für jeden Reflex ist daher ein sensibles Organ für die Reizaufnahme (*Rezeptor*), ein die Ganglienzellen einschließender *Reflexbogen* und ein Erfolgsorgan (*Effektor*) erforderlich. Die Rezeptoren können durch die Muskelspindeln, durch sensible Endstellen in der Haut oder Schleimhaut, durch das Sinnesepithel von Sinnesorganen usw. dargestellt werden; die Effektoren können glatte oder quergestreifte Muskeln, Drüsen u. dgl. sein. Reflexe können über alle Abschnitte des Zentralnervensystems zustande kommen; man unterscheidet daher spinale, bulbäre, subkortikale, kortikale und vegetative Reflexe. Die Reflexbogen für sehr viele Reflexe sind angeboren oder entwickeln sich im Laufe der Zeit selbständig ohne jedes Zutun (*„angeborene Reflexe“*); andere wieder bilden sich erst durch Erfahrung und Lernen aus (*„bedingte Reflexe“*). Am kürzesten ist der Reflexbogen bei den **Eigenreflexen** oder **propriozeptiven Reflexen** der Muskeln, bei denen er nur zwei Ganglienzellen enthält; Eigenreflexe sind dadurch gekennzeichnet, daß Rezeptor und Effektor im *gleichen anatomischen Organ* liegen (Beispiel: Reflexkontraktion eines Muskels bei Erregung seiner eigenen Muskelspindeln). Bei **Fremdreflexen** oder **heterozeptiven Reflexen** sind Rezeptor und Effektor voneinander getrennt (Beispiel: Muskelkontraktion durch Hautreizung oder Drüsensekretion durch Schleimhautreizung); bei Fremdreflexen der Muskeln muß der Reflexbogen mindestens drei Ganglienzellen enthalten, von denen die mittlere der Umschaltung dient (*Schaltzelle*). Eigenreflexe der Muskeln sind ferner gekennzeichnet: durch *kurze Reflexzeit* (Zeit vom Reizaugenblick bis zum Reaktionsbeginn), die unabhängig von der Reiz*stärke* bleibt; durch die Beteiligung bloß *eines Muskels*, der sich in Form einer *Zuckung* kontrahiert; durch *Unermüdbarkeit.* Fremdreflexe der Muskeln zeigen: eine *längere Reflexzeit*, die sich allerdings mit zunehmender Reizstärke *verkürzt*; Beteiligung *mehrerer Muskeln*, deren Zahl mit der Reizstärke *zunimmt* und die im Sinn einer zweckgerichteten Bewegung zusammenspielen (vgl. Versuch 54 über den Beugereflex beim Frosch); *Summation* an sich unterschwelliger Reize; *tetanische Kontraktionsform* der Muskelverkürzung; Bestehen einer *Ermüdbarkeit.* Fremdreflexe der Muskeln sind auch willkürlich unterdrückbar, was für die Eigenreflexe *nicht* gilt. Trotzdem können auch Eigenreflexe von der Großhirnrinde aus in ihrem Ablauf beeinflußt werden: willkürliche Kontraktion des Muskels, an dem ein Eigenreflex ausgelöst werden soll, *erleichtert* das Eintreten des Reflexes, während Anspannung des *Antagonisten* das Eintreten der Reflexzuckung *hemmt* (**reziproke Antagonistenhemmung**). Bei der Auslösung von Reflexen ist daher die Aufmerksamkeit des zu Untersuchenden unbedingt *abzulenken*; denn *Verminderung* oder *Ausbleiben von Reflexen* (bei den Muskeln z. B. durch Läsionen im peripheren motorischen Neuron oder in den sensiblen Bahnen) bzw. *Steigerung von Reflexen* (bei Muskeln z. B. durch Läsionen im zentralen Neuron) sind nur dann mit Sicherheit auf pathologische Veränderungen zurückzuführen, wenn Einflüsse von der Großhirnrinde her ausgeschaltet geblieben sind. Man wendet daher häufig gewisse *Kunstgriffe* zur Ablenkung der Aufmerksamkeit an, so z. B. bei der Prüfung des Patellarsehnenreflexes den JENDRASSIKSCHEN Kunstgriff. Die Versuchsperson erhält den Auftrag, die gefalteten Hände so kräftig als möglich auseinander zu ziehen; während sie damit beschäftigt ist, wird vom Untersucher der Reflex ausgelöst. Bei der Prüfung von Reflexen am Arm kann man z. B. den Auftrag geben, die Zähne stark zusammenzubeißen usf. Nach neueren Forschungen scheint es allerdings so, als ob die anbefohlenen Muskelkontraktionen weniger die Aufmerksamkeit als den Tonus der Muskelfasern in den Muskelspindeln beeinflussen würden.

Zur **Auslösung des Bicepsreflexes** wird der *passiv* schwach gebeugte Arm von der linken Hand des Untersuchers gestützt, während die rechte mit dem Reflexhammer einen kurzen leichten Schlag gegen die Bicepssehne führt. Der Arm kann auch auf dem Tisch gelagert werden. Der Reflex besteht in einer Zuckung des Biceps, die zu einer geringen, schnellen Beugung des Unterarmes führt. Der mechanische Schlag auf die Sehne bedingt zunächst eine Streckung der Muskelfasern, damit eine Druckwirkung auf die Muskelspindeln und dadurch wieder die Reflexkontraktion; es liegt daher ein Eigenreflex vor. Wichtig ist für den normalen Ablauf des Reflexes, daß alle Muskeln des Armes wirklich *entspannt* sind, wovon sich der Untersucher vorher zu überzeugen hat. Willkürliche leichte Anspannung der Bicepsfasern *erleichtert* und *verstärkt* den Reflex; wird hierauf der Triceps als Antagonist leicht angespannt, so bleibt der Bicepsreflex infolge der reziproken Antagonistenhemmung *aus*.

Zur **Auslösung des Tricepsreflexes** wird der nach unten hängende Arm der Versuchsperson leicht *passiv* gebeugt und durch die linke Hand des Untersuchers gestützt; mit dem in der rechten Hand gehaltenen Reflexhammer wird ein kurzer leichter Schlag auf die Tricepssehne oberhalb des Olecranons ausgeführt. Der Reflexerfolg besteht in einer Streckung des Armes, die in gleicher Weise wie beim Bicepsreflex über die Muskelspindeln zustande kommt; auch hier liegt ein Eigenreflex vor. Durch Innervation des Triceps bzw. des Biceps ist schließlich wieder die Erleichterung bzw. Hemmung des Tricepsreflexes nachzuweisen.

Der **Kornealreflex,** zu den Schleimhautreflexen gehörend und als Fremdreflex zu bezeichnen, besteht im Lidschluß bei *Berührung* der Kornea; sein Fehlen ist z. B. eines der wenigen objektiven Kennzeichen der als Hysterie bezeichneten Krankheit. Zur Auslösung wird der Kopf einer Stecknadel (Nadel mit *Glaskopf*) verwendet.

Zu den Fremdreflexen gehört auch der **Pupillarreflex,** der in Pupillen*verengerung* bei Belichtung, in Pupillen*erweiterung* bei Verdunkelung des Auges besteht. Er kann objektiv und subjektiv nachgewiesen werden. Zum *objektiven Nachweis* wird die Versuchsperson gegenüber einem Fenster aufgestellt und ein Auge durch die Hand des Untersuchers beschattet; es tritt Pupillen*erweiterung* ein, die beim Freigeben des Auges in *Verengerung* umschlägt. An Stelle des Tageslichtes kann auch das Licht einer Taschenlampe verwendet werden, das man abwechselnd auf das Auge der vom Fenster abgewendeten Versuchsperson fallen läßt und durch Wegdrehen der Lampe wieder entfernt. Die Pupillenreaktion tritt immer *doppelseitig* auf (*konsensuelle Reaktion*), auch wenn bloß *ein Auge allein* beschattet oder beleuchtet wird. *Fehlen* der Pupillenreaktion (*Lichtstarre*, ARGYLL ROBERTSON*sches Phänomen*) ist vor allem ein wichtiges Kennzeichen bestimmter neurologischer Erkrankungen (Tabes dorsalis, progressive Paralyse). Zum *subjektiven Nachweis der Pupillenreaktion* auf Lichteinfall deckt man das eine Auge durch ein Blättchen ab, das in der Mitte ein feines Loch besitzt und durch das man in Fensternähe ebenso wie mit dem zweiten freien Auge gegen den Himmel blickt; wird nun das letztere mit der Hand verdeckt, so bemerkt man *Vergrößerung* des Loches. wird das Auge durch Wegnehmen der Hand wieder freigegeben, so beobachtet man *Verkleinerung* des Loches. Die Erscheinung erklärt sich daraus, daß das Loch im Blättchen ungefähr in den vorderen Augenbrennpunkt fällt; die durch das Loch eintretenden Strahlen müssen daher *hinter dem optischen Apparat* ein *achsenparalleles* Bündel bilden, das mit der Retina einen kreisförmigen Schnitt ergibt. Da dieses Bündel durch die Iris eingeengt wird, muß sich auch der Durchmesser des Schnittkreises auf der Retina mit der Pupillenweite *ändern*.

Im Zusammenhang mit den besprochenen Untersuchungen soll auch die **Pupillenreaktion bei der Akkomodation** beobachtet werden, die in *Erweiterung* beim Sehen in die Ferne, in *Verengerung* beim Sehen in die Nähe besteht. Der Beobachter stellt sich mit dem Rücken gegen das Fenster und läßt die Versuchsperson sich ihm gegenüber in geringem Abstand so aufstellen, daß sie neben ihm vorbei ins Freie auf einen weit entfernten Gegenstand blicken kann. Etwa 10 cm vor die Nasenwurzel der Versuchsperson hält der Untersucher den Zeigefinger seiner Hand. Auf ein bestimmtes Wort hin hat die Versuchsperson von der Ferne auf den Finger zu blicken; neben der Konvergenzreaktion der Augen wird dabei gleichzeitig die erwähnte Pupillenverengerung beobachtet, die eine Vergrößerung der Schärfentiefe bei Naheinstellung bedingt.

Als Beispiel für einen vegetativen Reflex ist schließlich der **Gefäßreflex an der Haut** (*Dermographismus*) zu untersuchen. Mit der Spitze der Stecknadel werden auf der Haut des Unterarmes unter mäßigem Druck einige kurze Striche ausgeführt; nach einigen Minuten entwickelt sich durch Kapillarerweiterung ein *roter* Hof um die Striche.

54. Reflexauslösung am Rückenmarksfrosch.

Erforderlich: Frosch, Präparierbesteck, Glasplatte, Froschtuch, Abfallschale, Faden, Akkumulator, Quecksilberschlüssel, Wippe als Umschalter, Induktorium, gewöhnlicher Stromschlüssel, Wachsdraht, zwei weiche biegsame Drähte, 2 Lamettafäden oder zwei dünne Kupferdrähte mit Stift und Häkchen, Stativ mit Kreuzkopf und Knochenklemme.

1. Anordnung zur Reizung mit dem Induktorium nach Abb. 29 aufbauen und an *KS* zwei dünne Kupferdrähte oder Lamettafäden (mit Häkchen am freien Ende) anschließen; *Hg* und *KS* offen, Rollenabstand mittel.

2. Frosch durch Kopfschlag betäuben, dekapitieren und Tier mit Unterkiefer am Stativ mit Knochenklemme lotrecht nach unten hängend befestigen; *grüne* Wasserfrösche (Rana esculenta) sind sofort verwendbar, *braungrüne* Grasfrösche

(Rana temporaria) brauchen nach dem Dekapitieren eine „Erholungszeit“ von 5 bis 10 min.

3. Auch ein gut erregbarer Rückenmarksfrosch hängt beim Fehlen äußerer Reize *vollkommen ruhig* (nicht so ein gleichartig befestigtes normales Tier); Kneifen einer Zehe mit den Fingernägeln: *Anziehen* des gereizten Beines (*homolateraler Beugereflex*). Die Erschlaffung geht langsam vor sich; Kneifen des *zweiten* Beines, solange das erste noch nicht in Ruhestellung zurückgekehrt ist: *schnelle Streckung* des ersten (reziproke *Antagonisteninnervation*, wichtig bei der normalen Lokomotion des Tieres).

4. Einhängen der Häkchen in die Schwimmhäute zu beiden Seiten einer Zehe; Wippe *W* in Stellung I (Einzelreizung), Reizgebung durch *langsames* Schließen und Öffnen von *Hg:* nur *lokale* Muskelzuckungen, *kein* Reflex. *Schnelles* Schließen und Öffnen von *Hg:* homolateraler Beugereflex, bedingt durch die bei Fremdreflexen zustande kommende *Summation* der Reize; größten Rollenabstand (Schwellenwert) aufsuchen, der zur Reflexauslösung noch gerade ausreicht. *W* in Stellung II (frequente Reizung), *KS* schließen, Hg schließen (Unterbrecher muß spielen), Reizgebung mit *KS:* homolateraler Beugereflex, für den die Schwelle jedoch infolge der höheren Reizfrequenz niedriger liegt (Rollenabstand kann über den zuletzt festgestellten Wert noch *vergrößert* werden).

5. Frequente Reizung mit *kleinerem* Rollenabstand: nicht bloß verstärkter homolateraler Beugereflex, sondern auch Ausbreitung der Reaktion auf andere Muskeln der gereizten Seite, selbst auf die Gegenseite.

55. Untersuchung des Brondgeestschen Reflextonus.

Aufgabe: Nachweis, daß der Muskeltonus in den Hinterbeinen des Frosches durch Wirkung vom Zentralnervensystem aus zustande kommt.

Erforderlich: Frosch, Glasplatte, Präparierbesteck, Faden, Froschtuch, Stativ, Kreuzkopf, Knochenklemme.

Ein mit dem Unterkiefer an der Knochenklemme aufgehängter Rückenmarksfrosch läßt seine Hinterbeine nicht einfach schlaff nach unten hängen; die Beine weisen vielmehr eine leichte Beugung im Hüft-, Knie- und Sprunggelenk auf, die durch den **Tonus** der Muskeln bedingt ist. Dieser Tonus ist nicht auf Eigenverkürzung der Muskeln zurückzuführen, sondern wird den Muskeln durch eine Fernwirkung des Zentralnervensystems über die motorischen Fasern aufgezwungen. Der Beweis dafür wird dadurch geführt, daß Durchschneidung des Ischiadicus bzw. seiner Wurzeln zum Verschwinden dieses Muskeltonus führt; auf der Seite des Eingriffes hängt dann das Bein *schlaff* nach unten und die — auf der unversehrten Seite noch erkennbare — Beugehaltung ist verschwunden. Daß der Tonus auch nicht durch Eigentätigkeit des Rückenmarkes, sondern auf dem *Reflexwege* (BRONDGEESTscher **Reflextonus**) zustande kommt, läßt sich durch Hinterwurzeldurchschneidung zeigen: obwohl in diesem Fall die *motorische* Bahn zu den Muskeln *unversehrt* geblieben ist und nur das Abfließen sensibler Reize von der Peripherie zu den motorischen Zentren verhindert wurde, ist der BRONDGEESTsche Tonus auf der Seite des Eingriffes verschwunden. Da die Hinterwurzeldurchschneidung eine gewisse Fertigkeit voraussetzt, wird im Praktikum nur die Gesamtdurchschneidung des N. ischiadicus durchgeführt.

1. Präparat vom Vers. Nr. 54 abnehmen und in Bauchlage auf Glasplatte bringen oder — bei schon herabgesetzter Erregbarkeit — neuen Rückenmarksfrosch anfertigen; auf der *einen* Körperseite Hautschnitt zwischen Darmbein und Steißbein, anschließend gleichen (vorsichtigen) Schnitt durch die Hinterwand der Leibeshöhle zur *Freilegung des Plexus lumbalis.*

2. Nervenwurzeln VIII, IX und X durch Eingehen mit der Sonde aufsuchen und hervorholen, mit Spitzpinzette einen Faden unter diesen durchziehen und den Faden zu einer *losen* Schlinge verknoten (Handhabe zum Vorziehen der Nerven bei der späteren Durchtrennung, daher Nerven nicht etwa abbinden).

3. Befestigen des Tieres wie im vorhergegangenen Versuch mit dem Unterkiefer in der Knochenklemme; Betrachten des Fensters zwischen den leicht gebeugten Beinen: Rhombus von praktisch symmetrischer Gestalt.

4. Hervorholung der Nervenwurzeln durch Ziehen an der Schlinge und Durchschneiden: das so gelähmte Bein sinkt schlaff herunter, das rhomboide Fenster zwischen den Beinen ist unsymmetrisch geworden.

VI. Physiologie der Sinnesorgane.

56. Aufsuchen von Druck-, Schmerz- und Temperaturpunkten auf der Haut.

Erforderlich: Verschieden dicke Tastborsten, feine Nadeln (sog. Insektennadeln), Thermoden, Stecknadeln mit großem Glaskopf, Wattetupfer, farbige Hautstifte.

In der Haut liegen verschiedenartige Sinnesorgane, mit denen Berührung, Wärme und Kälte sowie Schmerz wahrgenommen werden kann. Die Empfindlichkeit für die genannten Reize ist nicht gleichmäßig über die ganze Hautoberfläche verteilt, vielmehr auf — wenn auch nicht scharf umschriebene — Punkte lokalisiert, von denen ein einzelner immer nur eine bestimmte Art der Empfindung vermittelt. Die *Druckpunkte* sucht man durch Aufdrücken der Tastborste, d. i. eine nach Abb. 64 an ein Holzstäbchen geklebte Borste, auf; sie liegen vor allem in der Umgebung der Haare. Zur Feststellung der *Wärme- und Kältepunkte* bedient man sich der Thermoden (Ganzmetallkörper oder metallische Hohlkörper mit zugespitztem unteren Ende und einem Haltering aus wärmeisolierendem Werkstoff); die Ganzmetallkörper werden für längere Zeit in heißes Wasser (45 bis 50⁰ C) oder in Eiswasser gehalten und nach dem Abtrocknen verwendet, die hohlen Thermoden mit Wasser entsprechender Temperatur gefüllt. Behelfsmäßig können auch in der Flamme erwärmte oder in Eis gekühlte Stricknadeln benützt werden. Die *Schmerzpunkte* findet man durch Aufsetzen einer feinen Stecknadel (sog. Insektennadel). Beim Aufsuchen der Sinnespunkte in der Haut muß die Versuchsperson sehr aufmerksam sein und zur Verhinderung einer direkten Beobachtung der Vorgänge auf ihrer Haut bzw. zur Konzentrationsunterstützung die Augen schließen; sie hat jedes Auftreten einer Empfindung und deren Art bekanntzugeben. Bei mehrmaliger Wiederholung der Bestimmungen findet man zunächst mehr Sinnespunkte, weil sich die Versuchsperson übt, mit der Zeit aber wieder weniger als Folge der Ermüdung.

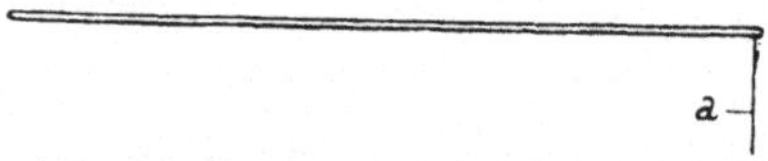

Abb. 64 Tastborste (*a*) nach v. Frey.

Aufsuchen der Sinnespunkte und Feststellung deren Verteilung (am besten auf der Vorderseite des Unterarmes auszuführen):

1. Auf der Vorderseite des linken Unterarmes mit der Tastborste die *Druckpunkte* feststellen (Versuchsperson hat die Augen zu schließen) und jeden gefundenen Sinnespunkt mit *rotem* Hautstift markieren.

2. Auf dem gleichen Unterarm die *Schmerzpunkte* mit der feinen Stecknadel aufsuchen und mit *blauem* Hautstift anzeichnen.

3. Auf dem rechten Unterarm die *Wärmepunkte* (*rot* markieren) und die *Kältepunkte* (*blau* anzeichnen) mit Thermoden oder Stricknadeln bestimmen.

4. Häufigkeit und Verteilung der Sinnespunkte innerhalb einer Fläche von 2×2 cm auf identischen Regionen beider Vorderarme in das Übungsheft zeichnen und vergleichen.

Für klinisch-diagnostische Zwecke wird die Empfindlichkeit vereinfacht oft nur so geprüft, daß eine mit einem großen Kopf versehene Stecknadel abwechselnd mit der Spitze oder mit dem Kopf auf die Haut aufgesetzt wird. Der Kranke hat mit geschlossenen Augen „spitz“ oder „stumpf“ anzugeben.

57. Bestimmung der Simultanschwelle für Druckreize.

Erforderlich: Tastzirkel, Lineal mit Millimeterteilung.

Es ist ein Tastzirkel mit zwei Spitzen, deren Abstand an einem Lineal bestimmt wird, an verschiedenen Hautstellen aufzusetzen. Die Versuchsperson hat bei *geschlossenen* Augen anzugeben, ob sie *eine* oder *zwei* Spitzen fühlt. Wichtig ist dabei, daß *beide* Spitzen *gleichzeitig* und nicht etwa hintereinander aufgesetzt werden. Versuch an der *gleichen* Hautstelle mit verschieden großem Spitzenabstand ausführen, dann an anderen Hautstellen wiederholen. Der größte Abstand, bei dem *beide* Spitzen noch als eine einzige gefühlt werden, entspricht dem Durchmesser einer sog. **Empfindungsfläche**; der kleinste Abstand, bei welchem beide Spitzen bereits getrennt wahrgenommen werden, stellt die sog. **Simultanschwelle** dar. Empfindungsflächen und Simultanschwellen sind an verschiedenen Hautstellen *verschieden*; die letztere beträgt z. B. an der Lippe rund 4—5 mm, an der Nase 7 mm, an der Wange 11 mm, am Handrücken 32 mm, am Unterarm 40 mm.

Da die Empfindungsflächen nicht kreisförmig, sondern z. B. am Ober- oder Unterarm *oval* sind, muß die Bestimmung des Abstandes an der gleichen Stelle auch in *verschiedener Richtung* vorgenommen werden.

58. Untersuchung der Hörweite.

Erforderlich: Taschenuhr.

Beim gewöhnlichen Hören wird der Schall *unter* 2000 Hz vorwiegend durch Gehörgang, Trommelfell und Gehörknöchelchen zur Perilymphe geleitet und von dort über Scala tympani und Ductus cochlearis auf die CORTISCHE Membran übertragen (Luftleitung); aber auch durch Knochenleitung kann z. B. der von den Schädelknochen aufgenommene Schall, insbesondere *über* 2000 Hz, zur Paukenhöhle und entweder auf dem Weg über die Gehörknöchelchen (*craniotympanale Leitung*) oder auch unmittelbar zur Perilymphe gelangen (*craniolabyrinthäre Leitung*).

Die **Hörweite,** d. i. der Abstand, über welchen ein bestimmter Schall gerade noch gehört wird und der ein Maß für die Empfindlichkeit des Ohres ist, läßt sich am einfachsten mit einer laut tickenden Taschenuhr bestimmen, mit welchem Verfahren vor allem ein Vergleich der beiden Ohren möglich ist; hat man die Hörweite für die benützte Uhr an einer Reihe von normal hörenden Personen festgestellt, so läßt sich ein — wenn auch nur grobes — Urteil auch über das absolute Hörvermögen gewinnen. Eine andere Möglichkeit besteht in der Bestimmung des Abstandes, über welchen vorgesprochene Einzelwörter verstanden und richtig wiederholt werden können. Die Auswahl der Wörter für die *Hörweitenbestimmung mit der Sprache* muß jedoch überlegt erfolgen: die Wörter sollen dem Untersuchten bekannt sein, weil dieser ein zwar richtig verstandenes, ihm aber nicht bekanntes Wort u. U. falsch wiederholt; es sollen weiters mit Abwechslung auch hoch- und tiefklingende Sprachlaute zur Verwendung kommen (z. B. Wasser, Fisch, sieben bzw. neun, rund, Mutter usw.), weil Hörstörungen gewöhnlich nie das ganze Frequenzbereich des Ohres von 16 bis 20.000 Hz erfassen, sondern sich vorwiegend auf *tiefe* Töne (Mittelohrschwerhörigkeit) oder auf *hohe Töne* (Innenohrschwerhörigkeit) beschränken. Aus dem zuletzt angeführten Grund gibt die Hörprüfung mit der Sprache schon einen ersten Anhaltspunkt auch über die Art der festgestellten Hörstörung. Es muß natürlich auch vermieden werden, daß der Untersuchte die Wörter vom Mund des Sprechers abliest, was bei schlechthörenden Menschen sich zu großer Übung entwickeln kann; man läßt daher am besten die Augen schließen. Bei normalem Hörvermögen beträgt die *Hörweite für die gewöhnliche Umgangssprache* im Mittel rund

20 m. Bei einer bloß geringen Beeinträchtigung der Hörfähigkeit reichen daher die üblichen Untersuchungsräume zur Herstellung eines so großen Abstandes nicht aus; man behilft sich deshalb in solchen Fällen mit der ton- und stimmlosen *Flüstersprache* (unter Verwendung der *Reserveluft* nach normaler Ausatmung), welche nur über 8 bis 12 m verstanden wird. Da auch dieser Abstand gewöhnlich nicht eingehalten werden kann, vermindert man die Reichweite der Flüsterstimme durch die sog. *halbabgewendete Anordnung*, bei welcher das zu prüfende Ohr vom Sprecher um 180° abgewendet wird; eine noch weitergehende Verminderung der Reichweite wird bei der *doppeltabgewendeten Anordnung* erzielt, bei welcher der Sprecher dem Kranken den Rücken zuwendet, also von diesem weg spricht. Die *Reichweite der Flüstersprache* sinkt bei *halbabgewendeter Anordnung* von 8 m auf 6 m, bei *doppeltabgewendeter Anordnung* auf etwa 4,8 m. Jede Hörprüfung ist grundsätzlich für jedes Ohr getrennt durchzuführen, weshalb das gerade nicht geprüfte Ohr mit einem Wattepropf oder — noch besser —, mit einem befeuchteten Finger zu verschließen ist. Unterschiede in der Hörweite von 1 m für die Umgangssprache bzw. von ½ m für die Flüstersprache liegen innerhalb der Fehlergrenzen.

Durchführung einer Hörweitenbestimmung:

1. Versuchsperson auf die eine Seite des Raumes stellen, zu untersuchendes Ohr gegen den Raum wenden, das andere verschließen lassen (befeuchteter Finger); Halten einer Taschenuhr zunächst 2 bis 1 m vom Ohr entfernt und langsames Nähern, bis die Versuchsperson angibt, das Ticken zu hören; Messung des Abstandes; mehrmalige Wiederholung der Bestimmung zur Bildung eines arithmetischen Mittelwertes für die Hörweite.

2. Versuchsperson umdrehen lassen; Prüfung des anderen Ohres in gleicher Weise.

3. Das zu untersuchende Ohr der Wand zuwenden; Verschließenlassen des zweiten Ohres (befeuchteter Finger); Sprecher im Abstand von etwa 4,8 m aufstellen, mit seinem Rücken der Versuchsperson zugekehrt; langsames, deutliches aber ton- und stimmloses Sprechen (Flüstersprache) der Testwörter, welche die Versuchsperson Wort für Wort zu wiederholen hat: z. B. rund, bunt, sieben, Fisch, Tisch, Wisch, Mutter, Butter, neunundneunzig, Wasser, sieben-

undsiebzig, Tisch usw.; ein Praktikumsteilnehmer protokolliert die vom Sprecher angesagten Wörter, unterstreicht jene, welche richtig nachgesprochen wurden, bzw. schreibt falsch wiederholte Wörter unter das zugehörige Wort.

4. Falls einzelne Testwörter nicht verstanden wurden, Wiederholung der Untersuchung unter Heranziehen ähnlicher — aber nicht derselben — Wörter unter Verringerung des Abstandes (Abmessen!), bis eine längere Reihe von Testwörtern mit sowohl hoch- wie tiefklingenden Sprachlauten ohne Fehler verstanden wird; statt Verringerung des Abstandes kann man auch von der doppeltabgewendeten zur halbabgewendeten Anordnung übergehen, muß aber dann die Versuchsperson die Augen schließen lassen, um ein Ablesen· vom Mund des Sprechers zu verhindern.

5. Wiederholung der Untersuchung für das andere Ohr.

6. Betrachtung und Diskussion der Versuchsergebnisse: Vergleich der tatsächlich gemessenen Hörweite mit den oben angegebenen Sollwerten; Vergleich der Hörweite der beiden Ohren untereinander; nichtverstandene einzelne Testwörter daraufhin untersuchen, ob sie sich aus vorwiegend hoch- oder tiefklingenden Sprachlauten zusammensetzen.

59. Bestimmung der unteren und oberen Hörgrenze.

Erforderlich: Tiefe Stimmgabel mit Schiebegewichten, KÖNIGsche Stäbe, Grenzpfeifen (GALTON-Pfeifen).

Im mittleren Lebensalter liegt die untere Hörgrenze bei 16 Schwingungen in der Sekunde, die obere bei 20000. Im Alter sinkt besonders das Hörvermögen für hohe Töne. Die Hörgrenzen sind weiter bei Erkrankungen des Ohres eingeschränkt; Störungen im schalleitenden Apparat (*Mittelohrschwerhörigkeit*) schädigen die Übertragung *tiefer* Töne, so daß die Empfindlichkeit im *unteren* Hörbereich abnimmt und nur die hohen Töne gehört werden. Störungen im schallperzipierenden Apparat (*Innenohrschwerhörigkeit*) sind häufig an der Schneckenbasis lokalisiert und daher mit Hörverlust für die *hohen* Töne und mit Sinken der *oberen* Hörgrenze verbunden. Da für die Verständlichkeit der Sprache vor allem die *hohen* Teiltöne maßgebend sind, macht sich die Innenohrschwerhörigkeit meistens durch Schwierigkeit im Verstehen bzw. Erkennen der Zischlaute bemerkbar.

Die **untere Hörgrenze** ist durch jene Schwingungszahl gegeben, bei welcher die einzelnen Stöße zum erstenmal zur

Empfindung eines *kontinuierlichen Tones* verschmelzen. Die **obere Hörgenze** wird durch jene Schwingungszahl bestimmt. welche gerade noch zu einer Tonempfindung führt und deren geringste Erhöhung den Ton bereits *unhörbar* werden läßt. Da für ganz tiefe und sehr hohe Töne die Empfindlichkeit des Ohres *gering* ist, muß die Schallquelle bei der Bestimmung der *unteren*, besonders aber bei Bestimmung der *oberen* Hörgrenze sehr *nahe* an das Ohr gebracht werden. Die Bestimmung der unteren Hörgrenze kann mit einer abstimmbaren tiefen Stimmgabel, die der oberen mit longitudinal schwingenden Stahlstäben nach KÖNIG oder sog. Grenzpfeifen (GALTON-Pfeifen) erfolgen.

Die in Abb. 65 dargestellte **Stimmgabel** nach EDELMANN aus der BEZOLD-schen Tonreihe trägt an beiden Zinken die verschieblichen Gewichte G_1 und G_2, feststellbar durch die Schrauben S_1 und S_2. Die linke Zinke der Stimmgabel von Abb. 65 trägt Marken für 16 bis 24 Hz; zur Einstellung einer bestimmten Tonhöhe wird das Schiebegewicht G_2 mit seiner Schneide auf die entsprechende Marke eingestellt, mit S_2 festgezogen und schließlich G_1 auf der anderen Zinke in die gegenüber liegende Stellung gebracht. Wie sich aus Abb. 65 orgibt, haben die Gewichte G_1 und G_2 *verschiedene* Form; das Gewicht G_2 muß immer in der in Abb. 65 gezeigten Stellung auf der Zinke mit der Zahleneinteilung befestigt sein, das Gewicht G_1 in der gezeichneten Stellung auf der anderen Zinke.

Die an Fäden waagrecht aufgehängten dicken und nur wenige Zentimeter langen KÖNIGSCHEN **Stahlstäbe** werden mit dem beigegebenen Hammer an einer der Querschnittflächen leicht angeschlagen. Die Schwingungszahl ist auf jedem Stab vermerkt. Die auf den Stäben des *französischen* Akustikers KÖNIG angegebenen Schwingungszahlen müssen durch zwei di-

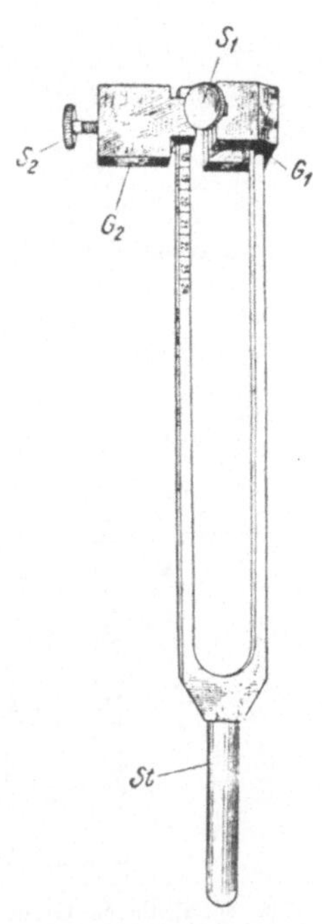

Abb. 65. Stimmgabel von Edelmann zur Bestimmung der unteren Hörgrenze (eingestellt auf 16 Hz).

G_1, G_2 Schiebegewichte; S_1 und S_2 Befestigungsschrauben; St Stiel zum Halten.

vidiert werden, um die Tonfrequenz in unserer Zählweise zu erhalten, denn in *romanischen* Ländern wird — im Gegensatz zur *deutschen* Zählweise —, jede Einzelschwingung gesondert gerechnet. Einer Schwingungszahl von z. B. 40.000 nach romanischer Zählweise entspricht daher die Schwingungszahl von 20.000 Hz nach deutscher Zählweise. Die Stäbe bis zu einer Schwingungszahl von 32.768 (= 16.384 in unserem Sinne) sind

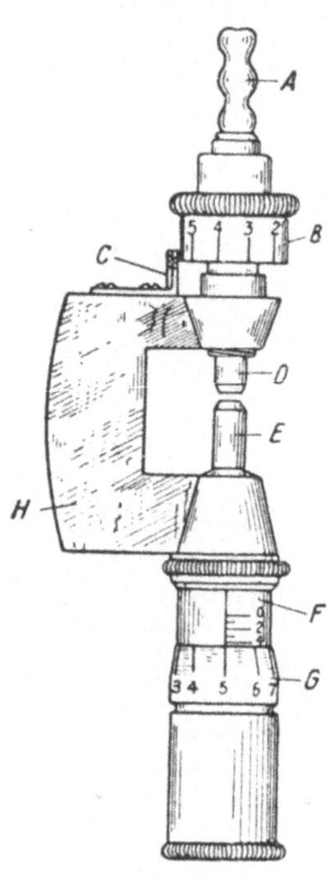

Abb. 66. Einfache Grenzpfeife nach Edelmann. *A* Ansatz für Schlauch und Gebläse; *B* Trommel und *C* Winkelstück zur Ablesung der Maulweite; *D* Mundstück; *E* Pfeifenkörper; *F* Millimeterteilung und *G* Trommel zur Ablesung der Pfeifenlänge; *H* Haltebügel.

auf einem Gestell befestigt; Stäbe für höhere Töne stecken in einer Bohrung des Grundbrettes und werden bei der Tonerzeugung am Haltefaden frei schwebend in der Luft gehalten. Die Töne an der oberen Hörgrenze sind dünn, spitz, stechend und sehr leise; es ist besondere Aufmerksamkeit der Versuchsperson nötig, um im Bereich der Hörgrenze den eigentlichen Ton vom Anschlagsgeräusch des Hammers zu unterscheiden.

Die **einfache Grenzpfeife** (Abb. 66) besteht aus dem Mundstück *D* und dem Pfeifenkörper *E*, beide durch den Haltebügel *H* zusammengehalten. Über das Ansatzstück *A* wird der Pfeife mit Schlauch und Gebläse ein Luftstrom zugeführt, der aus dem ringförmigen Schlitz des Mundstückes *D* ausströmt und auf die genau gegenüber liegende ringförmige Schneide (*Labium*) des gedackten Pfeifenrohres *E* trifft; an dieser Stelle entstehen die Töne durch Schneidenwindschwingungen. Die Tonhöhe ist vom *Abstand* des Mundstückes vom Labium (= *Maulweite*) und *der Länge des Pfeifenrohres* abhängig. Beide Größen werden mit Hilfe je einer Trommel mit Teilung abgelesen. Zur *Feststellung der Maulweite* dient die Trommel B mit zehn Teilstrichen am Umfang und das Winkelstück C, das drei übereinanderliegende Querstriche enthält; die Zahl der *ganzen* Umdrehungen der Trommel wird durch die Striche an

C angegeben, die Umdrehungs*bruchteile* sind an den Teilstrichen der Trommel selbst in Verbindung mit dem Spalt am Winkelstück C abzulesen; in Abb. 66 würde z. B. die Maulweite gerade 2,6 sein. Zur *Feststellung der Pfeifenlänge* dient die Trommel G mit zehn Teilstrichen am Umfang und die Millimeterteilung F, von denen wieder die Teilung an der Trommel die Umdrehungs*bruchteile*, die Millimeterteilung F die Zahl der *ganzen* Umdrehungen angibt; in Abb. 66 ist beispielsweise eine Pfeifenlänge von gerade 4,5 mm eingestellt. Bei der einfachen Grenzpfeife müssen daher zur Erzielung einer bestimmten Tonhöhe *zwei* Einstellungen vorgenommen und abgelesen werden: die Maulweite an B und C sowie die Pfeifenlänge an G und F. Die doppelte Einstellung wird bei der *großen Grenzpfeife* von EDELMANN (Abb. 67) dadurch vermieden, daß durch Drehen an der Trommel B — Ablesung in gleicher Weise wie bei der einfachen Grenzpfeife an der Trommelteilung B und dem Maßstab C — nicht bloß die *Länge des Pfeifenrohres E*, sondern über den Stift G und den Hebel F auch die *Maulweite* passend verändert wird. Jede Grenzpfeife muß besonders *geeicht* und kann daher nur mit der zugehörigen *Eichtabelle* (gleiche Nummer wie die Pfeife) verwendet werden. Die *Eichtabelle einer einfachen Grenzpfeife* enthält im 1. Stab die Bezeichnung der Töne nach der diatonischen C-Dur-Tonleiter von a^4—g^6, im 2. und 3. Stab die zugehörigen Werte der Pfeifenlänge bzw. Maulweite, im 4. Stab schließlich die zugehörigen Schwingungszahlen (3480—24.803 Hz [1]). Mit dem 5. Stab beginnt eine neue Tabelle; in diesem Stab sind an Stelle der üblichen Tonbezeichnungen die Schwingungszahlen von 10 000 25 000 in Stufen von je 1000 Schwingungen angeführt und in den nebenan befindlichen Stäben 6 und 7 die zugehörigen Werte von Pfeifenlänge und Maulweite. Die *Eichtabelle einer großen Grenzpfeife* zeigt die gleichen Stäbe, nur bleiben die Werte für die Maulweite in den Stäben 3 und 7 unausgefüllt, da mit jeder Veränderung der Pfeifenlänge die zugehörige Maulweite zwangsläufig miteingestellt wird.

Bestimmung der unteren und oberen Hörgrenze:

1. Stimmgabel auf 16 Hz einstellen, mit der rechten Hand am Stiel fassen, durch Schlagen des Gewichtes G_2 gegen den linken Daumenballen zum Schwingen bringen und mit der

---

[1] Noch bezogen auf die bis vor kurzem übliche Stimmung mit $a^1 = 435$ Hz.

Breitseite der Zinken dem zu untersuchenden Ohr auf 10 bis 5 cm nähern. Wiederholung der Prüfung nach Einstellung einer etwas größeren Tonhöhe, bis die Versuchsperson zum ersten Mal an Stelle der einzelnen Stöße einen einheitlichen Ton hört (*untere* Hörgrenze). Das nicht zu prüfende Ohr ist während der Bestimmung zu verschließen. Wiederholung der Untersuchung für das andere Ohr.

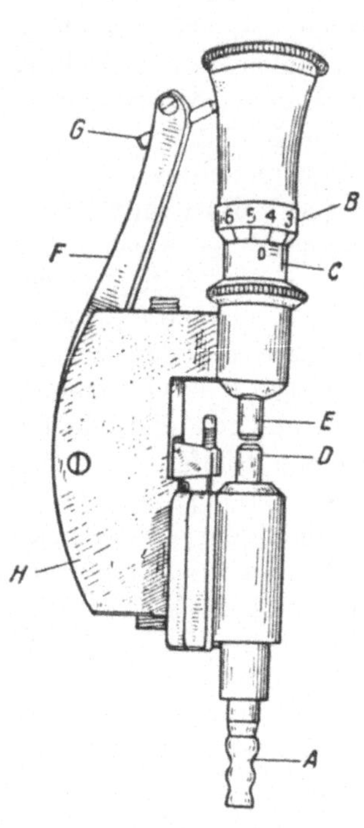

Abb. 67 Große Grenzpfeife von Edelmann.

A Schlauchansatz; *B* Ablesetrommel; *C* Maßstab; *D* Mundstück; *E* Pfeifenrohr; *F* Übertragungshebel und *G* Übertragungsstift zur gleichzeitigen Verstellung von Pfeifenlänge und Maulweite; *H* Haltebügel.

2. Das nicht zu untersuchende Ohr verschließen, KÖNIGsche Stäbe nacheinander im Sinne steigender Tonhöhe an einem Querschnitt anschlagen, dabei die nicht mehr im Gestell aufgehängten Stäbe über 32.768 Schwingungen in der Sekunde nach romanischer Zählweise (=16.384 Hz) mit der Hand am Faden waagerecht halten und mit dem einen Querschnitt dicht vor das Ohr der Versuchsperson bringen, während der andere Querschnitt angeschlagen wird; die *obere* Hörgrenze ist durch jenen Stab gegeben, welcher den letzten, gerade noch hörbaren Ton lieferte. Wiederholung der Bestimmung für das andere Ohr.

3. Grenzpfeife auf einen sicher noch hörbaren Ton von z. B. 12.000 bis 14.000 Hz einstellen, dicht vor das Ohr der Versuchsperson bringen und durch einen kräftigen Druck auf das Gebläse zum Tönen veranlassen; Tonhöhe stufenweise steigern, bis keine Tonempfindung mehr zu erzielen ist (Achtung auf den Unterschied zwischen hohen bzw. höchsten Tönen und dem Anblasegeräusch der Pfeife!). Wiederholung der Bestimmung für das andere Ohr.

4. Auswertung der Befunde: Vergleich der Hörgrenzen für beide Ohren der gleichen Person; Vergleich der für die obere Hörgrenze mit den verschiedenen Methoden am gleichen Ohr gefundenen Werte; Zusammenstellung des Hörumfanges für jedes Ohr.

60. Aufnahme einer Hörschwellenkurve mit dem Audiometer.

Erforderlich: Audiometer, dynamischer Kopfhörer.

Die Bestimmung der oberen und unteren Hörgrenze mit akustischen Tonerzeugern ist bloß ein grobes Verfahren, weil jeder Ton, um gehört zu werden, einen gewissen Mindestschalldruck (*Hörschwelle*) oder darüber auf das Ohr ausüben muß; wird die Stimmgabel, ein KÖNIGscher Stab oder die Grenzpfeife zu schwach angeschlagen bzw. angeblasen oder sind diese Geräte vom Ohr zu weit entfernt, so kann trotz vorhandener Hörfähigkeit die Tonempfindung ausbleiben. Den Ohrenarzt interessiert ferner nicht bloß die Einschränkung des Hörumfanges, sondern auch jede Verschiebung in der Empfindlichkeit des Ohres, die sich in einem Ansteigen des Mindestschalldruckes für den Prüfton, also in einer *Erhöhung der Hörschwelle* äußert. Für eine genaue Untersuchung muß daher nicht bloß die Höhe, sondern auch die Stärke des Prüftones bekannt sein. Die Einstellung eines bestimmten Schalldruckes ist bei rein akustischen Tonerzeugern mit gewissen Schwierigkeiten verbunden, bei elektrischer Tonerzeugung dagegen leicht durchführbar; solche Geräte (*Audiometer*) liefern außerdem im *ganzen* Hörbereich *reine* Töne von sinusförmiger Schwingungsform, so daß der Gang der Hörschwelle von der unteren bis zur oberen Hörgrenze praktisch lückenlos als *Hörschwellenkurve* aufgenommen werden kann.

Das am Innsbrucker Physiologischen Institut von GÖRIKE entwickelte **Audiometer** für Anschluß an ein Wechselstromnetz besitzt nach Abb. 68 zwei Skalen S_f und S_i, deren Strichzeiger mit den Regelknöpfen K_f und K_i verstellt werden können; mit K_f ist an S_f jede beliebige Schwingungszahl von 10 bis 20.000 Hz wählbar, mit K_i wird der Schalldruck des im Kopfhörer KH auftretenden Tones in 23 Stufen zu je 5 Dezibel (vergl. unten) eingestellt und an S_i abgelesen. Die Tonerzeugung beruht auf der Überlagerung von zwei Hochfrequenzschwingungen, welche eine Schwebung im akustischen Bereich liefern, wenn sich die beiden Schwingungsfrequenzen um einen Betrag zwischen 16 und 20.000 Hz voneinander unterscheiden. Die Frequenz des einen Senders bleibt konstant, die des zweiten wird durch Verstellung seines Abstimmkondensators mit K_f geändert, wobei sich die Höhe des in KH hörbaren Schwebungstones verschiebt. Steht der Zeiger über der Skala S_f auf Null, dann sind beide Hochfrequenzschwingungen von gleicher Frequenz, die Schwingungzahl des Schwebungstones ist gleichfalls null, d. h. der Kopfhörer KH bleibt stumm. Zur Korrektur dieser Nullstellung im Falle einer aufgetretenen Verstimmung der Schwingungskreise dient der kleine Knopf N; auf dem Leuchtschirm der Elektronenstrahlröhre E ist die richtige Einstellung der

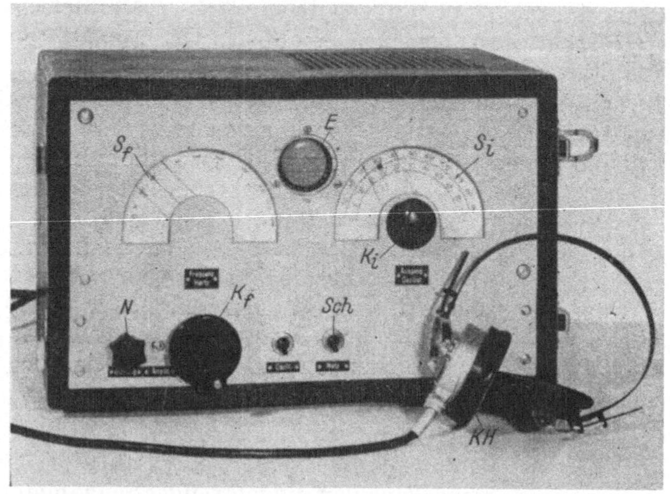

Abb. 68. Audiometer nach Görike.
E Elektronenstrahlröhre; Kf Regelknopf *zur* Frequenzeinstellung; KH dynamischer Kopfhörer; Ki Regelknopf zur Intensitätseinstellung; N Knopf zur Nullpunktskorrektur; *Sch* Einschalter für das Gerät; Sf Skala zur Frequenzablesung in Hz; Si Skala zur Intensitätsablesung in db.

Null-Lage am Auftreten eines waagerechten Striches (Abb. 69 links oben) zu erkennen. Die Elektronenstrahlröhre E zeigt bei Einstellung verschiedener akustischer Frequenzen mehr oder weniger komplizierte Figuren (LISSAJOUS-Figuren), welche bei einem ganzzahligen Vielfachen der üblichen Frequenz des Betriebs-Wechselstromes (50 Hz) *stehen bleiben*, bei anderen akustischen Frequenzen jedoch wandern. Am Schirm von E ist daher nicht bloß die Nullstellung des Gerätes zu überprüfen, sondern es sind auch die niederen Harmonischen von 50 Hz mit großer Genauigkeit einzustellen (Abb. 69). Ein dritter Vorteil der Elektronenstrahlröhre besteht in der Sichtbarmachung der eingestellten Schallintensität, da mit dieser die Amplituden der LISSAJOUS-Figuren — unabhängig von der Tonhöhe — wachsen; berührt das bei der Einstellung von S_i auf 85 db am Leuchtschirm E auftretende Lichtband gerade die beiden waagerechten Strichmarken — am besten bei mittel- oder ganz hohen Tönen zu sehen —, dann wird auf das Trommelfell gerade ein Schalldruck von einem *Mikrobar* (μB) ausgeübt (Abb. 69 rechts unten).

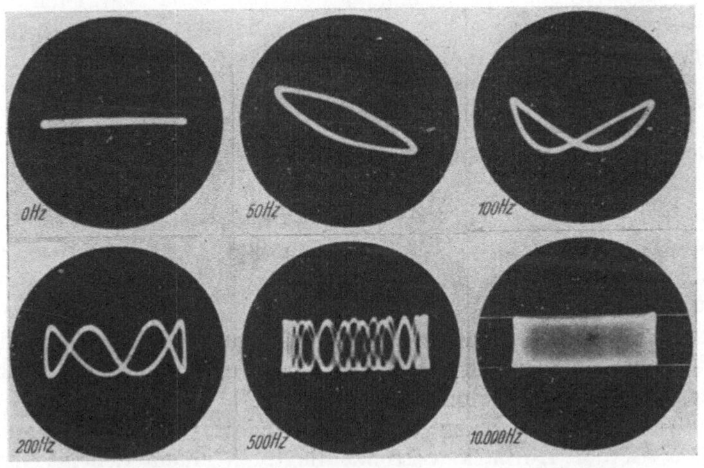

Abb. 69. Liss**a**jou**s**-Figuren am Leuchtschirm der Elektronenstrahlröhre des Audiometers nach Abb. 68.
0 Hz Nullstellung des Gerätes; 50 ... 10.000 Hz Figuren bei den entsprechenden Frequenzen. Berührt — wie bei 10.000 Hz —, bei der Intensitätseinstellung auf 85 db der obere und untere Rand der Figur gerade die beiden weißen waagerechten Striche, so wird durch den Kopfhörer am Trommelfell ein Schalldruck von 1 μ B entwickelt; zur Amplitudenkorrektur dient die zwischen N und Kf in Abb. 68 sichtbare kleine Einstellschraube.

Der — zur Sicherung eines geradlinigen Frequenzganges — nach *dynamischem* Prinzip ausgeführte Kopfhörer KH ist nur auf einer Seite des Haltebügels angebracht, um die Hörschwellenmessung bloß für *ein* Ohr auszuführen; auf der Gegenseite befindet sich zur Abhaltung von Störgeräuschen aus dem Raum bloß eine Atrappe von Kopfhörerform.

Die **Einheit des Schalldruckes** (1 μB) liegt vor, wenn von den schwingenden Teilchen (am Trommelfell von den hin- und herpendelnden Luftmolekülen) je Quadratzentimeter Fläche gerade ein Wechseldruck von 1 Dyn ausgeübt wird. Wie bei allen Sinnesorganen gilt auch für das Ohr, daß Verdopplung der Reizstärke (hier Verdopplung des Schalldruckes) nicht etwa zu einer doppelt so starken Empfindung, sondern zu einer bloß viel geringeren Zunahme der Empfindungsstärke führt; nur wenn die Reizstärke im Sinn einer *geometrischen* Reihe anwächst, nimmt die Empfindungsstärke nach einer *arithmetischen* Reihe zu (WEBER-FECHNERsches Gesetz, z. B. Stufen der Reizstärke: R - n . R - n² . R - n³ . R ..., dagegen zugehörige Stufen der Empfindungsstärke: E´- E + 1 n - E + 2 n ..). Mathematisch läßt sich diese Abhängigkeit von Reizstärke und Empfindungsstärke (beim Schall: *Lautstärke*) durch Einführen des Logarithmus darstellen, wobei man beim Vergleich von zwei verschieden starken Schällen mit den Schalldrucken p_1 und p_2 zunächst zu einem *relativen* Maß, dem **Dezibel** (db), gelangt; der Lautstärkenunterschied ist dann: $20 \log \frac{p_1}{p_2}$ in Dezibel (db). Ist für einen der beiden Schälle auch der Schalldruck in Mikrobar bekannt (beim Audiometer nach Abb. 69 entspricht 1 μB = 85 db), so ist die ganze Skala *absolut* festgelegt, so wie etwa die Reihe der musikalischen Töne dadurch, daß für den Ton a_1 die Schwingungszahl von 440 Hz vereinbart wurde.

Die **Hörschwellenkurve** läßt sich nun schrittweise in der Form aufnehmen, daß der Versuchsperson ein an S_f eingestellter Ton bestimmter Höhe (z. B. 20 Hz) dargeboten und dessen Stärke mit K_i so lange vermindert wird, bis er gerade eben an der Hörbarkeitsgrenze liegt. In einem Schema nach Abb. 70 wird dann auf der dem Prüfton entsprechenden Ordinate der Punkt für den an S_i abgelesenen db-Wert eingetragen; um die Frequenzskala zu verkürzen, ist für diese gleichfalls ein logarithmischer Maßstab vorgesehen. In gleicher Weise geht man dann nach Steigerung der Tonhöhe (z. B. auf 30 oder 50 Hz) wieder vor usw. und gewinnt so eine Punktreihe, die sich zur Hörschwellenkurve verbinden läßt. Die in Abb. 70 voll ausgezogene Durchschnitts-Hörschwellenkurve nach MUNSON und FLETCHER zeigt, daß die Hörschwelle für niedere und hohe Schallfrequenzen *hoch* liegt (großer Schalldruck für die Schwellenerregung des Ohres erforderlich), während im mittleren Bereich von etwa 1000 bis 5000 Hz ein *Minimum* durchlaufen wird (geringer Schalldruck für die Schallempfindung schon ausreichend). Die weitere in Abb. 70 gestrichelt eingetragene Hörschwellenkurve nach einer Einzeluntersuchung am Audiometer zeigt praktisch normalen Verlauf; daß sie im Durchschnitt um 20 db höher als die ideale Kurve liegt, hängt mit dem akustischen Störspiegel in selbst

„ruhigen" Räumen zusammen, der etwa 20 db beträgt und trotz des Ohrabschlusses mit der Kopfhörermuschel den Prüfton etwas verdeckt (*Verdeckungseffekt*). Die schließlich in Abb. 70 strichpunktiert gezeichnete Hörschwellenkurve läßt im Bereich von 1000 Hz aufwärts eine stärkere Abweichung als 20 db erkennen, was für eine Beeinträchtigung des Hörvermögens im Bereich der höheren Töne bei dem geprüften Ohre spricht.

Durchführung der Hörschwellenbestimmung (nur in vollkommen stillem Untersuchungsraum ausführbar):

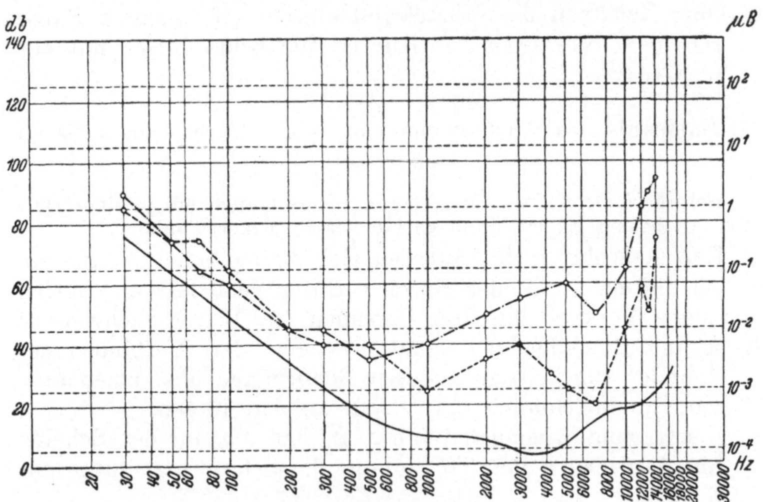

Abb. 70. Hörschwellenkurven.
Voll gezeichnet: „ideale" Hörschwellenkurve nach Munson und Fletcher; *gestrichelt:* normale Hörschwellenkurve, aufgenommen mit dem Audiometer nach Abb. 68 (infolge des im Untersuchungsraume herrschenden Störnebels um rund 20 db erhöht); *strichpunktiert:* Hörschwellenkurve mit Beeinträchtigung des Hörvermögens im Bereich der höheren Töne.

1. Netzschalter *Sch* am Gerät einschalten, einige Minuten warten, bis sich am Leuchtschirm der Elektronenstrahlröhre *E* eine LISSAJOUS-Figur zeigt; Strichzeiger an S_f mit Hilfe von K_f auf 0 stellen, die LISSAJOUS-Figur muß dabei zu einem waagerechten Strich werden (Abb. 69 links oben); diesen gegebenenfalls mit Knopf *N* herbeiführen.
2. Der Versuchsperson den Kopfhörer aufsetzen, Atrappe auf das *nicht* zu prüfende Ohr; Einstellung von 20 Hz mit K_f an S_f, Lautstärkeregler K_i aufdrehen, bis die Versuchsperson den Ton hört; allmählich wieder zurückdrehen, bis

der Ton gerade noch wahrgenommen wird, bei der nächst niederen Lautstärkestufe aber verschwindet.

3. Ablesung der db, Eintragen des gefundenen Wertes in das Kurvenblatt.

4. Einstellung höherer Töne (z. B. 50, 100, 200, 400, 800 Hz u. s. f.) an S_f, bei niederen Harmonischen von 50 Hz auch mittels stehender LISSAJOUS-Figuren nach Abb. 69, und Wiederholen der Schwellenbestimmung wie oben.

5. Auf dem Kurvenblatt eingetragene Punkte mit Farbstift zur Hörschwellenkurve verbinden.

6. Wiederholung der gesamten Bestimmung für das andere Ohr, Zeichnen der Hörschwellenkurve mit anderer Farbe als oben; Vergleich der Kurven für beide Ohren mit der Idealkurve.

61. Nachweis des Abströmens von Schall durch den äußeren Gehörgang.

Erforderlich: Kurzes Stückchen Gummischlauch mit je einer Ohrolive an beiden Enden, Stimmgabeln verschiedener Tonhöhe.

Daß stets durch den äußeren Gehörgang Schallenergie abströmt und damit für das Hören verloren geht, läßt sich durch folgenden Versuch mit drei Personen (A, B, C) nachweisen:

1. A und B stellen sich dicht nebeneinander, Verbinden der einander zugekehrten äußeren Gehörgänge über einen kurzen Gummischlauch mit Oliven an den Enden.

2. C setzt eine Stimmgabel von z. B. 2000 Hz auf den Scheitel von A, wobei B den Ton infolge der Schallüberleitung mithört.

Das Versuchsergebnis ist für die Erklärung des Ausfalles der Stimmgabelversuche nach WEBER oder SCHWABACH bei Störungen im schalleitenden Apparat von Bedeutung.

62. Stimmgabelversuche von RINNE, WEBER und SCHWABACH.

Aufgaben: 1. Mit Hilfe des Versuches von RINNE ist das Verhältnis von Knochenleitung zu Luftleitung beim Gesunden zu prüfen.
2. Mit Hilfe der Versuche von WEBER und von SCHWABACH ist der Ausfall der Stimmgabeluntersuchungen bei künstlich herbeigeführter Schalleitungsstörung (Verschluß des einen Gehörganges durch den Finger) zu untersuchen.

Erforderlich: Stimmgabeln verschiedener Tonhöhe.

Eine Hörweitenverminderung kann durch **Erkrankung des schallperzipierenden** oder des **schalleitenden Apparates** zustande kommen; da im ersten Fall das Hörvermögen häufig für die *hohen*, im zweiten meistens für die *tiefen* Töne geschwächt ist, ermöglicht die Hörprüfung mit der Sprache schon eine Unterscheidung. Besser gelingt dies mit den Stimmgabelversuchen, bei denen Luft- und Knochenleitung des gleichen Ohres oder die Knochenleitung zu beiden Ohren von der Medianebene aus, oder schließlich die Knochenleitung des Kranken mit der — als normal vorausgesetzten — Knochenleitung des Arztes verglichen wird.

Beim **Stimmgabelversuch** von RINNE vergleicht man die Luft- und Knochenleitung des gleichen Ohres in der Weise, daß die angeschlagene Stimmgabel mit dem Stiel zunächst auf den Proc. mast. der Versuchsperson aufgesetzt wird und man, wenn diese angibt, nichts mehr zu hören, die Zinken vor den äußeren Gehörgang bringt. Da die *Luft*leitung bei einem gesunden Ohr *besser* als die Knochenleitung ist, so hört die Versuchsperson beim Vorhalten der Zinken vor den Gehörgang einen bereits verschwunden gewesenen Ton wieder („*positiver*“ RINNE); da sich bei einer Erkrankung des schallperzipierenden Organes am Verhalten von Luft- und Knochenleitung nichts ändert, ist auch in diesem Falle der RINNE *positiv*. Bei Störung im schalleitenden Apparat ist dagegen der Luftweg mehr oder weniger blockiert, man hört also die Stimmgabel beim Vorhalten der Zinken vor den äußeren Gehörgang *nicht* mehr; stellt man den Versuch umgekehrt an (Stimmgabel zuerst vor dem Ohr, nach Verklingen des Tones Aufsetzen auf den Proc. mast.), so hört man mit der Knochenleitung besser, da bei einer Schalleitungsstörung der Luftweg blockiert, die Knochenleitung aber ungestört ist. Beim **Stimmgabelversuch** von WEBER vergleicht man die Knochenleitung für beide Ohren nach Aufsetzen der angeschlagenen Stimmgabel in der Medianebene (Scheitel oder Zähne). Sind beide Ohren gesund oder gleichartig und gleich stark beeinträchtigt, so hört man den Schall im ganzen Kopf, ohne besondere Lokalisation. Ist dagegen einseitig eine Störung vorhanden, oder ist bei Erkrankung beider Ohren die eine Seite stärker betroffen, so wird der Ton auf dem einen Ohr *lauter* gehört („*Lateralisierung*“ des Schalles); bei einer Erkrankung des schallperzipierenden Apparates erfolgt diese Lateralisierung nach der *gesunden*, bei Störung des schalleitenden Apparates nach der *kranken* Seite. Die zuletzt angeführte Tatsache wird gewöhnlich so erklärt, daß auf der Seite der Schalleitungsstörung der Schallabfluß durch den Gehörgang fehlt (vergl. Versuch 61 sowie weiter unten). Beim **Stimmgabelversuch** nach SCHWABACH wird die Knochenleitung des Kranken mit der Knochenleitung des — normal hörenden — Arztes verglichen. Man setzt die angeschlagene Stimmgabel zunächst auf den Proc. mast. des Kranken auf, wenn dieser angibt, nichts mehr zu hören, schließlich auf den Proc. mast. des Arztes. Hört der letztere noch weiter (SCHWABACH *„verkürzt"* in Bezug auf den Patienten), dann ist eine Störung des schallperzipierenden Apparates vorhanden; hört auch der Arzt nichts mehr, so können die beiden verglichenen Ohren gleichwertig sein oder es liegt ein *„verlängerter"* SCHWABACH beim Patienten vor (Störung im schallleitenden Apparat). Zur Entscheidung zwischen diesen beiden Möglichkeiten wird der Versuch in umgekehrter Art durchgeführt (Stimmgabel zuerst auf den Proc. mast. des Arztes, dann auf den Proc. mast. des Patienten aufsetzen); hört auch der Patient nichts mehr, dann sind die beiden Ohren gleichwertig, hört jedoch der Patient noch weiter, dann liegt eine Schalleitungsstörung vor, welche infolge des fehlenden Schallabflusses über den äußeren Gehörgang (vergl. Versuch 61 sowie weiter unten) ein längeres Wahrnehmen der ausklingenden Stimmgabel als bei ungestörter Luftleitung ermöglicht (daher SCHWABACH *„verlängert"*).

Ein *negativer* RINNE spricht immer für ein Schalleitungshindernis, doch kann ein *positiver* RINNE sowohl beim gesunden Ohr als auch bei einer Störung des schallperzipierenden Organes vorkommen; beim Versuch von WEBER zeigt eine *Lateralisierung* an, daß eine Störung vorliegt, ohne deren Art anzugeben. Es ist daher meistens die Untersuchung mit mindestens *zwei* Proben notwendig. Da außerdem *Schalleitungsstörungen* sich vorwiegend im Bereich der *tiefen* Töne auswirken, Störungen der *Schallperzeption* vorwiegend im Bereich der *hohen*, muß auch jeder der Versuche *mehrfach* mit Stimmgabeln *verschiedener* Tonhöhe ausgeführt werden, was auch schon wegen der Entdeckung von *Hörlücken* notwendig ist.

Die *Lateralisierung* beim WEBERschen Versuch nach der Seite einer *Schalleitungsstörung* — ebenso wie die *Verlängerung* beim SCHWABACHschen Versuch im gleichen Fall — wird gewöhnlich durch den *fehlenden* Schallverlust über den äußeren Gehörgang (vgl. Versuch 61 auf S. 178) erklärt. Wenn die Schallzuleitung, wie z. B. beim WEBERschen Versuch, in der Medianebene erfolgt, so strömt je eine Hälfte der Schallenergie nach *beiden* Ohren ab und es geht beim Gesunden auch durch beide Gehörgänge *gleich viel* Schall verloren; der auf jedes Innenohr wirkende Schallanteil ist also *gleich*. Findet infolge eines Schall*leitungs*hindernisses auf einer Seite *kein* Schallverlust über den äußeren Gehörgang statt, dann muß der auf das Innenohr wirkende Schallanteil auf der *erkrankten* Seite *größer* sein und es kommt zur Lateralisierung nach dieser Seite. Gleiches gilt auch für die Verlängerung beim SCHWABACHschen Versuch infolge eines Schalleitungshindernisses. Allerdings wird nach BOUMANN in einem gegen die Außenwelt *völlig schalldicht* abgeschlossenen Raum weder eine Lateralisierung beim WEBERschen Versuch noch eine Verlängerung im SCHWABACHschen Versuch bei einer Schalleitungsstörung beobachtet; die richtige Erklärung für die Stimmgabelbefunde bei Störung im schalleitenden Apparat wäre daher: In einem von der Außenwelt nicht schalldicht getrennten, wenn auch sonst „stillen" Raum wirken stets leise, durch Gewohnheit nicht bemerkte Geräusche auf das Ohr ein, welche als akustischer „Störnebel" jeden stärkeren, auf das Ohr einfallenden Schall teilweise verdecken; durch diesen *Verdeckungseffekt* heben sich andere Schallerscheinungen nicht so kräftig vom Hintergrund ab, wie in einem gegen Störgeräusche schalldicht abgeschirmten Raum. Wird durch ein Schalleitungshindernis das Eindringen des akustischen „Störnebels" unserer gewöhnlichen Umgebung ganz oder teilweise verhindert, das Ohr dieser Seite also gewissermaßen in einen „stillen Raum" gebracht, so fällt der Verdeckungseffekt dort *weg* und der betreffende Ton muß für dieses Ohr lauter erscheinen.

Ausführung der Stimmgabelversuche im Praktikum:

1. *Versuch von* RINNE: Stimmgabel anschlagen, mit Stiel auf Proc. mast. der Versuchsperson setzen, diese auffordern, das Verklingen des Tones sofort bekanntzugeben; dann Stimmgabel abheben und mit den Zinken vor den äußeren Gehörgang halten:

   a) Versuchsperson hört noch: RINNE *positiv* (normales Ohr oder Störung im schallperzipierenden Apparat).

   b) Versuchsperson hört nicht mehr: Versuch in umgekehrter Anordnung wiederholen; Versuchsperson hört noch: RINNE *negativ* (Störung im schalleitenden Apparat).

2. *Versuch von* WEBER: Versuchsperson ein Ohr mit Finger verschließen lassen, angeschlagene Stimmgabel mit Stiel auf den Scheitel aufsetzen, Versuchsperson auffordern, Lokalisierung des Schalles anzugeben: *Lateralisierung* nach der Seite des verschlossenen Ohres (infolge der künstlich herbeigeführten Schalleitungsstörung).

3. *Versuch von* SCHWABACH: Versuchsperson ein Ohr mit Finger verschließen lassen, angeschlagene Stimmgabel auf Proc. mast. dieser Seite aufsetzen, Versuchsperson auffordern, Verklingen des Tones anzugeben; dann Stimmgabel sofort auf eigenen Proc. mast. setzen: keine Tonwahrnehmung mehr; Versuch umgekehrt ausführen, Versuchsperson gibt an, noch zu hören: SCHWABACH *verlängert* (infolge der künstlich herbeigeführten Schalleitungsstörung).

63. Auslösung des Drehnystagmus.

Erforderlich: Drehstuhl, Bogengangsmodell.

Unter **Nystagmus** wird eine ruckweise Hin- und Herbewegung beider Augen verstanden, die aus einer schnellen und einer langsamen Phase besteht; die Richtungsbezeichnung geht nach der *schnellen* Phase. So tritt z. B. beim Blicken aus einem fahrenden Eisenbahnzug Nystagmus in Richtung der Fahrt ein, wenn das Auge einen Gegenstand der Aussicht fixiert. Es muß sich dabei langsam entgegen der Fahrt zurückdrehen und zwar so lange, bis etwa der Fensterrahmen das fixierte Objekt verdeckt; dann aber schnellt das Auge *in der Fahrtrichtung* nach vorne, um einen neuen Fixationspunkt zu erfassen (*Eisenbahnnystagmus*). Ruckweise Augenbewegungen können weiters durch Reizung des Labyrinthes reflektorisch ausgelöst werden, so mit Hilfe des Drehstuhles (*Drehnystagmus*), mittels Temperatureinwirkung (*kalorischer Nystagmus*) oder galvanischer Durchströmung (*galvanischer Nystagmus*), wobei man die *Richtung der Bewegung* (horizontal, vertikal, rotatorisch, gemischt), die *Ausschlagsrichtung* (nach links, rechts, oben, unten usw.), die *Amplitude* (grobschlägig, feinschlägig) sowie die *Frequenz* (rasch, langsam) zu beachten hat. Vor allem bei Labyrintherkrankungen kann Nystagmus von selbst auftreten oder mit den erwähnten Verfahren nicht oder nur mangelhaft herbeizuführen sein; die Auslösung des Nystagmus stellt daher eine klinische Methode zur Funktionsprüfung des Labyrinthes dar.

Drehnystagmus wird mit dem Drehstuhl herbeigeführt (aus Metall gefertigter Sessel mit verstellbaren Arm- und Kopfstützen, drehbar mit einer über der Kopfstütze angebrachten Handhabe um eine lotrecht durch die Mitte des Fußgestelles zielende Achse; Aufhalten der Drehung durch eine Fußbremse):

1. Versuchsperson auf dem Drehstuhl Platz nehmen lassen. Armstützen für bequeme Haltung einstellen; Kopf aus der

Lotrechten *um 30 Grad nach vorne* neigen lassen, Kopfstütze passend festklemmen (am stärksten wird jener Bogengang gereizt, welcher *senkrecht* zur lotrechten Drehachse
eingestellt ist; je nach der Kopfhaltung ist daher die Richtung des ausgelösten Nystagmus verschieden, *rein horizontal* ist dieser nur dann, wenn der „waagerechte" Bogengang
durch die erwähnte Kopfhaltung wirklich in die Waagerechte gebracht wird).

2. Versuchsperson zuerst langsamer, dann etwas schneller,
   insgesamt 10mal im Verlauf von 20 sec herumdrehen (Dreh-
   zahl und Zeitdauer einhalten, weil zu heftige Rotation
   Schwindel, Gleichgewichtsstörungen, auch Nausea und Er-
   brechen herbeiführen kann). Der während der Drehung an-
   fangs auftretende Nystagmus *in* der Drehrichtung läßt sich
   infolge der Bewegung der Versuchsperson vom feststehen-
   den Untersucher nicht beobachten, er verschwindet auch
   bald wieder.

3. Nach der letzten Umdrehung, wenn die Versuchsperson dem
   Untersucher gerade zugekehrt ist, durch Bedienung der
   Fußbremse plötzlich anhalten, Augen der Versuchsperson beobachten: *Nachnystagmus* für die Dauer von 20 bis 40 sec
   entgegengesetzt der Drehrichtung (Achten auf Bewegungsrichtung, Ausschlagsrichtung, Amplitude und Frequenz;
   Feststellen der Nystagmus-Dauer).

4. BÁRÁNYscher Zeigeversuch: Ruhig sitzende und dem Untersucher zugekehrte Versuchsperson auffordern, zuerst bei
   offenen, dann bei geschlossenen Augen auf einen vom Untersucher vorgestreckten Finger zu zeigen; bei ungestörter
   Tiefensensibilität der Versuchsperson gelingt das Treffen
   der Finger in beiden Fällen. Anschließend Wiederholung
   der Drehung wie oben, Versuchsperson nach dem Ab-
   bremsen mit *geschlossenen* Augen wieder auf den Finger
   des Untersuchers zeigen lassen: *Vorbeizeigen im Sinne der
   Drehung* bei gesunden Versuchspersonen.

5. Drehversuch und BÁRÁNYscher Zeigeversuch bei umgekehrter Drehrichtung wie früher wiederholen; desgleichen den
   Drehversuch bei anderer Haltung des Kopfes.

Ausgelöst wird der *Anfangs- und Nachnystagmus* durch
die Ablenkung der Cupula im Bogengang aus ihrer Ruhelage,
welche zur Reizung der Sinneszellen führt. Die verschiedene
Richtung der beiden Formen des Nystagmus ist auf die jeweils
verschiedene Richtung des Druckes der Endolymphe auf die

Cupula zurückzuführen, welche auch deren jeweils verschiedene Ablenkung bedingt. Zu Beginn der Drehung bleibt die Endolymphe infolge ihrer Trägheit zurück, während die Cupula mit dem Körper der Versuchsperson gedreht und durch den Widerstand der Flüssigkeit entgegen dem Drehsinn zurückgebogen wird. Mit der Zeit gewinnt die Endolymphe die gleiche Geschwindigkeit wie der Körper, die Ursache der Ablenkung fällt weg und der Anfangsnystagmus verschwindet. Beim Bremsen des Körpers wird auch die Cupula festgehalten, die Flüssigkeit strömt infolge ihrer Trägheit noch eine Zeitlang weiter und drückt auf die Cupula *im Sinn* der ursprünglichen Drehrichtung. Die Druckwirkungen am Beginn und am Ende der Drehung und damit die Richtung der Ablenkung sind somit entgegengesetzt, daher auch die Reizwirkung und die Ausschlagsrichtung des Nystagmus. Der *Ausfall des* BÁRÁNY*schen Zeigeversuches* nach der Drehung (Vorbeizeigen im Sinn der Rotation) ist auf die nach der Drehung für kurze Zeit bestehende Täuschung über den Bewegungszustand zurückzuführen. Eine gesunde, vor der Drehung richtig zeigende Versuchsperson hat nach dem Bremsen der Drehung das Gefühl, entgegengesetzt gedreht zu werden, kompensiert bei geschlossenen Augen daher die vermeintliche Drehung und muß *in der ursprünglichen Drehrichtung* vorbeizeigen, da sie ja in Wirklichkeit an Ort und Stelle verbleibt.

64. Strahlenbrechung in optischen Medien; Strahlengang durch einfache und zusammengesetzte optische Systeme.

Aufgaben: 1. Gegeben ein *einfaches optisches System* mit $f_1 = 4$ cm und $f_2 = 6$ cm. Es ist das Bild eines 10 cm *links* von der Hauptebene befindlichen 4 cm hohen Pfeiles zu zeichnen, ferner der weitere Verlauf eines von *rechts* schief einfallenden Strahles, schließlich der konjugierte Punkt eines *links* von der Hauptebene in 8 cm Abstand liegenden Punktes.

2. Gegeben ein *zusammengesetztes optisches System* mit $f_1 = 4$ cm, $f_2 = 6$ cm und $\overline{F_1 F_2} = 11$ cm. Es ist das Bild eines 11 cm *links* von der ersten Hauptebene befindlichen 5 cm hohen Pfeiles zu zeichnen, ferner der weitere Verlauf eines von *links* schräg einfallenden Strahles und schließlich der konjugierte Punkt zu einem 10 cm *rechts* von der zweiten Hauptebene in der optischen Achse liegenden Punkt.

Erforderlich: Papier, Lineal, Dreieck, Zirkel, Bleistift.

Strömt Licht aus einem optischen Medium in ein anderes, so wird es an der *Grenzfläche* z. T. zurückgeworfen, z. T. durchgelassen, wobei es dann eine Änderung seiner Fortpflanzungsgeschwindigkeit erfährt: Beschleunigung, wenn das *zweite* Medium *optisch dünner*, Verlangsamung, wenn das *zweite* Medium *optisch dichter* ist. In dem in Abb. 71 gezeichneten einfachsten Fall mit einer *Ebene als Grenzfläche* macht sich bei *senkrechtem* Einfall (Strahl a) nur die *Verlangsamung* bemerkbar, indem die Geschwindigkeit v_I sich auf v_{II} verringert. Fallen die Strahlen wie bei b_1 bis b_n aber *schräg* zur Grenzfläche ein, so tritt neben der Verlangsamung noch eine Änderung der Fortpflanzungsrichtung (*Strahlenbrechung*) hinzu,

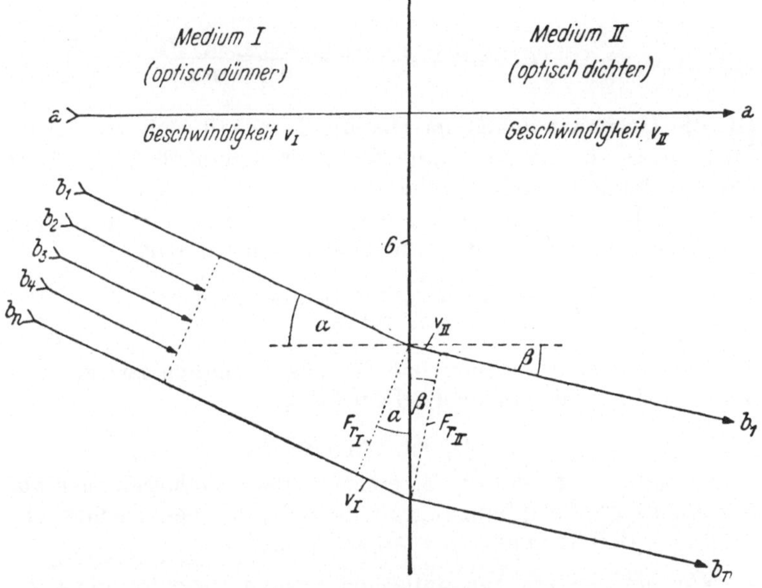

Abb. 71. Strahlenbrechung an einer ebenen Grenzfläche zwischen Medien mit verschiedener optischer Dichte.

$b_1 \ldots b_n$ schräg zur Grenzfläche einfallendes Strahlenbündel; β Brechungswinkel *a* senkrecht auf die Grenzfläche auffallender Strahl; α Einfallswinkel der Strahlen *b*; der Strahlen *b*; Fr_I Strahlenfront vor der Brechung; Fr_{II} Strahlenfront nach der Brechung; v_I Fortpflanzungsgeschwindigkeit im Medium *I*; v_{II} Fortpflanzungsgeschwindigkeit im Medium *II*.

indem sich z. B. für den Strahl b_1 der Winkel α mit dem Lot (*Einfallswinkel*) auf β (*Brechungswinkel*) verkleinert. In einem bildlichen Vergleich kann man sich die Lichtstrahlen b_1 bis b_n als Bahnen der Einzelmänner einer marschierenden Kolonne vorstellen, deren Front sich solange zu sich selbst parallel verschiebt, so lange kein Hindernis den Gleichschritt aufhält. Trifft aber b_1 als linker Flügelmann, bald darauf dann b_2. b_3 ... b_n auf die den Marsch verlangsamende Grenzfläche G zwischen den Medien I und II, so muß eine *Schwenkung* der Front von Fr_I nach Fr_{II} zustande kommen; während b_n sich noch im Medium I befindet und den Weg v_I zurücklegt, hat sich b_1 im Medium II nur mehr um den Betrag v_{II} weiterbewegt. Die Strecken Fr_I und v_I sowie Fr_{II} und v_{II} bilden nun zusammen mit G zwei Dreiecke, welche den Einfallswinkel α und den Brechungswinkel β enthalten; aus diesen Dreiecken läßt sich ableiten, daß

$$v_I : v_{II} = \sin \alpha : \sin \beta \quad \text{oder} \quad \frac{v_I}{v_{II}} = \frac{\sin \alpha}{\sin \beta}$$

ist: die Geschwindigkeit im Medium I verhält sich zu der im Medium II so wie der Sinus des Einfallswinkels zum Sinus des Brechungswinkels (*Snelliussches Brechungsgesetz*). Ein anderes Maß für das Verhalten eines optischen Mediums stellt der *Brechungsindex n* dar, unter dem man versteht:

$$n = \frac{v \ \text{im Vakuum (in Luft annähernd gleich)}}{v \ \text{im betrachteten Medium}}$$

Es ist leicht zu berechnen, daß für das Verhalten zweier optischer Medien zueinander die Beziehung

$$v_I : v_{II} = n_{II} : n_I$$

gelten muß, d. h. daß z. B. einem optisch *dichteren* Medium mit *kleinerer* Fortpflanzungsgeschwindigkeit des Lichtes ein *größerer* Brechungsindex zukommen muß.

Von einem **einfachen optischen System** spricht man, wenn die Grenzfläche zwischen zwei Medien nicht mehr *eben*, sondern von *regelmäßiger Krümmung* ist; in diesem Fall kommt es zur Vereinigung der einfallenden Strahlen und damit zur *Entstehung eines Gegenstandsbildes*. Als neu tritt hier eine Vorzugsrichtung auf, die *optische Achse*, um welche das Medium II zentriert ist. In Abb. 72 sei z. B. die optische Achse O. A., der Krümmungsmittelpunkt K (auch *Knotenpunkt* genannt) und eine kugelförmige Grenzfläche G zwischen den Medien I (z. B. Luft) und II (z. B. Wasser) gegeben. Ein in Richtung auf K zielender Strahl a steht als Radius *senkrecht* zur Grenzfläche G und erleidet bloß eine Verlangsamung *ohne* Brechung. Ein *schräg* zur Grenzfläche einfallender Strahl b_1 wird dagegen wieder so abgelenkt, daß der Einfallswinkel α größer als der Brechungswinkel β ist; das gleiche gilt für den Strahl b_n und es zeigt sich, daß diese beiden Strahlen b, ebenso wie alle zwischen ihnen liegenden parallelen Strahlen, in einem in der Achse liegenden Punkt F_2 oder dem *hinteren Brennpunkt* gesammelt werden. Das gleiche gilt für Strahlen $c_1 \ldots c_n$, die aus dem optisch *dichteren* Medium II gegen das optisch *dünnere* I streben und im Medium I bei F_1 oder dem *vorderen Brennpunkt* vereinigt werden. So wie früher der Winkel β auf der Seite des *optisch dichteren* Mediums

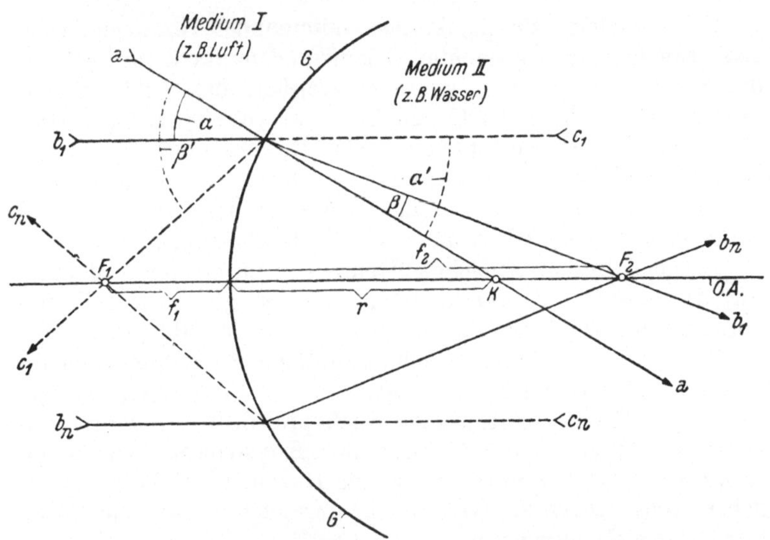

Abb. 72 Strahlengang bei einem einfachen optischen System.
a senkrecht auf die Grenzfläche einfallender Strahl; α Einfallswinkel des Strahles b_1; α' Einfallswinkel des Strahles c_1; b_1, b_n schräg zur Grenzfläche und zugleich parallel zur Achse aus I einfallende Strahlen; β Brechungswinkel des Strahles b_1; β' Brechungswinkel des Strahles c_1; c_1. c_n schräg zur Grenzfläche und zugleich parallel zur Achse aus II einfallende Strahlen; f_1 vordere Brennweite; f_2 hintere Brennweite; F_1 vorderer Brennpunkt; F_2 hinterer Brennpunkt; G Grenzfläche mit kugelförmiger Krümmung; K Knotenpunkt (Krümmungsmittelpunkt); $O.\,A.$ optische Achse; r Krümmungsradius (Abstand von K und G).

kleiner war als der Winkel α auf der Seite des optisch dünneren Mediums, muß jetzt α' *kleiner* als β' sein; dies bedingt, anderen Seite der *Grenzfläche G* liegt *als F_2*. In einem solchen optischen System gelten folgende Gesetzmäßigkeiten:

1. Ein Bündel zur Achse paralleler Strahlen wird auf der anderen Seite der Grenzfläche zu einem in der Achse liegenden Punkt, dem *Brennpunkt*, vereinigt.

2. Ein Bündel untereinander paralleler, aber *schief* zur optischen Achse einfallender Strahlen wird auch zu einem Punkt vereinigt, der sich außerhalb der optischen Achse, jedoch in der durch den Brennpunkt gelegten, zur Achse senkrechten Ebene (*Brennebene*) befindet (vgl. später).

3. Alle Strahlen, die von einem *Punkt* (Gegenstandspunkt) ausgehen, werden jenseits der Grenzfläche wieder zu einem *Punkt* (Bildpunkt) vereinigt (*Homozentrizitätsgesetz*); *Ausgangs*punkt und *Vereinigungs*punkt dieser Strahlen werden zusammen *konjugierte Punkte* genannt.

4. Konjugierte Punkte können miteinander vertauscht werden. Ein leuchtend gedachter Gegenstandspunkt kann auch an die Stelle seines Bildes gebracht werden; das Bild entsteht jetzt dort, wo früher der Gegenstand war (*Reziprozitätsgesetz*).

5. Die Brennweite f (Abstand des Brennpunktes F von der Grenzfläche) ist dem Brechungsindex direkt proportional, also $n_1 : n_2 = f_1 : f_2$; im optisch *dichteren* Medium ist also die Brennweite *größer*, was schon aus Abb. 72 hervorging.

6. Die Differenz zwischen Brennweite im *dichteren* Medium und Brennweite im *dünneren* Medium ist gleich dem Krümmungsradius der Grenzfläche, also $f_2 - f_1 = r$ (Abb. 72).

Da die auf eine Grenzfläche einfallenden Strahlen ohnehin fast immer nahe der Achse liegen, so kann das Stück der gekrümmten Fläche im Einfallsbereich praktisch als *gerade* angesehen und zur Vereinfachung der Konstruktion durch die Tangente ersetzt werden; diese im Durchstoßpunkt der optischen Achse durch die Grenzfläche errichtete senkrechte Ebene wird *Hauptebene* genannt.

Bildkonstruktion bei einem einfachen optischen System (Abb. 73):

1. Gegeben f_1 und f_2 als Abstand F_1 bzw. F_2 von der Hauptebene *HE*.

2. Ziehen der optischen Achse O. A., Annahme von *HE*, Auftragen von f_1 und f_2 links und rechts von *HE*, Einzeichnen des Knotenpunktes K, der im optisch dichteren Medium im Abstand $r = f_2 - f_1$ von *HE* liegt; *Annahme* eines Pfeiles als Gegenstand G.

3. Ziehen der drei Strahlen (1), (2) und (3), von denen an sich für die Konstruktion zwei ausreichend wären; (1) geht ungebrochen durch K (*Richtungsstrahl*), (2) verläuft zunächst achsenparallel und richtet sich jenseits von *HE* nach F_2, (3) zieht durch F_1 und wird nach *HE* achsenparallel.

4. Der Schnittpunkt der Strahlen (1), (2) und (3) ist der Bildpunkt (Pfeilspitze); da auch das Bild des Pfeiles senkrecht
auf O. A. stehen muß, läßt sich das Bild des ganzen Pfeiles
sofort zeichnen.

Verlauf eines beliebigen, schräg einfallenden Strahles
(Abb. 73):

1. Anwendung des Gesetzes (2) von S. 188; ein Bündel zueinander paralleler Strahlen schneidet sich in der Brennebene der anderen Seite.

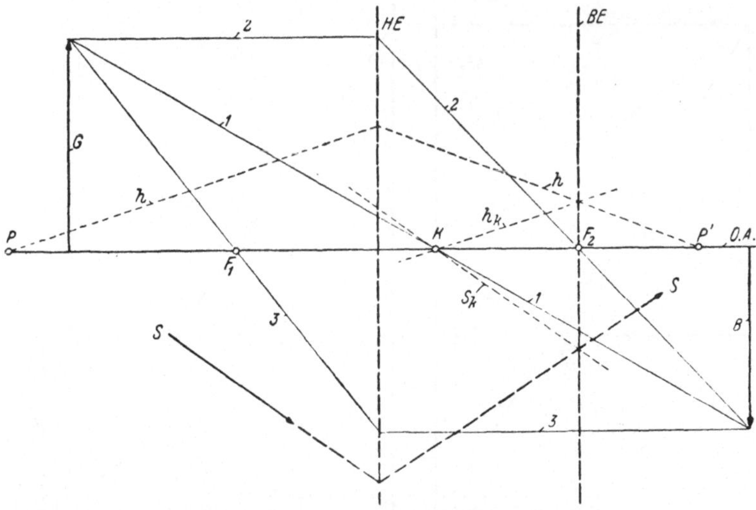

Abb. **73.** Konstruktion des Pfeilbildes, des weiteren Verlaufes des Strahles S und des
konjugierten Punktes zu P bei einem einfachen optischen System.
B Bild des Pfeiles; BE Brennebene; F_1 vorderer Brennpunkt; F_2 hinterer Brenn-
punkt; G Gegenstand (Pfeil); h Hilfsstrahl zur Konstruktion des konjugierten
Punktes; h_k Hilfsstrahl parallel zu h durch K; HE Hauptebene; K Knotenpunkt
(Krümmungsmittelpunkt); P Punkt auf der Achse; P' konjugierter Punkt zu P;
S Strahl, dessen weiterer Verlauf zu zeichnen ist; S_k Hilfsstrahl parallel zu S
durch K; $O.A.$ optische Achse; 1 Richtungsstrahl durch K; 2 achsenparalleler
Strahl; 3 Strahl durch den vorderen Brennpunkt F_1.

2. Parallelstrahl S_k zu S durch K ziehen und bis zum Schnitt
mit der in F_2 errichteten Brennebene BE verlängern.
3. S bis zum Schnitt mit HE verlängern, von dort durch den
eben gefundenen Schnittpunkt in BE ziehen.

Konstruktion eines konjugierten Punktes (Abb. 73):

1. Annahme von P und Ziehen eines schräg einfallenden
Hilfsstrahles h durch P bis zum Schnitt mit HE.

2. Weitere Konstruktion wie oben für S: Parallelstrahl h_k durch K bis zum Schnitt mit BE, durch diesen h von HE aus führen bis zum Schnitt mit der Achse, wo der konjugierte Punkt P' liegt.

Ein **zusammengesetztes optisches System** liegt vor, wenn *mehrere* brechende Flächen, mindestens zwei, und *mehrere*, mindestens drei, optische Medien vorhanden sind. Ist das System *zentriert*, d. h. liegen alle Knotenpunkte und Brennpunkte der einzelnen brechenden Flächen auf *derselben* optischen Achse, und sind ferner die Abstände, Krümmungen und

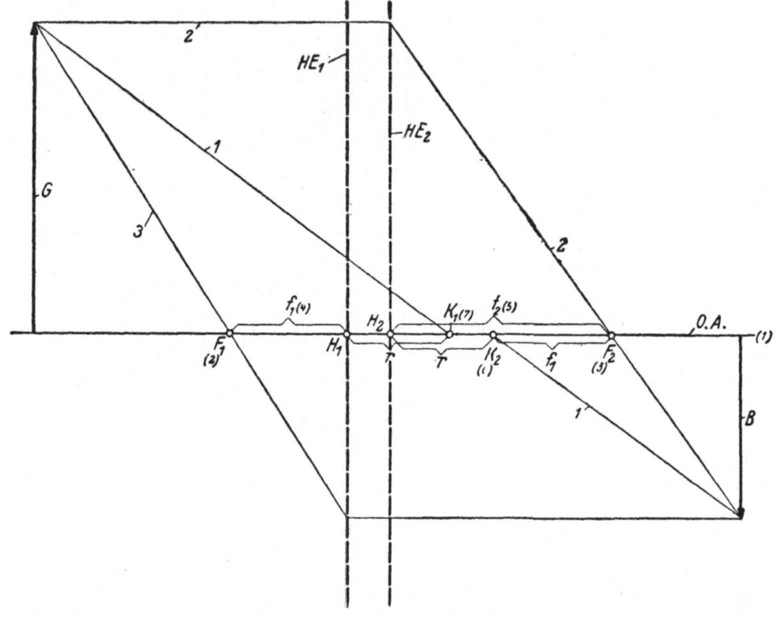

Abb. 74. Bildkonstruktion bei einem zusammengesetzten optischen System.
Die *eingeklammerten* Zahlen geben die Reihenfolge bei der Entwicklung des Systemes aus den Angaben an.
B Bild des Pfeiles; G Gegenstand (Pfeil); HE_1, HE_2 Hauptebenen; f_1, f_2 Brennweiten; F_1, F_2 Brennpunkte; K_1, K_2 Knotenpunkte; $O.$ $A.$ optische Achse; r Krümmungsradius (Abstand der Knotenpunkte von den Hauptebenen HE); *1* Richtungsstrahl (zwischen K_1 und K_2 parallel verschoben); *2* achsenparalleler Strahl; *3* Strahl durch den vorderen Brennpunkt F_1.

Brechungsindizes bekannt, dann kann man das System durch die *Achse* und *6 Kardinalpunkte* ersetzen: vorderer und hinterer Brennpunkt F_1 bzw. F_2, zwei Hauptpunkte H_1 und H_2 (Schnittpunkte der Hauptebenen mit der Achse) und schließlich zwei Knotenpunkte K_1 und K_2.

Bildkonstruktion am zusammengesetzten optischen System (Abb. 74, die Zahlen in Klammern geben die Reihenfolge der Konstruktionsschritte an):

1. Gegeben f_1 und f_2 sowie der Abstand $F_1 F_2$.
2. Zeichnen von O. A. (1), Annahme von F_1 (2), Auftragen der Strecke $F_1 F_2$, wobei F_2 erhalten wird (3); Zeichnen von HE_1 und HE_2 durch Auftragen von f_1 und f_2 von F_1 und F_2 aus (4), (5); f_1 von F_2 zurück auftragen (d. h. Bildern der Differenz $f_2 - f_1$), wobei K_2 gefunden wird (6); schließlich Auftragen von $r = f_2 - f_1$ auch von H_1 aus zur Zeichnung von K_1 (7). Der Abstand $K_1 K_2 = H_1 H_2$.
3. Annahme des Gegenstandes G als Pfeil und Ziehen der gleichen drei Strahlen wie beim einfachen optischen System, bloß mit dem Unterschied, daß ein nach K_1 zielender Strahl parallel zu sich selbst verschoben von K_2 aus weiter zieht, während der achsenparallel einfallende Strahl erst von HE_2 an gegen F_2 gebrochen wird, ein von F_1 kommender dagegen schon an HE_1 achsenparallelen Verlauf nimmt.
4. Unter Verwendung des Gesetzes (2) von S. 188 lassen sich auch hier der Verlauf eines beliebigen Strahles oder ein konjugierter Punkt auffinden, wobei zu berücksichtigen ist, daß zwischen HE_1 und HE_2 alle Strahlen *achsenparallel* verlaufen.

65. Strahlengang, Bildkonstruktion und Untersuchung von Linsen.

Aufgaben: 1. Ausführung der vereinfachten Bildkonstruktion bei einer sphärischen Konvexlinse von 4 cm Brennweite für einen weit entfernten Gegenstand (Pfeil), für einen Gegenstand in der doppelten Brennweite und einen Gegenstand innerhalb der einfachen Brennweite.

2. Ausführung der vereinfachten Bildkonstruktion bei einer sphärischen Konkavlinse mit $f = 4$ cm für die unter 1 genannten Fälle.

3. Konstruktion des Vereinigungspunktes für ein schräg zur Achse einfallendes Bündel paralleler Strahlen bei einer sphärischen Konvexlinse mit $f = 4$ cm und $F_1 F_2 = 9$ cm unter Benützung des allgemeinen optischen Linsenschemas.

4. Konstruktion des konjugierten Punktes zu einem 10 cm links von der ersten Hauptebene in der optischen Achse liegenden Punkt beim allgemeinen optischen Linsenschema mit $f = 4$ cm und $F_1 F_2 = 9$ cm.

5. Bestimmung der Gläser des Linsenkastens und Ordnung nach den vier Gruppen:

sphärisch-konkav,
sphärisch-konvex,
zylindrisch-konkav,
zylindrisch-konvex.

6. Messung der Brennweite bei den stärkeren Linsen aus der sphärisch-konvexen Gruppe und Berechnung der Brechkraft in Dioptrien.

7. Heraussuchen der sphärisch-konkaven und sphärisch-konvexen Linsen *gleicher* Brechkraft mit Hilfe des Kompensationsverfahrens und Ordnen dieser Linsen zu Paaren.

8. Durchführung der Aufgabe 7 auch bei zylindrischen Linsen.

Erforderlich: Papier, Dreieck, Lineal, Zirkel, Linsenkasten, punktförmige Lichtquelle, Bildschirm, Maßstab.

Unter einer optischen **Linse** wird ein Körper aus einem durchsichtigen Werkstoff, z. B. Glas, verstanden, der entweder von zwei gekrümmten Flächen oder einer planen und einer gekrümmten Fläche begrenzt ist und sich in einem durchsichtigen Medium mit anderem Brechungsindex befindet. Je nach der Flächenkrümmung werden sphärische und zylindrische Linsen unterschieden (vgl. später). Bei geringerer Brechkraft des äußeren Mediums (z. B. Luft) und solcher Anordnung der gekrümmten Flächen, daß die Linse in der Mitte *dicker* ist, tritt *Sammlung* der Lichtstrahlen ein (*Sammellinse, konvexe* Linse); ist das Glas in der Mitte *dünner*, so erfolgt eine Lichtzerstreuung (*Zerstreuungslinse, konkave Linse*). Unter einem **Planglas** wird ein Körper mit zwei zueinander *parallelen*, ebenen Flächen verstanden. **Prismen,** die vom Arzt zur Korrektur des Schielens verordnet werden, sind Körper mit einer Begrenzung durch zwei *ebene* Flächen, die aber *schräg* gegeneinander stehen.

Sphärische Linsen besitzen gekrümmte Flächen, die Teile einer Kugelfläche sind. Je nach den begrenzenden Flächen unterscheidet man bikonvexe, plankonvexe und konkav-konvexe bzw. bikonkave, plankonkave und konvex-konkave Linsen. Bei den konvexen Formen wird ein achsenparalleles Strahlenbündel im *Brennpunkt* der *anderen* Seite vereinigt, bei den konkaven Formen so zerstreut, als ob die einzelnen Strahlen divergent vom „imaginären" Brennpunkt der *Einfalls*seite ausgehen würden. Auch Linsen sind *zusammengesetzte* optische Systeme, da *drei* Medien — z. B. Luft-Glas-Luft —, vorliegen und *zwei* trennende Flächen. Die Verhältnisse sind hier aber dadurch vereinfacht, daß das Medium I mit Medium III identisch und damit die Brennweite auf beiden Seiten *gleich groß* ist; bei $f_1 = f_2$ wird $f_2 - f_1 = r = 0$, d. h. die Knotenpunkte K_1 und K_2 fallen mit den Hauptpunkten H_1 und H_2 zusammen. Bei nicht zu dicken Linsen ist weiters der Abstand $H_1 H_2$ nur klein; man kann daher in vielen Fällen zur weiteren Vereinfachung auch die beiden Hauptpunkte bzw. die beiden Hauptebenen zusammenfallen lassen, so daß die Konstruktion der bei einem *einfachen* optischen System ähnlich wird, mit dem Unterschied, daß K und H identisch sind.

Bildkonstruktion bei einer sphärischen Konvexlinse (Abb. 75):

1. Gegeben f; Zeichnen der optischen Achse O. A., Annahme von Hauptpunkt H und Hauptebene HE, Auftragen von f nach links und rechts und Einzeichnen der Brennpunkte F_1 und F_2; Pfeil G als Gegenstand.

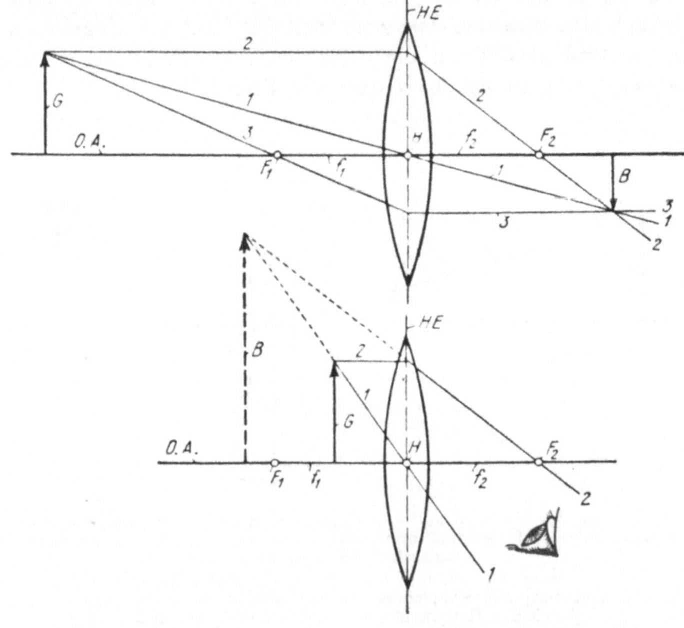

Abb. 75. Vereinfachte Bildkonstruktion bei sphärischen Konvexlinsen im Falle *gleicher* Brechkraft des Mediums vor und hinter der Linse. Oben: Gegenstand weit von der Linse entfernt, Bild verkleinert, verkehrt und reell; unten: Gegenstand zwischen Brennpunkt und Linse, Bild vergrößert, aufrecht und imaginär.

B Bild; F_1, F_2 Brennpunkte; f_1, f_2 Brennweite; G Gegenstand; H Hauptpunkt; HE Hauptebene; $O. A.$ optische Achse der Linse; *1* Strahl durch den Hauptpunkt H; *2* achsenparalleler Strahl; *3* Strahl durch den Brennpunkt der gleichen Seite.

2. Bild der Pfeilspitze ergibt sich als Schnittpunkt von zwei der drei Strahlen (1), (2) und (3): (1) zieht als Richtungsstrahl ungebrochen durch H; (2) fällt achsenparallel auf HE und wird an dieser nach F_2 gebrochen; (3) zieht durch F_1 und wird von HE an achsenparallel. Das Bild ist *verkleinert, verkehrt* und *reell*. Würde sich G gerade in der

doppelten Brennweite befinden, so entstünde B auf der anderen Seite der Linse gleichfalls in doppelter Brennweite, wäre ebenfalls verkehrt und reell, aber von gleicher Größe wie G; ist G gerade in F_1, dann liegt B auf der anderen Seite im Unendlichen.

3. Wird G innerhalb von f, also zwischen F_1 und H, angenommen (Abb. 75 unten), dann verlaufen die Konstruktionsstrahlen auf der anderen Seite der Linse *divergent* und es ergibt sich kein Schnittpunkt und auch kein reelles Bild; ein durch die Linse gegen G blickendes Auge verlängert jedoch die Strahlen bis zum Schnittpunkt im Gegenstandsraum und glaubt ein *vergrößertes, aufrechtes* (aber *imaginäres*) Bild zu sehen (Linse als *Lupe*).

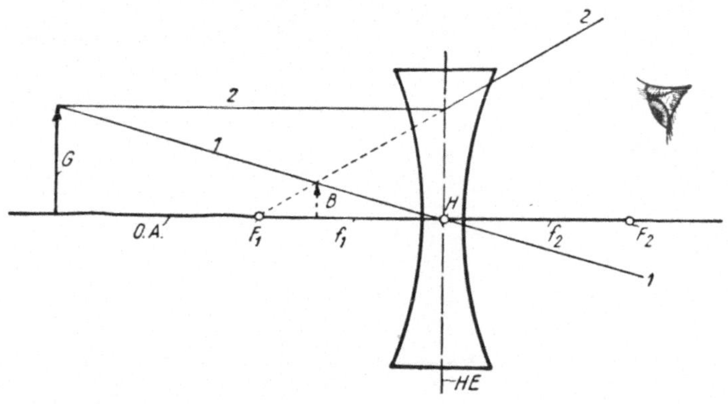

Abb. 76. Vereinfachte Bildkonstruktion bei sphärischen Konkavlinsen im Falle *gleicher* Brechkraft des Mediums vor und hinter der Linse. Das Bild ist immer verkleinert, aufrecht und imaginär.

B Bild; F_1, F_2 imaginäre Brennpunkte; f_1, f_2 imaginäre Brennweite; G Gegenstand; H Hauptpunkt; HE Hauptebene; $O.\ A.$ optische Achse der Linse; *1* Strahl durch den Hauptpunkt H; *2* achsenparalleler Strahl.

Bildkonstruktion bei einer sphärischen Konkavlinse (Abb. 76):

1. Gegeben f; Zeichnen der optischen Achse O. A., Annahme von H und HE, Auftragen von f nach links und rechts und Zeichnen von F_1 und F_2; Annahme eines Pfeiles als G.

2. Zeichnen des Richtungsstrahles, der ungebrochen durch H verläuft (1); achsenparalleler Strahl (2) wird so gebrochen, als ob er von F_1 ausginge; auf der anderen Seite der Linse *divergieren* die Strahlen, es entsteht kein reelles Bild; ein durch die Linse blickendes Auge glaubt bei B jedoch ein *verkleinertes, aufrechtes* (aber *imaginäres*) Bild zu sehen,

gleichgültig, in welchem Abstand sich G von der Linse befindet.

Soll die Linsendicke *nicht* vernachlässigt werden, so greift man auf das allgemeine optische Schema zurück, bei welchem die beiden Hauptpunkte und die beiden Hauptebenen getrennt bleiben. Abb. 77 zeigt unter diesen Bedingungen die Bildkonstruktion bei einer Konvexlinse, Abb. 78 bei der gleichen Linse die Zeichnung des Verlaufes von zwei gegebenen, schräg einfallenden Strahlen S_1 und S_2.

Zylinderlinsen sind auf der einen Seite von einer Zylinderfläche, auf der anderen häufig von einer planen Fläche begrenzt (Abb. 79); es sind aber auch sog. Meniskenlinsen gebräuchlich, die auf *beiden* Seiten eine gekrümmte (zylindrische)

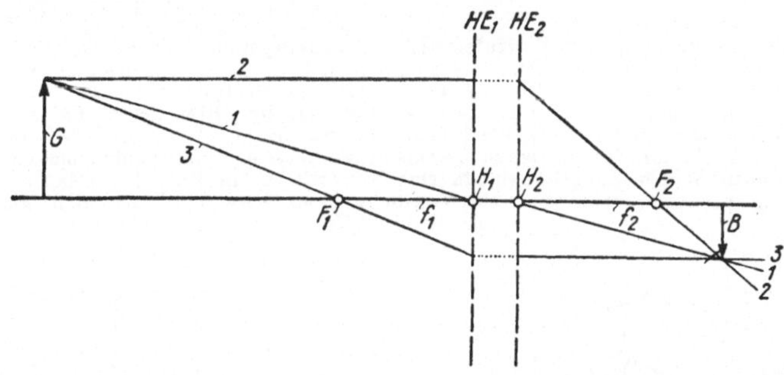

Abb. 77. Allgemeines optisches Schema für eine Konvexlinse für den Fall *gleicher* Brechkraft des Mediums vor und hinter der Linse.

B Bild; F_1, F_2 Brennpunkte; f_1, f_2 Brennweite; G Gegenstand; H_1, H_2 Hauptpunkte; HE_1, HE_2 Hauptebenen. Der gegen H_1 gerichtete Strahl *1* geht parallel verschoben mit gleicher Richtung von H_2 aus weiter; die Strahlen *2* und *3* treffen auf die erste Hauptebene HE_1 auf und laufen nach Übertragung der Schnittpunkthöhe auf die zweite Hauptebene HE_2 von dieser weiter, der Strahl *2* gegen F_2, der Strahl *3* achsenparallel.

Fläche besitzen. Man unterscheidet, wie Abb. 79 zeigt, gleichfalls konvexe (A) und konkave Zylinderlinsen (B). Sie haben im Gegensatz zu den sphärischen Linsen eine *Brennlinie*, weil die Linse in der Richtung der ursprünglichen Zylinderachse ZA ja *nicht gekrümmt* ist. Wie aus Abb. 79 A hervorgeht, werden bei der konvexen Zylinderlinse alle in den Ebenen *I*, *II* und *III* einfallenden Lichtstrahlen zu je einem in dieser Ebene liegenden Brennpunkt F_1, F_2, F_3 vereinigt; durch die Aneinanderlagerung solcher Brennpunkte entsteht dann die Brennlinie Bl. Die in einer zu den Ebenen *I*, *II*, *III* senkrechten und durch die Zylinderachse ZA gelegten Ebene einfallenden Strahlen werden, wie auch aus Abb. 79 hervorgeht, *überhaupt nicht* gebrochen. Völlig gleichartig verhalten sich die konkaven Zylinderlinsen (Abb. 79 B), nur mit dem Unterschied, daß gleichartig wie bei sphärischen Konkavlinsen

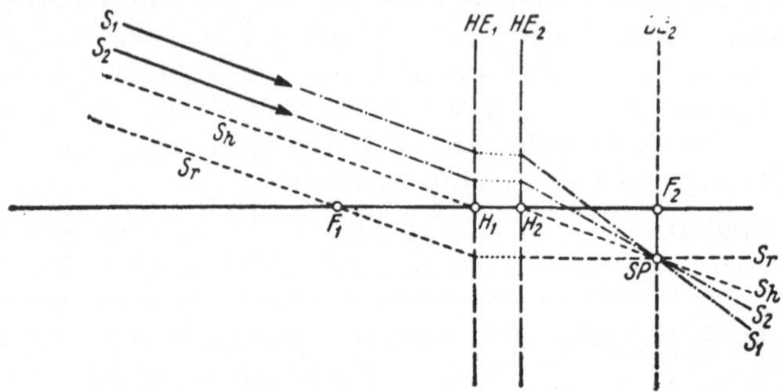

Abb. 78. Konstruktion des Verlaufes und des Schnittpunktes für schräg zur Achse einfallende, zueinander parallele Strahlen S_1 und S_2 beim allgemeinen optischen Schema einer Konvexlinse (*gleiche* Brechkraft des Mediums vor und hinter der Linse). Bedeutung der Buchstaben wie bei Abb. 77; BE_2 Brennebene. Es ist zuerst der Verlauf der parallelen Hilfsstrahlen Sf und Sh gegen F_1 und H_1 und ihr Schnittpunkt hinter der Linse zu zeichnen; zu diesem Schnittpunkt müssen auch die Strahlen S_1 und S_2 gelangen, da eine Konvexlinse ein Bündel paralleler Strahlen stets zu einem *einzigen* Punkt vereinigt, wenn diese die Linse nicht zu weit am Rand treffen.

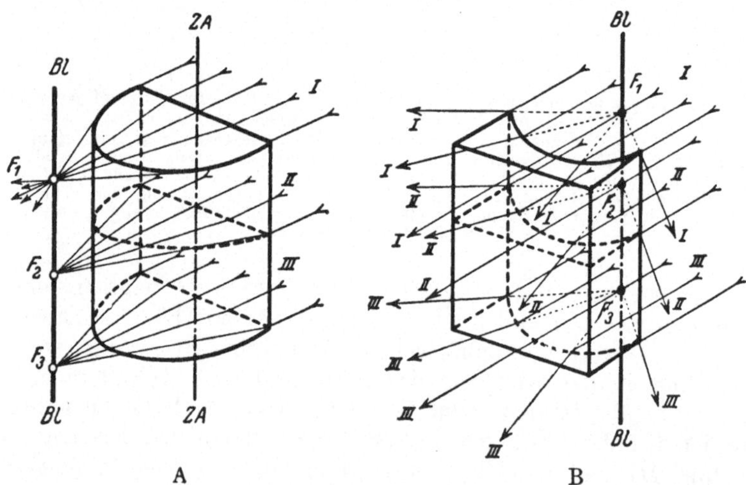

Abb. 79. Strahlengang bei Zylinderlinsen und Brechung der Strahlen, die in zur Zylinderachse *senkrechten* Ebenen einfallen [bei konvexen Linsen (*A*) und bei konkaven Linsen (*B*)]. *Bl* Brennlinie; F_1, F_2, F_3 Vereinigungspunkte von Strahlen der Ebenen *I*, *II* und *III*; *ZA* Zylinderachse. Bei der Konkavlinse sind die aus der Linse austretenden einzelnen Strahlen zur größeren Deutlichkeit mit *I*, *II* und *III* bezeichnet, je nach der Ebene, der sie angehören.

parallele Strahlen der Ebenen *I, II* und *III* so *zerstreut* werden, als ob sie von der imaginären Brennlinie *Bl* kommen würden. Strahlen, die in einer dazu senkrechten Ebene einfallen, gehen so wie bei konvexen Zylinderlinsen *ungebrochen* durch. Es ergibt sich daraus, daß *bei allen Zylinderlinsen in der Richtung der Zylinderachse keine Brechung erfolgt*, wohl aber in allen zu ihr schräg oder senkrecht stehenden Meridianen der Linse, wobei das Brechungsmaximum genau *senkrecht zur Zylinderachse* (entsprechend den Ebenen *I, II* und *III)* liegt. Zylinderlinsen dienen zur Korrektur des regelmäßigen Astigmatismus (S. 208), wobei für das Vorsetzen solcher Linsen zur Richtschnur dient, daß die *Zylinderachse immer auf den zu korrigierenden Meridian senkrecht stehen muß.*

Erkennung von Gläsern:

1. Durch das dicht vor das Auge gebrachte Glas — zwischen Daumen und Zeigefinger gehalten —, zunächst auf einen *nahen* langgestreckten Gegenstand (z. B. einen auf dem Tisch liegenden Bleistift) blicken und *Drehen* des Glases um seine optische Achse:

    a) Gegenstand bleibt *ruhig;* Wiederholung der Prüfung mit weiter vom Auge entferntem Glas und Betrachten eines weiter entfernten Gegenstandes[1]) (Balken eines Fensterkreuzes, Kante eines Kastens, einer Tür und dergl.); Gegenstand bleibt auch unter diesen Bedingungen *ruhig:* Glas wie unter 2. behandeln.

    b) Gegenstand verschiebt sich scheinbar bei nahem, gegebenenfalls erst bei weiter entferntem Glas („*Scheinbewegung*"), mitunter ändern sich auch die Winkel (ein rechter Winkel wird stumpf oder spitz): Weiterbehandeln des Glases nach 3.

---

[1]) *Schwache* Linsen wirken bei kleinem Abstand vom Auge und bei nahem Gegenstand fast wie ein Planglas; zu ihrer Erkennung ist eine Verlängerung des Lichthebels nötig, den man durch größeren Augenabstand und weiter entfernten Gegenstand erreicht. Man darf jedoch von vornherein wieder nicht mit größeren Abständen arbeiten, weil man sonst bei *starken Konvexlinsen* nicht mehr durchsehen, sondern das von diesen entworfene verkehrte Bild der Außenwelt betrachten würde; da die Richtung der Scheinbewegung die Unterscheidung konkaver und konvexer Linsen ermöglicht, würde in diesem Falle eine stärkere Konvex-Linse — wegen des *verkehrten* Bildes — eine Scheinbewegung in gleicher Richtung ergeben und für eine Konkav-Linse gehalten werden.

2. Glas wieder vor das Auge bringen und *nach links und rechts hin- und herschieben*, wobei man auf einen nahen Gegenstand mit Längsausdehnung senkrecht zur Bewegungsrichtung blickt:

a) Gegenstand bleibt *ruhig*; Wiederholung der Prüfung mit weiter entferntem Glas und Gegenstand in größerem Abstand; dieser bleibt auch jetzt noch *ruhig:* **Planglas.**

b) Gegenstand zeigt bei nahem Glas und kleiner Gegenstandsweite, gegebenenfalls erst bei weiter entferntem Glas und größerer Gegenstandsweite eine *Scheinbewegung:* **sphärische Linse.**

Scheinbewegung in *gleicher* Richtung wie die Verschiebung des Glases: **sphärische Konkav-Linse.**

Scheinbewegung in *entgegengesetzter* Richtung wie die Verschiebung des Glases: **sphärische Konvex-Linse.**

3. Glas wie unter 2. *nach links und rechts verschieben*, Prüfung mehrfach nach geringer Verdrehung des Glases (also in verschiedenen Durchmessern) wiederholen, dabei auch den Abstand Auge—Glas bzw. Glas—Gegenstand vergrößern:

a) Gegenstand bleibt *ruhig:* **Prisma.**

b) Gegenstand zeigt eine *Scheinbewegung*, es ändern sich auch die Winkel: **Zylinderlinse.**

Scheinbewegung in *gleicher* Richtung wie die Glasverschiebung: **zylindrische Konkav-Linse.**

Scheinbewegung in *entgegengesetzter* Richtung wie die Glasverschiebung: **zylindrische Konvex-Linse.**

Bei einer bestimmten Verschiebungsrichtung einer Zylinderlinse findet man *keine Scheinbewegung.* Diese Vorzugsrichtung entspricht der Zylinder*achse*, in welcher die Zylinderlinse wie ein Planglas wirkt. Läßt sich eine solche Vorzugsrichtung *nicht* feststellen, sondern nur ein Minimum der Scheinbewegung erkennen, so liegt ein *kombiniertes* Glas vor, das sich aus einer zylindrischen und einer sphärischen Linse zusammensetzt; die Richtung der geringsten Scheinbewegung entspricht wieder der Zylinderachse.

Die Stärke einer Linse wird durch die **Brechkraft** angegeben. Deren Einheit, *eine Dioptrie*, entspricht der Brechkraft einer Linse von 1 m Brennweite. Die Dioptrienzahl einer Linse ist dem reziproken Wert der Brennweite in *Metern* gleich:

$$D = \frac{1}{f},$$

wobei D die Dioptrienzahl und f die Brennweite in *Metern* bedeuten. Umgekehrt gilt

$$f = \frac{1}{D}.$$

Wird die Brennweite f in *Zentimetern* eingesetzt, was bei den gewöhnlich vorkommenden Linsen zweckmäßiger ist, dann lauten die Formeln:

$$D = \frac{100}{f} \text{ und } f = \frac{100}{D}.$$

Bei Konvexlinsen wird der Dioptrienzahl ein Pluszeichen vorgesetzt, bei Konkavlinsen ein Minuszeichen. Es bedeutet demnach z. B. $+2{,}5\,D$ eine Konvexlinse von $2{,}5\,D$, das ist eine Linse mit einer Brennweite von $0{,}4$ m oder 40 cm.

Bestimmung der Brechkraft einer Linse:

1. *Durch Messung der Brennweite* (nur anwendbar bei *stärkeren sphärischen Konvex-Linsen*): Bild einer mehrere Meter weit entfernten Lichtquelle (Glühlampe, Kerze, Fenster, am besten aber die Sonne) auf einer Wand entwerfen und jenen Linsenabstand einstellen, welcher die größte Bildschärfe ergibt; da das Bild weit entfernter Gegenstände praktisch im Brennpunkt entworfen wird, ist der Abstand Linse—Wand gleich der Brennweite, deren Messung mit einem Lineal nach der Formel $\frac{1}{f} = D$ zur Brechkraft führt.

2. Mittels des *Kompensationsverfahrens* (anwendbar für alle Linsen), zu welchem allerdings ein Linsenkasten mit einem Satz bezeichneter sphärischer und zylindrischer Linsen erforderlich ist; es beruht darauf, daß Dioptrien algebraisch (unter Berücksichtigung des Vorzeichens) addiert werden können, also z. B. eine Linse von $+3\,D$ mit einer solchen von $-3\,D$ zusammengelegt, sich *wie ein Planglas* verhält (*keine* Scheinbewegung beim seitlichen Verschieben). *Konkav*linsen unbekannter Brechkraft nacheinander mit den einzelnen *Konvex*linsen des Brillenkastens bedecken und Scheinbewegung der Kombination durch seitliche Verschiebung überprüfen; *Konvex*linsen unbekannter Brechkraft mit den *Konkav*linsen des Brillenkastens kombinieren. Das Linsenpaar, das sich wie ein Planglas verhält, hat gleiche Brechkraft seiner Glieder mit entgegengesetztem Vorzeichen; aus der *Beschriftung der Brillenkastenlinse* ist die Dioptrien-

zahl des unbekannten Glases feststellbar. Sphärische Linsen werden mit sphärischen, zylindrische Linsen mit zylindrischen kompensiert; bei den letzteren müssen selbstverständlich die beiden Zylinder*achsen* — auf den Brillenkastenlinsen ist die Zylinderachse durch einen oder durch zwei Striche am Linsenrand bezeichnet —, immer zur Deckung gebracht werden.

66. Strahlengang und Bildkonstruktion im Auge; Akkommodation; Refraktionsfehler.

Aufgaben: 1. Bildkonstruktion eines Gegenstandes am schematischen Auge.

2. Bestimmung des weiteren Verlaufes und des Vereinigungspunktes eines schräg einfallenden Bündels paralleler Strahlen beim schematischen Auge.

3. Berechnung der Bildgröße auf der Retina beim reduzierten Auge für einen 1 m großen Gegenstand in 5 m Entfernung, bzw. einen 3 m großen Gegenstand in 20 m Abstand.

Erforderlich: Schemata für das schematische und das reduzierte Auge, Dreieck, Lineal.

Die **optischen Verhältnisse beim Auge** sind aus drei Gründen verwickelter als bei den bisher besprochenen Einzellinsen: 1. liegt vor und hinter dem optischen System ein Medium mit *verschiedener* Brechkraft (Luft bzw. Kammerwasser und Glaskörper), weshalb vordere und hintere Brennweite *verschieden groß* sind (15 bzw. 20 mm); 2. liegen *drei* brechende Flächen vor (vordere Hornhautfläche, vordere Linsenfläche, hintere Linsenfläche); 3. ist die Brechkraft des optischen Systems nicht unveränderlich, sondern *verschieden* je nach Einstellung auf einen fernen bzw. nahen Gegenstand.

Das normalsichtige „**emmetrope Auge**" ist für gewöhnlich auf *unendlich* eingestellt („*Ruhezustand*"), d. h. der hintere Brennpunkt des optischen Systems fällt gerade in die Retina, so daß die aus dem Unendlichen kommenden, achsenparallelen Strahlen auf dieser vereinigt werden und dort das scharfe Bild liefern. Praktisch zeigt sich, daß die Schärfentiefe des ruhenden Auges von Unendlich bis auf etwa 5 m reicht. Beim Annähern des Gegenstandes an das Auge rückt das Bild immer mehr von der Retina nach hinten weg und für Gegenstände, die näher als 5 m sind, macht sich dies bereits durch ungenügend scharfe Abbildung bemerkbar; um wieder deutlich zu sehen, muß durch Vergrößern der Brechkraft (*Akkomodation*) das Bild des Gegenstandes wieder nach vorne auf die Retina geschoben werden. Zur Darstellung der optischen Verhältnisse beim ruhenden (*akkommodationslosen*) Auge findet das in Abb. 74 bereits benützte allgemeine optische Schema Anwendung. Außer dem vorderen und hinteren Brennpunkt sind zwei Hauptpunkte mit den in ihnen senkrecht zur Achse errichteten Hauptebenen erforderlich; da das Medium vor und hinter dem optischen Apparat eine *verschiedene* Brechkraft besitzt, kommen zu diesen vier *Kardinalpunkten* des Auges noch zwei *getrennte Knotenpunkte* hinzu. Lage und gegenseitiger Abstand der sechs Kardinalpunkte ergibt sich aus Abb. 80. Ein solches nach an zahlreichen Augen gemessenen

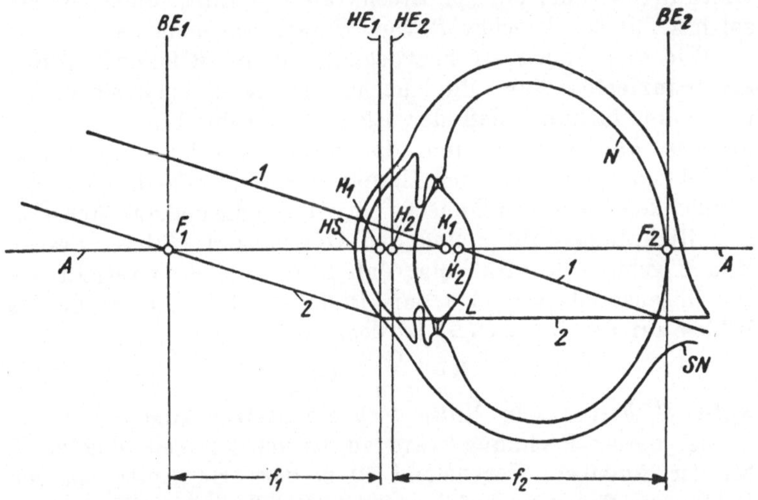

Abb. 80. Schematisches Auge im waagerechten Schnitt (rechtes Auge).
A optische Achse, *BE₁* vordere, *BE₂* hintere Brennebene; *F₁* vorderer, *F₂* hinterer Brennpunkt; *f₁*, *f₂* vordere und hintere Brennweite; *H₁*, *H₂* *Hauptpunkte*; *HE₁*, *HE₂* Hauptebenen; *HS* Hornhautscheitel; *K₁*, *K₂* Knotenpunkte; *L* Augenlinse; *N* Netzhaut; *SN* Sehnerv. Maße des schematischen Auges: f_1 (= *Strecke* F_1H_1) = 15 mm, f_2 (= Strecke H_2F_2) = 20 mm; Abstand $HS—H_1$ = 2,3 mm; Abstand H_1H_2 = 0,4 mm; Abstand $HS—K_1$ = 7,4 mm; Abstand K_1K_2 = 0,4 mm. Strahlengang: Strahl *1* (Richtungsstrahl) gegen K_1 verläuft parallel verschoben von K_2 aus mit gleicher Richtung weiter; Strahl *2* durch F_1, wird von der ersten Hauptebene an achsenparallel.

Größen und nach Mittelwertbildung gezeichnetes Schema heißt **schematisches Auge.** Da die beiden Hauptpunkte — ebenso wie die beiden Knotenpunkte — sehr nahe beisammenliegen (Abstand je 0,4 mm), so kann man, zur Vereinfachung des Strahlenganges bei geringeren Ansprüchen an die Genauigkeit, die beiden Hauptpunkte — ebenso wie die beiden Knotenpunkte — *zusammenfallen lassen.* Man erhält dann das sog. **reduzierte Auge,** welches nach Abb. 81 I den Hauptpunkt 2,5 mm (in der

Mitte zwischen H_1 und H_2) und den Knotenpunkt $2,5 + 5,3$ mm (in der Mitte von K_1 und K_2) hinter dem Hornhautscheitel besitzt. Die Lage der Brennpunkte bleibt — ebenso wie die vordere und hintere Brennweite — ungeändert. Allerdings ist für dieses reduzierte Auge die vordere Hornhautbegrenzung nicht mehr die vorderste brechende Fläche; vorderste Hornhautfläche, vordere und hintere Linsenfläche müssen dabei vielmehr durch eine *einzige brechende Fläche* (*BF* in Abb. 81) ersetzt werden, deren Krümmungsmittelpunkt der Knotenpunkt ist und deren Scheitel im Hauptpunkt liegt. Vor dieser Fläche wird ein Brechungsmedium mit der Brechkraft von Luft, hinter ihr ein solches mit der Brechkraft von Wasser angenommen.

Wie aus Abb. 81 II hervorgeht, ist die **Bildkonstruktion am reduzierten Auge** die gleiche wie am schematischen, mit der Vereinfachung, daß der Richtungsstrahl durch K *ungebrochen hindurchzieht* und die Strahlenbrechung sich ausschließlich an der *einzigen* Hauptebene *HE* vollzieht. Aus der Ähnlichkeit der beiden Dreiecke, die durch die optische Achse A, den Richtungsstrahl r und den Gegenstand G bzw. dessen Bild B gebildet werden, folgt, daß G zu B sich so verhält wie der Gegenstandsabstand a zum Bildabstand b. Die **Größe des Bildes auf der Retina** (B) ist demnach:

$$B = \frac{G \cdot b}{a} \text{ mm,}$$

wobei G, b und a in *Millimetern* einzusetzen sind.

Bei dieser Rechnung wäre zu berücksichtigen, daß z. B. bei der Angabe: „Gegenstand 10 m *vor* dem Auge" zu den 10 000 mm für g noch 5,3 mm für den Knotenpunktsabstand vom Korneascheitel hinzuzurechnen wären, was allerdings praktisch nicht ins Gewicht fällt und daher vernachlässigt werden kann.

Zur Abbildung *naher* Gegenstände muß die Brechkraft des ruhenden Auges (*statische Refraktion*, rund 60 Dioptrien beim normalsichtigen Auge) durch **Akkommodation** vermehrt werden. Der größtmögliche Zuwachs beträgt bei einem Zwanzigjährigen 10 D (*dynamische Refraktion* bzw. *Akkommodationsbreite*). Ein emmetropes Auge, dessen Brechkraft durch Akkommodation um 10 D vermehrt wurde, ist einem ruhenden Auge gleich, dem eine Konvexlinse von 10 D vorgesetzt wurde. Da das ruhende Auge nur achsenparallele Strahlen auf der Retina vereinigen kann, so müßten im Fall eines scharfen Bildes auf der Retina die Strahlen zwischen Vorsatzlinse und Auge *achsenparallel* sein, d. h. also, aus dem Brennpunkt der

Vorsatzlinse kommen. Der Brennpunkt einer Linse von 10 D ist $^1/_{10}$ m von ihr entfernt; der bei einer Akkommodation von 10 D scharf gesehene Punkt muß also $^1/_{10}$ m vor der Vorsatz-

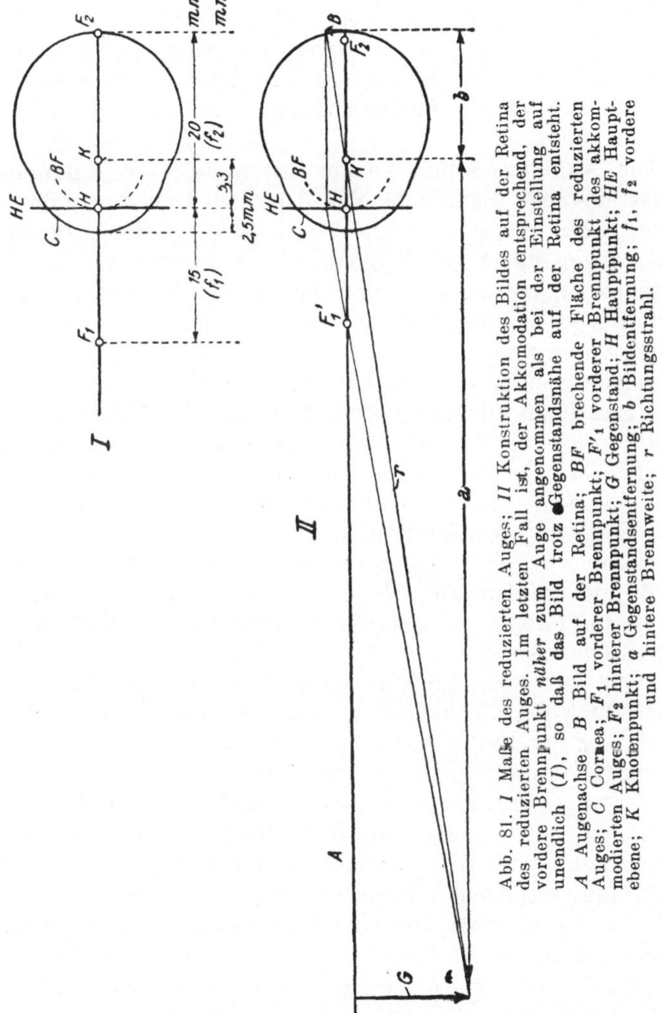

Abb. 81. *I* Maße des reduzierten Auges; *II* Konstruktion des Bildes auf der Retina des reduzierten Auges. Im letzten Fall ist, der Akkomodation entsprechend, der vordere Brennpunkt *näher* zum Auge angenommen als bei der Einstellung auf unendlich (*I*), so daß das Bild trotz Gegenstandsnähe auf der Retina entsteht.

A Augenachse *B* Bild auf der Retina; *BF* brechende Fläche des reduzierten Auges; *C* Cornea; F_1 vorderer Brennpunkt; F'_1 vorderer Brennpunkt des akkommodierten Auges; F_2 hinterer Brennpunkt; *G* Gegenstand; *H* Hauptpunkt; *HE* Hauptebene; *K* Knotenpunkt; *a* Gegenstandsentfernung; *b* Bildentfernung; f_1, f_2 vordere und hintere Brennweite; *r* Richtungsstrahl.

linse liegen oder ohne Vorsatzlinse, da bloß die Brechkraft des optischen Systems gesteigert wurde, $^1/_{10}$ m vor dem Auge. Dieser nächste, noch scharf einstellbare Punkt heißt der **Nahpunkt**, im Gegensatz zum **Fernpunkt**, auf den das ruhende, akkommodationslose Auge eingestellt ist. Beim Emmetropen liegt der Fernpunkt in der *Unendlichkeit* (Abb. 81 I). Das *Akkommodationsgebiet* (Abstand von Fernpunkt und Nahpunkt) eines emmetropen Zwanzigjährigen liegt daher zwischen unendlich und 10 cm vor dem Auge. Aus der gleichen Überlegung folgt, daß bei einer Akkommodation von 5 D nur ein Gegenstand in $^1/_5$ m Abstand vom Auge scharf abgebildet wird oder daß z. B. ein 2 m vor dem Auge befindlicher Gegenstand nur bei einer Akkommodation von ½ D scharf gesehen werden kann.

Die Akkommodation kommt durch *stärkere Wölbung der Linse* zustande. Beim ruhenden Auge wird die Linse durch die Zonula Zinnii gespannt und abgeflacht. Bei der Akkommodation rücken durch die Wirkung des Ciliarmuskels die Ciliarfortsätze näher an die Linse heran, die Fasern der Zonula Zinnii werden *entspannt* und die elastische Linse wölbt sich stärker, und zwar mit ihrer vorderen Fläche gegen die vordere Augenkammer zu. Da die Linse mit zunehmendem Lebensalter ihre Elastizität allmählich verliert, nimmt die Akkommodations-*breite immer mehr ab* (**Alterssichtigkeit, Presbyopie**); ein Fünfundsiebzigjähriger hat keine dynamische Refraktion mehr, sein mit dem Altern immer mehr hinausrückender Nahpunkt fällt dann mit dem Fernpunkt zusammen. Reicht die Akkommodation zur Einstellung auf die Nähe nicht mehr aus, so wird eine *Presbyopenbrille* verordnet, für deren Dioptrienzahl der *Beruf* (wegen des jeweils verschiedenen Arbeitsabstandes) mitbestimmend ist.

Beim *kurzsichtigen* oder **myopen Auge** werden bei Akkommodationsruhe die achsenparallelen Strahlen nach Abb. 82 II schon *vor* der Retina vereinigt. Dies kann — allerdings selten —, durch eine gegenüber dem emmetropen Auge zu *starke* Brechkraft (*Brechungsmyopie*) bedingt sein, in den meisten Fällen aber, wie auch Abb. 82 II zeigt, durch einen *Langbau* des Auges in der Richtung der optischen Achse bei *normalem* Brechungsvermögen (*Achsenmyopie*). Aber auch in diesem Fall ist die normale Brechkraft *verhältnismäßig* zu groß, ein myopes Auge kann daher *stets* als ein Auge mit zu starker (absoluter oder relativer) Brechkraft angesehen werden. Bei einer Myopie von z. B. 2 D wird *das* scharf gesehen, was ein emmetropes Auge mit 2 D Akkommodation scharf sieht; der Fernpunkt liegt daher in diesem Fall ½ m vor dem Auge. Ein 20jähriger Myoper hat ebenso wie der gleichaltrige Emmetrope 10 D dynamische Refraktion, bei stärkster Akkommodation hat er daher 12 D mehr als das ruhende emmetrope Auge, sein Nahpunkt liegt demnach $^1/_{12}$ m vor dem Auge. Die Brechkraft myoper Augen wird durch Vorsetzen einer Brille mit Konkavlinsen auf den richtigen Wert zurückgeführt.

Beim *übersichtigen* oder **hypermetropen Auge** werden die achsenparallelen Strahlen *hinter* der Retina vereinigt, was durch eine schwächere Brechkraft (*Brechungshypermetropie*) oder meistens durch einen zu *kurzen* Augapfel, wie in Abb. 82 III (*Achsenhypermetropie*) zustande kommt. Das

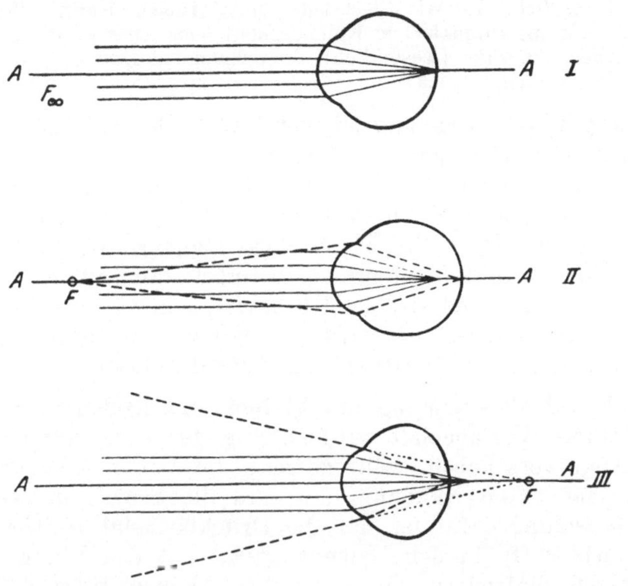

Abb. 82. Strahlenvereinigung beim r u h e n d e n (a k k o m m o d a t i o n s l o s e n) Auge eines Emmetropen (*I*), Myopen (*II*) und Hypermetropen (*III*). *A* optische Achse des Auges; *F* Fernpunkt.

hypermetrope Auge kann daher als zu *schwach* brechend aufgefaßt werden. Auch der Hypermetrope sieht einen unendlich fernen Gegenstand *unscharf*; die auf der Retina des ruhenden Auges etwa zur Vereinigung kommenden Strahlen müßten infolge der geringeren Brechkraft dieses Auges schon *konvergent* auf die Kornea auftreffen, so, als ob sie von einem *hinter* der Netzhaut liegenden Fernpunkt (*F*) ausgingen. Der Hypermetrope kann aber durch *entsprechende Akkommodation* auf einen fernen Gegenstand scharf einstellen. Bei einer Hypermetropie von z. B. 2 D werden 2 D zur Einstellung auf die

Ferne akkommodiert, es bleiben daher bei einem Zwanzig-jährigen von den 10 D der Akkommodationsbreite nur mehr 8 D für den Nahpunkt übrig, der demnach $1/_8$ m vor dem Auge liegt. Durch Vorsetzen einer Brille mit Konvexlinsen wird die Brechkraft des hypermetropen Auges auf den richtigen Wert erhöht.

67. Einfache Nahpunktsbestimmung mit der Nadel oder mit kleiner Druckschrift.

Erforderlich: Lineal, Stecknadel mit großem Kopf, schwarzes Kartonblatt mit aufgeklebtem Kalenderblatt oder Ausschnitt aus einem Wörterbuch u. dgl. (wesentlich: unzusammenhängende Wörter mit möglichst kleinem Druck).

Nahpunktsbestimmung mit der Nadel: Das Lineal wird am unteren Orbitalbogen waagerecht angesetzt und die Nadel-spitze im Gesichtsfeld entlang der Linealkante gegen das Auge verschoben, während die Versuchsperson gegen das Fenster oder eine sonstige *helle* Fläche blickt. Solange sich die Nadel-spitze außerhalb des Nahpunktes befindet, kann auf sie akkom-modiert werden und sie bleibt scharf; rückt sie innerhalb des Nahpunktsabstandes, so wird die Spitze verschwommen und zu einer Art Pinsel (Abstand am Lineal ablesen).

Nahpunktsbestimmung mit kleiner Druckschrift: Das gut beleuchtete Vorlageblatt wird entlang der Linealkante gegen das Auge verschoben, während man die Versuchsperson vor-lesen läßt. Vom Nahpunkt an wird die Schrift unleserlich. Voraussetzung dafür ist, daß die Druckbuchstaben *sehr klein* sind, wie z. B. in den Namenangaben auf den Blättern von Geldtaschenkalendern, die Wörter in kleinen Wörterbüchern u. dgl., daß ferner der zu lesende Text nicht zusammenhängt, vielmehr nur aus einzelnen Wörtern besteht, damit nicht beim undeutlichen Sehen ein *Erraten* stattfinden kann; auch aus diesem Grund eignen sich Kalenderblätter oder Ausschnitte aus Wörterbüchern besonders gut für diesen Zweck.

68. Bestimmung der Akkommodationsbreite (der dynamischen Refraktion); Erkennung der Emmetropie, Myopie und Hyper-metropie.

Aufgaben: 1. Nach Herbeiführen einer künstlichen Myopie durch Vorsetzen einer Konvexlinse vor das zu prüfende Auge ist der Fern-punkts- und Nahpunktsabstand zu messen und die Akkommodations-breite zu berechnen.

2. Aus dem Quotienten $\dfrac{100}{\text{Fernpunktsabstand}}$ und der Dioptrienzahl der vorgesetzten Linse ist ferner zu ermitteln, ob das untersuchte Auge emmetrop, myop oder hypermetrop ist.

Erforderlich: Lineal, Stecknadel mit großem Kopf, Linse von $+3$ oder von $+4$ D.

Unter **Akkommodationsbreite oder dynamischer Refraktion** wird nach S. 202 die *Zahl der Dioptrien* verstanden, die das betreffende Auge bis zur maximalen Akkommodation (Nahpunktseinstellung) aufwenden kann; die Akkommodationsbreite ist *unabhängig* davon, ob das untersuchte Auge emmetrop, myop oder hypermetrop ist, jedoch eine ziemlich regelmäßig verlaufende *Funktion des Lebensalters*, wie die folgende Tabelle zeigt:

Alter:	20	25	30	35	40	45	50	55	60	65	70	75 Jahre
Akkommoda- tionsbreite:	10	8,5	7	5,5	4,5	3,5	2,5	1,75	1	0,75	0,25	0,0 D
Nahpunkts- abstand beim Emmetropen:	10	12	14	18	22	28	40	57	100	133	400	∞ cm

Durch Bestimmung der Akkommodationsbreite kann man das Lebensalter eines Menschen ziemlich genau angeben. Zu dieser Bestimmung ist allerdings die Feststellung des Nahpunktsabstandes (Np-Abstand) allein ungeeignet, weil dieser ja auch von einer etwa vorhandenen Refraktionsabweichung (Myopie oder Hypermetropie, S. 204 und 205) abhängt. Man muß daher auch die Lage des Fernpunktes (Fp-Abstand) berücksichtigen und kann dann ganz allgemein die

$$\text{Akkommodationsbreite} = \frac{100}{\text{Np-Abstand}} - \frac{100}{\text{Fp-Abstand}}$$

setzen und nach Messung und Eintragen der betreffenden Abstände in Zentimetern berechnen.

Die **Messung des Fernpunktsabstandes** ist bei einem Auge unbekannter Refraktion oft nicht möglich, weil z. B. im Fall der Emmetropie ja eine unendlich lange Strecke in Frage kommt. Man hilft sich durch Vorsetzen einer Linse von $+3$ oder $+4$ D, welche eine **künstliche Myopie** herbeiführt und damit den Fernpunkt, und natürlich auch den Nahpunkt, an das Auge heranrückt.

Die **Bestimmung der Akkommodationsbreite bei künstlicher Myopie** beginnt mit dem waagerechten Ansetzen eines Lineales am unteren Orbitalrand und dem Vorsetzen z. B. einer Linse von $+4$ D vor das Auge; dann wird nach S. 206 der *Nahpunkt* mit einer Nadel bestimmt, anschließend durch

Wegbewegen der Nadel auch der *Fernpunkt*, wobei diesmal die Nadelspitze pinselförmig wird, wenn sie sich *zu weit weg* vom Auge befindet. Die Akkommodationsbreite wird dann nach Einsetzen der gefundenen Abstände in die allgemeine Formel

$$\frac{100}{\text{Np-Abstand}} - \frac{100}{\text{Fp-Abstand}}$$ berechnet.

Die Messung des Fernpunktsabstandes ermöglicht auch eine

Feststellung von Refraktionsabweichungen. Der Wert $\dfrac{100}{\text{Fp-Abst.}}$ ist gleich den Dioptrien der künstlichen Myopie; diese kann — im Falle der Emmetropie des untersuchten Auges — durch die Vorsatzlinse *allein* hervorgebracht worden sein, oder — bei einer Refraktionsabweichung des untersuchten Auges — durch Zusammenwirken von Augenfehler *und* Vorsatzlinse.

Im ersten Fall muß der Wert $\dfrac{100}{\text{Fp-Abstand}}$ *gleich groß* wie die Dioptrien der Vorsatzlinse sein, die entweder schon bekannt sind oder durch Brennweitenmessung und die Rechnung $\dfrac{100}{f}$ nach S. 199 gefunden werden. Ist $\dfrac{100}{\text{Fp-Abstand}}$ *größer* als $\dfrac{100}{f}$ bzw. D der Vorsatzlinse, dann ist das untersuchte Auge *myop;* ist $\dfrac{100}{\text{Fp-Abstand}}$ *kleiner* als $\dfrac{100}{f}$ bzw. D der Vorsatzlinse, dann liegt eine *Hypmermetropie* vor.

69. Prüfung auf Astigmatismus.

Erforderlich: Keratoskop nach Placido.

Beim emmetropen, myopen und hypermetropen Auge werden achsenparallele Strahlen stets zu einem *Punkt* vereinigt, der *in, vor* oder *hinter* der Retina liegt. Findet keine Vereinigung zu einem *Punkt* statt, so spricht man von **Astigmatismus,** der stets auf eine *ungleiche* Krümmung der brechenden Flächen, vor allem der Hornhaut, zurückzuführen ist. Astigmatismus höheren Grades führt zu unscharfem und verzerrtem Sehen.

Beim **unregelmäßigen (irregulären) Astigmatismus** erfolgt die Strahlenbrechung ganz regellos; irregulärer Astigmatismus kann durch Verletzungen der Kornea, durch Narben oder auch vorübergehend durch Hängenbleiben einer Träne oder eines Schleimklümpchens auf der Kornea bedingt sein. Der irreguläre Astigmatismus wird durch Tragen einer *Lochblende* (stenopäische Brille, S. 212) oder durch ein *Kontaktglas* —

eine kugelförmig geschliffene Glasschale, die, unter die Lider geschoben, unmittelbar dem vorderen Augenabschnitt anliegt —, gebessert.

Beim **regulären Astigmatismus** wird ein Bündel achsenparalleler Strahlen zu *zwei Brennlinien* vereinigt, die *nicht in der gleichen* Ebene liegen. Die Kornea ist dann zwar regelmäßig, aber in verschiedenen Meridianen verschieden stark gekrümmt. Fast immer stehen die Meridiane mit schwächster und stärkster Krümmung (*Hauptmeridiane*) senkrecht aufeinander. Beim **geraden Astigmatismus** liegen sie waagerecht und lotrecht, beim **schiefen Astigmatismus** schräg. Da fast jede Kornea in der Waagerechten etwas *schwächer*, in der Lotrechten etwas *stärker* gekrümmt ist, so zeigt *jedes* Auge einen leichten, geraden Astigmatismus. Wegen der Häufigkeit dieser Form heißt er **Astigmatismus nach der Regel;** beim **Astigmatismus gegen die Regel** ist der *waagerechte* Meridian der stärker, der *lotrechte* der schwächer gekrümmte.

Stärkere Grade des regulären Astigmatismus werden durch **Vorsetzen von Zylindergläsern** korrigiert, wobei (so wie bei der sphärischen Hypermetropie und Myopie) zu *geringe* Brechkraft *Konvex*linsen, zu *starke* Brechkraft *Konkav*linsen erfordert. Die Zylinderachse muß immer senkrecht auf den zu korrigierenden Meridian eingestellt werden.

Solche stärkere Grade des regelmäßigen Astigmatismus können mit dem **Keratoskop nach** PLACIDO erkannt werden. Das Gerät besteht aus einer Scheibe von etwa 25 cm Durchmesser mit konzentrischen weißen und schwarzen Ringen, die man auf der Kornea des zu untersuchenden Auges spiegeln läßt; zur besseren Beobachtung des Spiegelbildes ist im Keratoskop ein kleines Fernrohr eingebaut. Bei stärkeren Unterschieden der Hornhautkrümmung in den verschiedenen Meridianen treten im Spiegelbild Ellipsen statt der Kreise auf. Im Falle eines *unregelmäßigen* Astigmatismus ist das Bild der Kreise unregelmäßig verzerrt.

Durchführung der Prüfung mit dem Keratoskop:

1. Versuchsperson mit dem Rücken gegen ein Fenster stellen, Untersucher ihr gegenüber, die Kreisscheibe dem zu prüfenden Auge zugekehrt; Abstand der Scheibe vom zu untersuchenden Auge etwa 25 cm, Scharfeinstellen des Bildes für das dicht hinter der Scheibe befindliche Auge des Untersuchers mittels Fernrohrverschiebung oder durch Nähern

bzw. Entfernen des ganzen Gerätes vom Auge der Versuchsperson.

2. Zeigt das Bild auf der Kornea statt konzentrischer Kreise konzentrische Ellipsen: *stärkerer regelmäßiger Astigmatismus*. Schwächste Krümmung in jenem Hornhautmeridian, in welchem die *lange* Ellipsenachse liegt (ein Konvexspiegel gibt umso *größere* Bilder, je *kleiner* seine Krümmung ist). Waagerecht oder lotrecht stehende Ellipse: *gerader* Astigmatismus (nach, bzw. gegen die Regel); schief liegende Ellipse: *schiefer*, regelmäßiger Astigmatismus.

3. Genauere Bestimmung der Ellipsenlage auf der Kornea: Aufsetzen einer zweiten Scheibe mit abwechselnd weißen und schwarzen Sektoren sowie einem roten Sektor auf das Keratoskop (*Strahlenfigur*); Spiegelnlassen der Scheibe und Scharfeinstellung des Hornhautbildes wie oben; hierauf Strahlenscheibe so drehen, daß der *rote* Sektor in die *lange* Ellipsenachse fällt; Ablesen der Gradeinteilung an der Hinterseite des Keratoskopes mit Hilfe einer an der Strahlenscheibe angebrachten Strichmarke.

4. Bei unregelmäßig verzerrten Kreisen liegt ein *unregelmäßiger Astigmatismus* vor.

70. Bestimmung der Sehleistung.

Erforderlich: SNELLENsche Sehprobentafel.

Zwei Punkte werden vom Auge nur dann *getrennt* wahrgenommen, wenn ihre Bilder auf zwei verschiedene Elemente der Netzhaut fallen und sich zwischen diesen mindestens ein unerregt gebliebenes Element befindet. Fallen die beiden Bilder auf zwei unmittelbar aneinanderstoßende Elemente, dann kommt die Empfindung eines *Striches* zustande, fallen die Bilder auf ein und dasselbe Element, so wird überhaupt nur *ein* Punkt gesehen. Da die unmittelbare Verbindung eines Gegenstandspunktes und seines Bildes durch den Richtungsstrahl (S. 188) hergestellt wird, so läßt sich auf Grund der Maße des Auges und seiner Elemente ein *Grenzwinkel* angeben, den zwei Richtungsstrahlen miteinander einschließen müssen, um zwei voneinander durch ein drittes Element getrennte Retinaelemente zu treffen; dieser Winkel beträgt im Mittel eine *Bogenminute*. Diese Tatsache benützt man zur Bestimmung der **Sehleistung** mit Hilfe der SNELLENschen Tafeln. Diese enthalten mehrere Reihen von aus einzelnen Quadraten zusammengesetzten Buchstaben, wobei die Mittelpunkte zweier benachbarter Quadrate in einer für jede Zeile festgelegten Entfernung genau unter dem Winkel von einer Bogenminute gesehen werden. Beim E der Tafel sind z. B. die drei waagerechten Balken auf der rechten Seite so gesondert, daß je ein weißes Quadrat als Zwischenraum verbleibt. Dieses wird bei *normaler* Sehleistung von den schwarzen Quadraten der Querbalken getrennt gesehen, weil die Richtungsstrahlen zwischen den Mittelpunkten miteinander den Mindestwinkel von einer Bogenminute einschließen. Bei herabgesetzter Sehleistung werden jedoch die weißen Quadrate nicht von den schwarzen getrennt gesehen, das E erscheint als geschlossene Figur, meist als O oder B. In ähnlicher Weise sind auch die anderen Buchstaben so konstruiert, daß sie *verwechselt werden müssen*, wenn die Sehleistung nicht normal ist.

Die übliche SNELLENsche **Sehprobentafel** enthält untereinander Reihen mit immer kleineren Buchstaben, von denen die erste mit den größten Buchstaben bei normaler Sehleistung in 60 m Abstand noch gelesen werden sollte. Die folgenden Zeilen sind in 36, 24, 18, 12, 8, 6, 5, 4, 3, 2 und 1 m Abstand zu lesen; eine ähnliche Tafel — für kleinere Räume bestimmt — beginnt mit 50 m und hat bis 5 m durch fünf teilbare Abstufungen. Neben jeder Zeile ist der zugehörige Abstand aufgeschrieben. Die Sehleistung wird als Bruch angegeben, in dessen Zähler der Abstand der Versuchsperson von der Tafel (6 m bzw. 5 m), in dessen Nenner die normale Leseweite der letzten noch erkannten Buchstabenreihe gesetzt wird.

Untersuchung mit der Sehprobentafel:

1. Versuchsperson in 6 m (5 m) Entfernung von der gut beleuchteten, eine *Sechserreihe* (*Fünferreihe*) enthaltende Sehprobentafel setzen und das nicht zu untersuchende Auge mit der Hand oder mit einem entsprechenden Brillengestell verdecken lassen; Brillenträger haben die Brille abzulegen.

2. Mit einem Stäbchen auf Buchstaben der obersten und dann der folgenden Zeilen zeigen und Vorlesen lassen (dabei nicht der gegebenen Buchstabenreihung folgen, sondern — zur Vermeidung des Auswendiglernens bei öfterer Wiederholung der Bestimmung —, zwischen den Zeichen hin- und herspringen, also z. B. den ersten, dann den dritten, weiters den zweiten, dann den fünften Buchstaben usw. lesen lassen).

14*

3. Wird bis zur 6-m-(5-m-)Zeile gelesen, so ist die Sehleistung $\frac{6}{6}$ ($\frac{5}{5}$), also normal; wird unter die 6-m-(5-m-)Zeile gelesen, z. B. bis zu jener für 4 m Abstand, dann wäre die Sehleistung auf $\frac{6}{4}$ *erhöht*; versagt die Versuchsperson schon bei größeren Buchstaben, z. B. hätte sie nur die Zeile für 24 m erkannt, dann würde die Sehleistung auf $\frac{6}{24}$ *herabgesetzt* sein. Diese Brüche dürfen nicht gekürzt werden, weil Zähler und Nenner ja die benützten Abstände und die zuletzt noch erkannte Buchstabenreihe angeben.

Eine herabgesetzte Sehleistung kann dadurch bedingt sein, daß das Bild der Sehprobentafel auf der Netzhaut *unscharf* ist (Refraktionsanomalie) oder daß auch bei scharfer Abbildung das Auflösungsvermögen der Retina nicht ausreicht. Kann durch Vorsetzen geeigneter Linsen die Refraktionsanomalie behoben werden, so wird die Sehleistung verbessert. Die Sehleistung des *korrigierten* Auges wird als **Sehschärfe** bezeichnet. Besteht keine Refraktionsanomalie, so ist die festgestellte Sehleistung zugleich auch die maximale Sehschärfe.

71. Sehen durch enge Blenden (stenopäisches Sehen).

Erforderlich: Metallplättchen mit einem feinen Loch in der Mitte, Kartonrahmen mit Gazestoff beklebt, Stecknadel mit kleinem Kopf.

Die Iris hat im Auge die gleiche Bedeutung wie die Blende im photographischen Apparat und erhöht die Schärfentiefe um so mehr, je enger sie ist. Im Versuch 53 (S. 161) wurde beobachtet, daß sich die Iris bei Einstellung des Auges auf einen *nahen* Gegenstand *verengt*; da die Schärfentiefe bei allen optischen Systemen mit kleinerer Gegenstandsweite abnimmt, stellt die Akkommodationsreaktion der Iris einen Ausgleichsvorgang dar. Durch die Irisverengerung beim Sehen in die Nähe kann die Abbildungsschärfe auch dann noch verbessert werden, wenn, wie z. B. bei der Presbyopie, eine genaue Einstellung der Linse auf den Gegenstand gar nicht mehr zustande kommen kann. Auch die unscharfe Abbildung beim unregelmäßigen Astigmatismus läßt sich durch starke Abblendung — Vorsetzen einer ganz feinen Lochblende (*stenopäisches Sehen, stenopäische Brille*) — verbessern.

Daß durch **Vorsetzen einer engen Lochblende** vor das Auge tatsächlich ein verhältnismäßig scharfes Sehen auch *dann* noch möglich ist, wenn auf einen Gegenstand nicht ganz

akkommodiert werden kann, beweist der folgende Versuch.
Man hält das auf einen Kartonrahmen aufgeklebte Stückchen
Gazestoff so nahe an das Auge innerhalb des Nahpunktes, daß
das Stoffgitter *nicht mehr* gesehen wird. Hierauf bringt man
das Metallplättchen mit dem feinen Loch so dicht als möglich
vor das Auge — Brillenträger zwischen Brille und Auge oder
legen die Brille ab —, worauf das Gitter infolge der starken
Abblendung wieder scharf gesehen wird. Die Maschen des
Gitters erscheinen dabei auch *stark* vergrößert. Dies hängt
damit zusammen, daß wir die Größenschätzung beim *einäugigen*
Sehen nach unseren Erfahrungen aus Bildgröße und Akkom-
modationsstärke vornehmen. Durch die Nähe des Gegenstandes
ist das Bild sehr groß; da das Auge aber nur bis zum Nahpunkt akkommodieren kann und daher nur auf den Nahpunkt
eingestellt ist, so wird die Gegenstandsgröße überschätzt. Denn
tatsächlich müßte das Gitter viel größer sein, wenn es sich im
Nahpunkt befände und ein so großes Bild — wie es erst durch
die größere Nähe entsteht —, verursachen würde.

72. Beobachtung der Gefäßschattenfigur im eigenen Auge.

Erforderlich: Taschenlampe von Stabform, verdunkeltes Zimmer.

Durch seitliche, *diasklerale* Beleuchtung des Auges kann
man die Verteilung der Blutgefäße in der eigenen Netzhaut als
Schattenfigur sehen. Man stellt sich im dunklen Zimmer in
etwa 2 m Abstand von der Wand auf, an der man ein Fixa-
tionszeichen so anbringt, daß das zu untersuchende Auge etwas
medial blicken muß. Von einer Hilfsperson wird mit einer
Taschenlampe ein Lichtbündel auf die temporale Seite der
Sklera geworfen. In die Pupille selbst darf *kein* Licht einfallen. Diese diasklerale Beleuchtung wird erleichtert, wenn
man das untere und obere Augenlid mit zwei Fingern ein
wenig spreizt. Das Lichtbündel muß von der Hilfsperson
durch Verschieben der Lampe leicht auf und ab bewegt werden. Man sieht plötzlich das Gesichtsfeld als rötliche Scheibe
aufleuchten, die von den dunklen, verzweigten Gefäßschatten,
die alle von einem Punkt ausgehen, durchzogen wird. Mit der
Bewegung des Lichtstrahles verschieben sich auch die Schat-
tenlinien, in denen man gelegentlich auch eine Art Pulsation
sehen kann. Es handelt sich um den Schatten der an der Netz-
hautinnenseite verlaufenden Gefäße, der durch die seitliche
Beleuchtung auf die lichtempfindliche Schicht der Retina geworfen wird. An die beim gewöhnlichen Lichteinfall durch die
Pupille auf die Netzhaut geworfenen Gefäßschatten sind wir

gewöhnt und sehen sie nicht mehr; sie fallen erst auf, wenn sie durch schräge, diasklerale Beleuchtung auf andere Stellen der Netzhaut geworfen werden.

73. Übungen mit dem Augenspiegel.

Aufgaben: 1. Beobachtung des Augenhintergrundes beim Frosch durch Spiegeln im aufrechten Bild.

2. Beobachtung des Augenhintergrundes beim Kaninchen durch Spiegeln im aufrechten und im verkehrten Bild.

3. Augenspiegeln beim Menschen im verkehrten und im aufrechten Bild.

4. Verwendung des reflexfreien Taschen-Augenspiegels nach THORNER.

Erforderlich: Gewöhnlicher Augenspiegel, Augenspiegel nach THORNER, Frosch, Froschtuch, Kaninchen mit Haltevorrichtung, abgeblendete Lampen, Dunkelraum.

Der *Augenspiegel* ist ein Hohlspiegel mit Handgriff, mit dem von einer seitlich aufgestellten Lampe Licht in das zu untersuchende Auge geworfen wird. Der beleuchtete Augenhintergrund wirkt nun als heller Gegenstand, von dem Strahlen durch die Pupille austreten. Diese gelangen durch das zentrale Loch im Hohlspiegel zum Auge des Beobachters, das sich unmittelbar hinter der Öffnung befinden muß. Ist das untersuchte und das beobachtete Auge *emmetrop und akkommodationslos*, so sieht der Beobachter den Hintergrund des anderen Auges mit dem Eintritt des N. opticus (Papille) und den Gefäßverzweigungen (vergl. Abb. 87) in normaler (aufrechter) Lage **(Spiegeln im aufrechten Bild).** Refraktionsanomalien müssen mit Linsen ausgeglichen werden, die in einer am Augenspiegel befestigten Scheibe eingekittet sind. Durch Drehen an der Scheibe wird eine Linse, deren Dioptrienzahl der algebraischen Summe der Korrektionsbrillen von Versuchsperson und Beobachter entspricht, vor das Loch des Spiegels gebracht. Ist das untersuchte Auge emmetrop, das des Untersuchers 2 D myop, so werden — 2 D im Spiegel eingestellt; ist das untersuchte Auge 1 D myop, das des Beobachters 3 D hypermetrop, so werden + 2 D eingestellt usw. Sind die Refraktionsanomalien nicht bekannt, so müssen sie durch Ausprobieren bestimmt werden. Der Geübte kann durch Vorsetzen verschiedener Linsen die richtige bald herausfinden und aus dieser, wenn seine eigene Refraktion bekannt ist, die Refraktionsanomalie des Untersuchten bestimmen (*objektive Refraktionsbestimmung*).

Abb. 83 zeigt die **Konstruktion des Strahlenganges** für zwei emmetrope, akkommodationslose Augen **beim Spiegeln**

im aufrechten Bild. Denkt man sich in der Retina des untersuchten Auges A_1 einen kleinen Pfeil, so müssen alle z. B. von der Pfeilspitze ausgehenden Strahlen außerhalb des Auges ein paralleles Strahlenbündel bilden, weil beim emmetropen, akkommodationslosen Auge die Netzhaut in der Brennebene des optischen Systemes liegt. Die Richtung des Strahlenbündels wird durch den ungebrochen nach außen tretenden *Richtungsstrahl* R_{a1} angegeben, zu dem die anderen alle parallel sein müssen. Einer dieser Strahlen geht durch den vorderen Brennpunkt F_1 des beobachtenden Auges A_2, in dessen Innerem er achsenparallel verlaufen muß. Ein zweiter Strahl R_{a2} geht durch den Knotenpunkt von A_2, wird also als Richtungsstrahl nicht gebrochen und schneidet sich mit dem ersten in der Retina von A_2, wo das Bild der Pfeilspitze entsteht. Nach der Zeich-

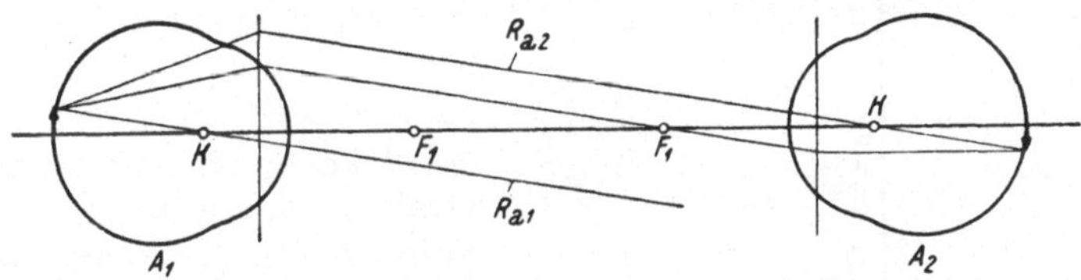

Abb. 83. Strahlengang beim Spiegeln im aufrechten Bild (beide Augen emmetrop und akkommodationslos) unter Benutzung des Schemas für das reduzierte Auge. A_1 untersuchtes Auge; A_2 Auge des Beobachters; F_1 vorderer Brennpunkt jedes Auges; K Knotenpunkt jedes Auges; Ra_1 Richtungsstrahl für das Auge A_1; Ra_2 Richtungsstrahl für das Auge A_2.

nung ist der Pfeil in A_1 aufrecht, sein Bild in A_2 verkehrt; da alle Netzhautbilder aber umgekehrt in den Raum projiziert werden, erscheint der Pfeil *aufrecht*. Beim Spiegeln im aufrechten Bild sieht man immer nur einen kleinen Teil des Augenhintergrundes, diesen aber stark vergrößert, jedoch lichtschwach.

Beim **Spiegeln im verkehrten** Bild wird eine Konvexlinse von 16 D etwa 6 cm vor das untersuchte Auge gehalten. Die Konvexlinse entwirft in ihrer Brennebene ein Bild des Augenhintergrundes so wie beim Spiegeln im aufrechten Bild die Augenlinse des untersuchten Auges. Auf das 6 cm vor der Konvexlinse entstehende Bild muß der Beobachter, der davon etwa 30 cm entfernt ist, *akkommodieren* oder einfacher die Akkommodation durch *Einschalten einer Linse von $+3\,D$* in seinem Augenspiegel ersetzen, sofern er emmetrop ist. Besteht beim Beobachter eine Refraktionsanomalie, so ist die algebraische Summe von $+3\,\mathrm{D}$ und seiner Korrektionslinse im Spiegel vorzuschalten. Die **Konstruktion des Strahlenganges** ergibt sich aus Abb. 84. Von der Pfeilspitze in der Retina des emmetropen und akkommodationslosen Auges A_1 geht wieder ein Bündel außerhalb des Auges parallel zueinander verlaufender Strahlen aus, deren Richtung durch den Richtungsstrahl R_a angegeben wird. Die Konvexlinse L vereinigt das Bündel paralleler Strahlen zu einem in ihrer Brennebene B_l gelegenen Punkt. Dieser wird dadurch gefunden, daß parallel zu R_a ein Richtungsstrahl R_l durch den Hauptpunkt H_l der Linse bis zum Schnitt mit der Brennebene B_l gezogen wird. Zu diesem Punkt werden alle anderen Strahlen gebrochen und erzeugen das Bild der Pfeilspitze. Auf das in B_l entstandene Bild hat das Auge A_2 zu akkommodieren; das Bild wird in bekannter Weise durch Ziehen eines Richtungsstrahles und eines Strahles durch den vorderen Brennpunkt konstruiert. Da das reduzierte Auge hier *akkommodationslos* angenommen ist, so muß bei der Zeichnung des Strahlenganges das Bild *hinter* der Retina von A_2 entstehen; erst durch die vom wirklichen Beobachter vor-

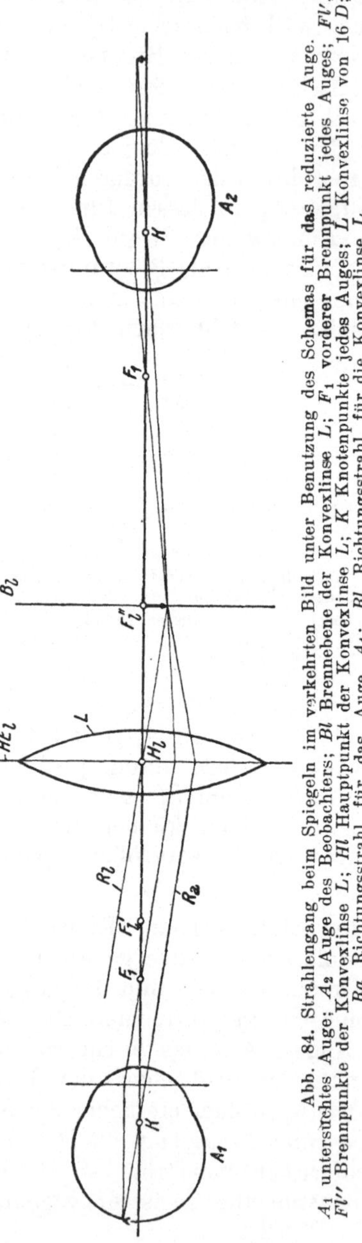

Abb. 84. Strahlengang beim Spiegeln im verkehrten Bild unter Benutzung des Schemas für das reduzierte Auge. A_1 untersuchtes Auge; A_2 Auge des Beobachters; B_l Brennebene der Konvexlinse L; F_1 vorderer Brennpunkt jedes Auges; F_l', F_l'' Brennpunkte der Konvexlinse L; H_l Hauptpunkt der Konvexlinse L; K Knotenpunkte jedes Auges; L Konvexlinse von $16\,D$; R_a Richtungsstrahl für das Auge A_1; R_l Richtungsstrahl für die Konvexlinse L.

genommene Akkommodation oder durch das Vorschalten von $+3\,D$ im Augenspiegel entsteht das Bild auf der Netzhaut selbst. Obwohl nach der Zeichnung der aufrechte Pfeil des Auges A_1 im Auge A_2 wieder aufrecht abgebildet wird, entsteht infolge der umgekehrten Projektion des Netzhautbildes nach außen beim Untersucher der Eindruck eines *verkehrten* Bildes. Ist das Auge A_1 nicht emmetrop, so sind die austretenden Strahlen nicht parallel, das von der Linse L entworfene Bild des Augenhintergrundes entsteht daher nicht mehr *in* der Brennebene, sondern *vor* oder *hinter* ihr; da der Beobachter die geringfügige Verlagerung des Bildes durch eine entsprechende Entfernungsänderung seines Kopfes kompensieren kann, ist beim Spiegeln im verkehrten Bild die Refraktion des Untersuchten bedeutungslos. Nur wenn eine sehr starke Myopie von z. B. 10 oder 15 D vorliegt, kann schon *ohne* Konvexlinse L im verkehrten Bild gespiegelt werden,. weil das myope Auge allein schon in geringem Abstand vor sich ein Bild des beleuchteten Augenhintergrundes entwirft. Das Spiegeln im verkehrten Bild bietet den Vorteil einer größeren Übersichtlichkeit und einer größeren Helligkeit, dafür ist aber die Vergrößerung geringer.

Zum Augenspiegeln mit den gewöhnlichen Geräten ist ein Dunkelraum oder doch ein weitgehend abgedunkelter Raum erforderlich. Für den Anfänger ist zunächst das Augenspiegeln beim **Frosch** empfehlenswert. Es wird das Tier nach Abb. 85 in ein Tuch eingeschlagen, in die Nähe der Lichtquelle gebracht, der Augenspiegel — bei einer Refraktionsanomalie des Beobachters nach Einstellung der entsprechenden Linse — dicht vor das Auge gehalten und Licht in das Froschauge geworfen. Man muß dabei ganz nahe an das Tier herangehen und den Frosch in der Hand so drehen, daß der Augenhintergrund aufleuchtet. Er erscheint *bläulich-grün*, zeigt den Sehnerveneintritt und die Verteilung der Blutgefäße, in denen man auch die Bewegung der Blutkörperchen wahrnehmen kann. Wichtig ist, daß der Beobachter lernt, akkommodationslos zu schauen.

Zum **Augenspiegeln am Kaninchen** ist das Tier durch Einträufeln von Atropinlösung in den Bindehautsack vorbereitet, was zu einer Pupillenerweiterung führt. Die Lichtquelle wird seitlich von dem durch eine Haltevorrichtung unbeweglich gemachten Tier in Augenhöhe aufgestellt; der Spiegelabstand vom Tierauge beträgt beim Spiegeln im aufrechten Bild nur wenige Zentimeter. Da das Kaninchen leicht *hypermetrop* ist, muß man eine schwache Konvexlinse in den Spiegel einschalten, wobei die notwendige Dioptrienzahl am einfachsten durch Ausprobieren gefunden wird. Man sieht einen *rötlichen* Augenhintergrund, die Papille und die Gefäßverzweigung. Am Kaninchen kann auch im verkehrten Bild gespiegelt werden, wobei die Konvexlinse *a* nach Abb. 86 sehr nahe an das Auge gebracht wird, der Beobachter mit dem Spiegel *b* jedoch 30 bis 35 cm von der Linse entfernt bleibt. Der Emmetrope schaltet + 3 D in den Spiegel, der Myope oder Hypermetrope seine Korrektionslinse dazu.

Das **Augenspiegeln beim Menschen** *im aufrechten Bild* erfordert eine besondere Anordnung von Versuchsperson und

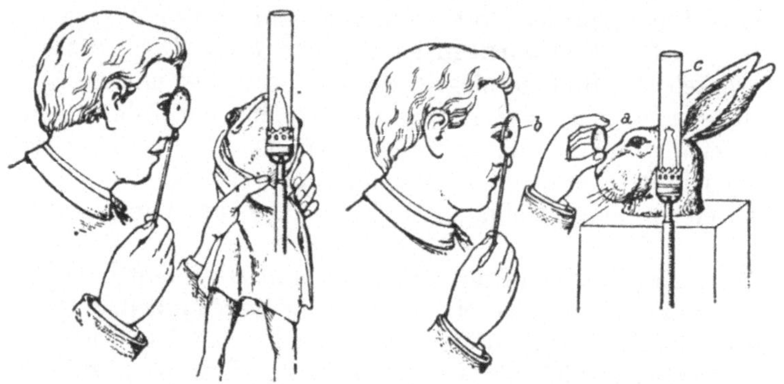

Abb. 85. Augenspiegeln beim Frosch im aufrechten Bild.

Abb. 86. Augenspiegeln beim Kaninchen im verkehrten Bild.
a Konvexlinse von 16 *D; b* Augenspiegel; *c* Lichtquelle.

Beobachter, damit die beiden Augen genügend nahe aneinander kommen können. Zunächst ist in das Gerät der *schräge, kleine* Spiegel einzusetzen. Soll das *linke* Auge der Versuchsperson gespiegelt werden, so muß auch der Untersucher das *linke* Auge benützen, soll das *rechte* Auge gespiegelt werden, sein *rechtes*. Die Lichtquelle ist auf der gleichen Seite wie das zu spiegelnde Auge anzubringen. Zur Beobachtung der Papille läßt der Beobachter die Versuchsperson an seinem gleichseitigen Ohr vorbeisehen. Im Spiegel ist die entsprechende Linse einzusetzen, wenn nicht beide Augen emmetrop sind. Der Untersucher muß mit Spiegel und Kopf bis auf wenige Zentimeter an das Auge der Versuchsperson herangehen und darf nicht akkommodieren. Das Spiegeln *im verkehrten Bild* erfolgt so wie beim Kaninchen. Es ist gleichgültig, welches Auge benützt wird und auf welcher Seite sich die Lichtquelle befindet. Beim Spiegeln eines menschlichen Auges im *aufrechten* Bild ist die Vergrößerung 14- bis 16fach, beim Spiegeln im *verkehrten* Bild 4- bis 5fach.

Das Augenspiegeln, besonders am Menschen, erfordert eine gewisse Übung. Mit Hilfe des **Taschen-Augenspiegels nach** THORNER kann man jedoch sofort den Augenhintergrund gut sehen, wobei auch eine Abdunklung des Raumes *nicht* erforderlich ist. Das Gerät enthält eine kleine Glühlampe eingebaut und wird mit einer Taschenlampenbatterie betrieben oder mit Hilfe eines Widerstandes oder Transformators an die Lichtleitung angeschlossen. Auf den Orbitalrand der Versuchsperson wird die Gummikappe aufgesetzt; vorher ist die Gradeinteilung unter der Gummikappe auf Null einzustellen, weil sonst nicht der charakteristische Teil des Augenhintergrundes, nämlich der Sehnerveintritt und die Gefäßverzweigungen, gesehen würde. Soll das rechte Auge gespiegelt werden, so ist der Apparat mit der mit *R* bezeichneten Gehäusefläche nach oben zu halten, für das linke Auge mit der mit *L* bezeichneten.

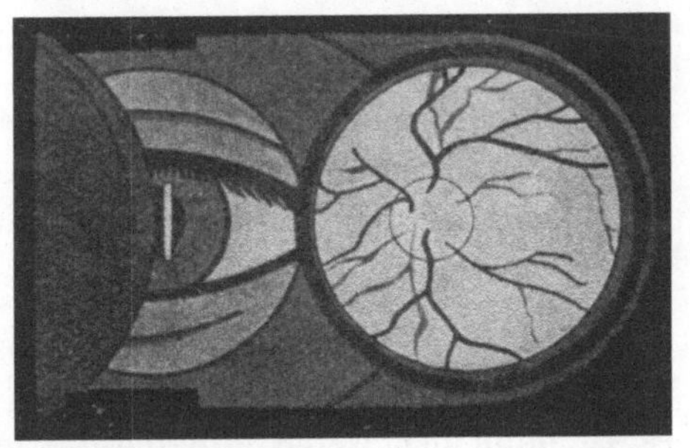

Abb. 87. Bild für den Untersucher im reflexfreien Taschen-Augenspiegel nach **Thorner**. *Links* das sichelförmige Feld, in welchem das zu untersuchende Auge und das strichförmige Bild der Lichtquelle erscheint; *rechts* das kreisförmige Feld, in welchem das Bild des Augenhintergrundes sichtbar wird.

Die Versuchsperson soll *beide* Augen *offen* halten und muß mit dem gespiegelten Auge die seitliche, rote Leuchtmarke im Innern des Gehäuses fixieren. Der Beobachter sieht im Spiegel ein kreisförmiges und ein sichelförmiges Feld, von denen je nach dem zu spiegelnden Auge einmal das eine, einmal das andere links bzw. rechts liegt (Abb. 87). Im sichelförmigen Feld sieht man das Auge der Versuchsperson und gleichzeitig in seiner Mitte das Bild der Lichtquelle als leuchtenden lotrechten Strich, den man durch geringe seitliche Verschiebung des Augenspiegels in die nasale Pupillenhälfte bringt. Daraufhin erscheint im runden Feld ein *verkehrtes* Bild des Augenhintergrundes in 4½facher Vergrößerung, auf das durch Dre-

hen am Okular scharf eingestellt werden kann. Durch Auf-
schrauben von Zusatzokularen läßt sich die Vergrößerung auf
das 7fache bzw. 10fache steigern. Will man andere Abschnitte
der Netzhaut untersuchen, so stellt man die Skala unter der
Gummikappe z. B. auf 90⁰ oder 180⁰ und so weiter ein und
sieht dann, wenn die Versuchsperson wieder den roten Punkt
fixiert, einen gegen den früher betrachteten um 90⁰ nach oben
verschobenen Abschnitt der Retina, bzw. bei 180⁰ einen in
gleicher Höhe wie der Sehnerveneintritt liegenden, jedoch temporal verschobenen Netzhautabschnitt usw. Um die Macula
lutea zu sehen, fordert man die Versuchsperson auf, statt auf
den seitlichen roten Punkt unmittelbar auf die hell beleuchtete
Mitte des Spiegels zu blicken.

74. Bestimmung des Gesichtsfeldes mit dem Perimeter.

Erforderlich: Perimeter, Gesichtsfeldschemata, farbige Bleistifte.

Das **Gesichtsfeld eines Auges** erstreckt sich ziemlich weit
nach temporal und unten, ist aber nach oben und nasal stark
eingeschränkt. Sein Umfang wird mit dem *Perimeter* bestimmt.
Bei Untersuchung des *linken* Auges muß das Kinn der Versuchsperson auf die *rechte* Hälfte der Kinnstütze aufgesetzt
werden, bei Untersuchung des rechten Auges auf die linke und
es ist dann der weiße Mittelpunkt am Perimeter mit dem zu
untersuchenden Auge zu fixieren, während das andere geschlossen werden muß. Um diesen Mittelpunkt kann ein gegen
die Versuchsperson gerichteter Viertelkreisbogen gedreht werden; in der Ausgangsstellung liegt er im mittleren Meridian
der unteren Gesichtsfeldhälfte, beim Herausdrehen aus dieser
Lage um die Gesichtslinie als Achse schnappt er selbsttätig
in verschiedenen, voneinander um je 15 Winkelgrade abwei-
chenden Stellungen ein. Auf diesem Kreisbogen kann eine weiße
oder farbige Papiermarke verschoben werden. Sie wird zunächst an das äußerste Ende des Kreisbogens gebracht und
von dort ganz langsam den Bogen entlang von außen gegen
den Mittelpunkt geführt. Die Versuchsperson hat anzugeben,
wann sie die Marke *zum erstenmal sieht* und *deren Farbe erkennen kann*. Zunächst wird der Kreisbogen lotrecht nach
unten gestellt und für eine *weiße* Marke in diesem Meridian
die Gesichtsfeldgrenze bestimmt, hierauf der Kreisbogen um
15⁰ nach links oder rechts gedreht, die Marke nach außen
gebracht, wieder langsam in das Gesichtsfeld geführt, bis die
Versuchsperson sie zu sehen angibt, dann neuerlich der Kreis-

bogen um 15⁰ in der gleichen Richtung weitergedreht usw., bis
alle die Meridiane des Gesichtsfeldes im Kreis herum ausge-
messen sind und der Kreisbogen wieder in die Ausgangsstellung zurückgekommen ist. Die von der Versuchsperson angegebenen Gesichtsfeldgrenzen, die in Graden am Kreisbogen abgelesen werden können, werden in ein vorgedrucktes Schema
nach Abb. 88 eingetragen, wobei die jeweilige Stellung des

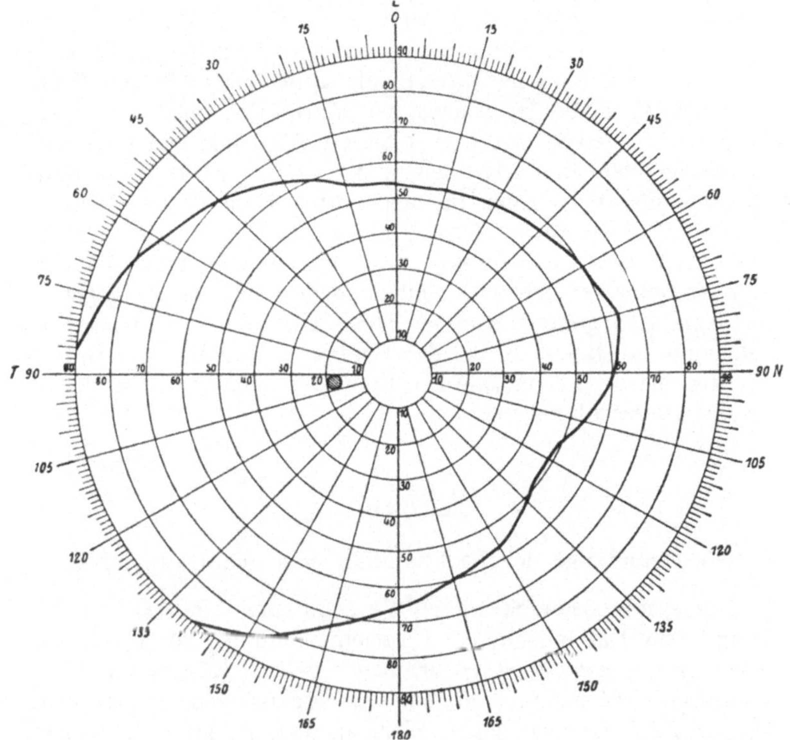

Abb. 88. Schema zur Eintragung der Gesichtsfeldgrenzen für das *linke* Auge.
N nasale Seite; *T* temporale Seite.

Bogens den betreffenden Radius angibt, auf den der am Bogen
abgelesene Winkelgrad für die Marke aufgetragen wird. Die
einzelnen Punkte sind miteinander zu verbinden. Da die
Schemata zur Gesichtsfeldbestimmung bereits das *normale* Gesichtsfeld für Weiß aufgedruckt haben, so muß man zur Eintragung das für das untersuchte Auge bestimmte Blatt benützen.
Die Ausmessung des Gesichtsfeldes ist mit einer *weißen, blauen,*

gelben, roten und *grünen* Marke vorzunehmen, wobei alle Befunde auf dem gleichen Schema in jeweils verschiedener Farbe eingetragen werden. Am größten ist das Gesichtsfeld für Weiß, am kleinsten für Rot und Grün.

Beim **selbstregistrierenden Perimeter** wird mit der Marke gleichzeitig ein Stift, jedoch in einem dem Perimeterschema entsprechenden, verkleinerten Ausmaß bewegt. Wird das Perimeterschema in einen am Apparat vorhandenen Rahmen eingeschoben und nach dem Auffinden eines Punktes der Gesichtsfeldgrenze mit dem Rahmen gegen den Stift gedrückt, so wird selbsttätig auf ihm der betreffende Punkt des Gesichtsfeldes an richtiger Stelle im Schema markiert. Die Bestimmung erfolgt im übrigen so wie früher beschrieben, nur daß man statt abzulesen stets das Blatt gegen den Stift schlägt. Am Ende der Bestimmung werden die markierten Punkte mit Buntstift zu einer Linie verbunden. Um die Gesichtsfeldgrenzen für die verschiedenen Farben voneinander unterscheiden zu können, sind verschieden geformte Spitzen dem Perimeter beigegeben, die beim Übergang von einer Farbe zur anderen auszuwechseln sind, so daß z. B. bei der Grenzlinie für Weiß wirkliche Punkte, bei der Grenzlinie für Blau kleine Kreise usw. in das Papier eingeschlagen werden.

Anhang.

Die Grundzüge der Elektrizitäts- und Schaltungslehre.

Ein **elektrischer Strom** ist Verschiebung elektrischer Ladung. Die Ladungseinheit (Elementarladung) ist durch das *Elektron* mit *negativem* Vorzeichen gegeben. Körper mit überschüssigen Elementarladungen (überschüssigen Elektronen) sind *negativ*, Körper, denen Elementarladung entzogen wurde, *positiv*. Ladungsverschiebungen kommen immer zustande, wenn Körper mit verschiedenem Ladungszustand durch einen Stromleiter miteinander verbunden werden.

Leiter für den elektrischen Strom sind daher Stoffe, in denen eine Ladungsbewegung möglich ist. Diese Ladungsbewegung kann sich nach der Art des Leiters bloß durch Verschiebung der praktisch masselosen Elektronen vollziehen oder — z. B. in leitenden Lösungen — auch durch Verschiebung materieller Elementarteilchen, Atome oder Atomgruppen, die überschüssige Elektronen besitzen („negative Ionen") oder denen Elektronen fehlen („positive Ionen“); im ersten Fall spricht man von Elektronenleitern und einem Leitungsstrom, im zweiten von Ionenleitern und einem Konvektionsstrom. **Elektronenleiter** (früher auch „Leiter erster Klasse“ genannt) sind vor allem die Metalle. Durch den Zusammenprall ihrer unregelmäßig hin und her tanzenden Moleküle werden Elektronen aus dem Atomverband herausgeschleudert, zwischendurch aber auch wieder eingefangen. Obwohl der Zerfall einzelner neutraler Atome in freie Elektronen und positive Metallionen im Gleichgewicht zur Wiedervereinigung solcher Bruchstücke steht, ist doch in jedem Augenblick eine gewisse Menge freier Elektronen vorhanden. Beim Anlegen eines solchen Leiters an zwei Körper mit verschiedenem Ladungszustand übernehmen diese leichtbeweglichen Elektronen die Ladungsverschiebung vom Ort überschüssiger Elektronen („negativ“) zum Ort fehlender Elektronen („positiv“), während die positiven Metallionen infolge ihrer großen Masse im wesentlichen an Ort und Stelle verbleiben. Die Ladungsbewegung geschieht also ausschließlich durch den Elektronenstrom. **Ionenleiter** (früher auch „Leiter zweiter Klasse“ genannt) sind vor allem leitende wässerige Lösungen. Moleküle der Säuren, Basen oder Salze zerfallen beim Lösungsvorgang teilweise in positiv bzw. negativ geladene Ionen (*„Dissoziation“*), die sich beim Vorhandensein von Ladungsunterschieden, etwa durch Einhängen stromführender Elektroden, *nebeneinander* fortbewegen: die positiven Ionen wandern zum Minuspol (*Kathode*, daher *Kationen*), die negativen Ionen zum Pluspol (*Anode*, daher *Anionen*). Zu den Ionenleitern gehören auch alle lebenden und toten Gewebe, ferner leitende Gase. **Nichtleiter** für elektrische Ladung werden auch *Isolatoren* genannt (Luft, Glimmer, Hartgummi, Kunstharz, Glas, Porzellan, Ton, Gummi, Seide, Baumwolle, Wachs, Paraffin usw.).

Die **konventionelle Bezeichnung der Stromrichtung** nimmt ein Fließen von Plus nach Minus an. Im Elektronenleiter ist die wirkliche Richtung der Strömung *umgekehrt*, da sich die Elektronen von Minus nach Plus verschieben; im Ionenleiter bestehen dagegen *zwei* Strömungen *entgegengesetzter* Richtung *nebeneinander*, da gleichzeitig Kationen zur Kathode, Anionen zur Anode wandern. Unter gewöhnlichen Bedingungen beträgt die tatsächliche Verschiebung der Ladungsträger (Elektronen bzw. Ionen) nur Bruchteile von Millimetern je Sekunde; die fast mit Lichtgeschwindigkeit erfolgende Übertragung elektrischer Wirkungen über einen langgestreckten Leiter, z. B.

einen Draht, ist nur auf Fortpflanzung der Potentialdifferenz (vgl. später), nicht aber auf die tatsächliche Verschiebung der einzelnen Ladungsträger zu beziehen.

In Elektronenleitern zeigen sich während der elektrischen Durchströmung nur **physikalische Stromwirkungen** (Erwärmung, Ausdehnung, Lichtaussendung u. dgl.), welche mit der Stromunterbrechung wieder verschwinden. In Ionenleitern — denen Strom gewöhnlich über Elektronenleiter zugeführt wird — treten dagegen beim Stromdurchgang **chemische Stromwirkungen** auf; der Konvektionsstrom im Ionenleiter muß an der Grenzschicht gegen den Elektronenleiter (an den Elektroden) in einen Leitungsstrom übergehen, d. h. die materiellen Ladungsträger, die Ionen, werden in Materie und Ladung getrennt. Die Atome bleiben zurück, während Elektronen an der Anode in den Elektronenleiter eintreten, dagegen an der Kathode aus dem Elektronenleiter austreten und den Ladungsunterschuß der Kationen ausgleichen. Bei Durchströmung einer NaCl-Lösung bleibt daher an der Kathode Na, an der Anode Cl zurück. Diese Veränderungen an der Grenze eines Ionen- und Elektronenleiters führen zu einer chemischen Zersetzung (*Elektrolyse*); die polare Veränderung der Lösung (*Elektrolyt*)) bedingt ferner einen Strom mit entgegengesetzter Richtung (*Polarisationsstrom*), der den ursprünglichen „polarisierenden" Strom schwächt. Bei elektrischer Reizung, insbesondere aber bei Ableitung bioelektrischer Ströme, muß diese Polarisation an den Elektroden vermieden werden. Man erreicht dies durch Benützung von solchen Elektronenleitern, welche aus dem *gleichen* Metall bestehen wie das *Kation* des Ionenleiters. Bei Stromzuleitung z. B. mit Zn-Platten zu einer $ZnSO_4$-Lösung bleibt die chemische Zersetzung aus. An der Kathode wird das Zn-Kation durch Elektronenzustrom neutralisiert und in ein neutrales Zn-Atom verwandelt; an der Anode wird das SO_4-Anion entladen und löst Zn von der Elektrode ab, sich in $ZnSO_4$ rückverwandelnd. Die $ZnSO_4$-Lösung bleibt ungeändert, an die Zn-Kathode wird Zn angelagert, von der Zn-Anode jedoch Zn gelöst. Der elektrische Strom führt also Zn von der Anode zur Kathode, ohne chemische Zersetzungen im Ionenleiter zu bewirken und ohne eine Veranlassung für die Entstehung eines Polarisationsstromes zu geben. Die Verwendung eines Metalles in Verbindung mit einem seiner Salze (z. B. Zn in $ZnSO_4$ oder Cu in $CuSO_4$, ferner Ag mit AgCl überzogen usw.) bildet daher die Grundlage für die Herstellung der *unpolarisierbaren Elektroden* (vgl. S. 79 und 104).

Polarisation und Gegenspannung können in Ionenleitern auch *ohne* Anwesenheit eines Elektronenleiters (Metalles) auftreten, und zwar dann, wenn in die Strombahn Grenzflächen mit geringer oder nur teilweiser Ionendurchlässigkeit eingeschaltet sind, z. B. Zellmembranen („Ionensiebe“). Es treten dann während des Stromflusses polare Ionenstauungen, d. h. Ansammlungen elektrischer Ladung auf, die sich in einem Gegenstrom wieder ausgleichen können. Auf diese Ionenstauung ist die Reizwirkung des Stromes, auf den Polarisationsstrom z. B. das Auftreten von Öffnungserregungen (vgl. S. 56, 144, 155) oder das Umschlagen der elektrotonischen Erregbarkeitsänderungen in ihr Gegenteil nach Ausschaltung des polarisierenden Stromes (vgl. S. 77) zurückzuführen.

Bis jetzt wurde angenommen, daß die Polbezeichnung an den Klemmen der Stromquelle sich nicht ändert und die Strömung daher im Leiter dauernd ihre Richtung beibehält. Im Gegensatz zu derartigen *Gleichströmen* stehen die *Wechselströme*, bei welchen jede Klemme der Stromquelle in ununterbrochenem Wechsel einmal Plus, einmal Minus ist; damit ändert sich im Leiter selbsttätig auch immer wieder die Richtung der Strömung. Das Verhalten eines Stromes geht am besten aus **Stromkurven** hervor, welche die Größe der Stromstärke im Laufe der Zeit (in fallweise verschiedenen Einheiten) darstellen.

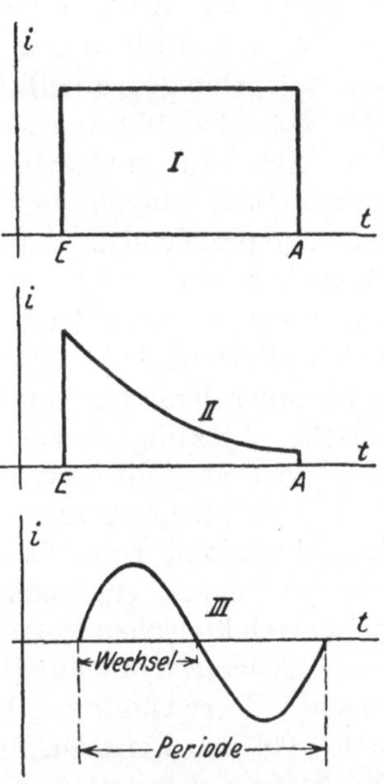

Abb. 89. Verschiedene Stromkurven. *I* Kurve eines konstanten Gleichstromes; *II* Kurve eines inkonstanten Gleichstromes mit fallender Stromstärke; *III* Kurve eines sinusförmig verlaufenden Wechselstromes. *E* Einschaltung des Stromes; *A* Ausschaltung. In der Abzissenachse sind die Zeitwerte, in der Ordinatenachse die Stromstärkewerte aufgetragen.

Abb. 89 zeigt bei *I* die Stromkurve eines *konstanten Gleichstromes*, dessen Stromstärke i vom Zeitpunkt der Stromeinschaltung (*E*) an bis zur Ausschaltung (*A*) ungeändert bleibt; bei *II* ist die Stromkurve eines *inkonstanten Gleichstromes* dargestellt, dessen Stromstärke i von *E* bis *A* allmählich sinkt; *III* gibt die Kurve eines *sinusförmig verlau-*

fenden Wechselstromes wieder. Das Beibehalten der ursprünglichen Stromrichtung in den Kurven *I* und *II* geht daraus hervor, daß — im Gegensatz zur Kurve *III* — die Stromstärkewerte immer auf *derselben* Seite der Abszissenachse aufgetragen sind. Beim Wechselstrom wird jede Halbwelle als „*Wechsel*" bezeichnet, zwei aufeinanderfolgende Wechsel entgegengesetzter Richtung („Wellenberg" und „Wellental") bilden eine „*Periode*". Die Periodenzahl eines Wechselstromes gibt man in *Hertz* an, wobei eine Periode in der Sekunde = 1 Hertz (1 Hz) ist; 1000 Hertz werden als 1 Kilohertz (1 kHz) bezeichnet. Der gebräuchliche Lichtwechselstrom hat 50 Perioden (50 Hz), also 100 Wechsel je Sekunde; da seine Frequenz mit Rücksicht auf angeschlossene elektrische Uhren mit großer Genauigkeit eingehalten wird, eignet er sich in Verbindung mit entsprechenden Aufzeichnungseinrichtungen zur Gewinnung von Zeitmarken für $^1/_{100}$ sec (vgl. S. 54). Wechselströme mit niederer Periodenzahl werden als „*Niederfrequenz*" mit hoher Periodenzahl als „*Hochfrequenz*" bezeichnet. Mit zunehmender Frequenz eines Wechselstromes nimmt dessen chemische Wirkung sowie am biologischen Objekt die Stauung von Ionen an Zellgrenzflächen und damit auch die Reizwirkung, ferner die Schädigung bei zu großer Stromstärke ab. Hochfrequenzströme rufen im Gewebe nur mehr physikalische Wirkungen hervor, erzeugen vor allem Wärme, und finden daher bei der elektrischen Durchwärmung eines Gewebes (*Diathermie* und *Kurzwellenbehandlung*) physiologische und medizinische Verwendung. Der *Diathermiestrom* hat gewöhnlich 1 000 000 Perioden je Sekunde (1 000 000 Hz = 1000 kHz), die Ströme des neuen Behandlungsverfahrens mit *Kurzwellen* fallen in das Bereich von 10 000 000 bis 100 000 000 Perioden je Sekunde (10 000 000 bis 100 000 000 Hz = 10 000 bis 100 000 kHz) und noch darüber.

Je nach der zur Umwandlung benützten Ausgangsenergie unterscheidet man physikalische und chemische **Stromquellen.** Als dritte Gruppe fügen sich noch die biologischen Stromquellen an, bei denen wohl auch physikalisch-chemische Energie verbraucht wird, wobei aber als Besonderheit die Energiewandlung in einem lebenden Objekt erfolgt. Hierher gehören die Ruhe-, Verletzungs- und Aktionsströme; über die letzteren vgl. Seite 100 und 146. Physikalische Stromquellen liefern z. B. „*Reibungselektrizität*", die durch Reiben von Stäben oder Platten (Elektrophor, Elektrisiermaschinen) aus Glas, Hartgummi usw. entsteht; sie hat heute elektro-medizinisch nur mehr eine geringe Bedeutung. Ferner gehört hierher der *thermoelektrische Strom*, der in einer Anordnung von zwei verschiedenen, an den Enden miteinander verlöteten Metallstreifen (z. B. Eisen und Konstantan oder Kupfer und Nickel) entsteht, wenn an den Lötstellen eine Temperaturdifferenz auftritt. Auch Thermoelektrizität hat für die Stromerzeugung heute keine Bedeutung mehr, spielt aber bei der elektrischen Temperaturmessung eine Rolle, da die Stromstärke der Temperaturdifferenz proportional ist. Die praktisch wichtigsten physikalischen Stromquellen sind alle jene Apparate und Maschinen, bei denen elektrische Ströme durch die *Induktionswirkung* magnetischer Kraftlinien auf (meist in Spulenform ausgeführte) Leiter entstehen. Eine Stromerzeugung durch Induktion findet nur dann statt, wenn eine *Verschiebung* eines Leiters im Feld der Kraftlinien zustande kommt oder das Feld selbst Schwankungen aufweist. Bei den *Dynamomaschinen* erfolgt die Bewegung durch die Rotation des Ankers (Rotor) gegen den Feldmagneten (Stator); bei den *Transformatoren* sind die Primär- und Sekundärspule gegeneinander unbeweglich, doch leitet man durch die eine Spule entweder einen Wechselstrom, der ein wechselndes, schwankendes Magnetfeld liefert, oder bei Benützung von Gleichstrom unterbricht man diesen in rascher Folge, wobei die Veränderung im Kraftfeld durch das Entstehen und Verschwinden der Kraftlinien gegeben ist (*medizinisches Induktorium, Schlittenapparat*). Apparate für Reibungselektrizität oder Thermoelektrizität liefern *Gleich*ströme, die Dynamomaschinen *Wechsel*ströme; bei den letzteren kann durch einen mit dem Rotor fest verbundenen Stromwender selbsttätig eine Gleichrichtung, d h. Umwandlung des Wechselstromes in einen Gleichstrom, erfolgen. Auch mit besonderen **Gleichrichtern** (vor allem Kupfer-Kupferoxyd- oder Glühkathodengleichrichtern) kann aus Wechselstrom ein Gleichstrom gewonnen werden, der nach Aussiebung aller Wechselstromreste mit Hilfe von Kondensatoren und Drosselspulen dem Dynamogleichstrom für medizinische Zwecke *überlegen* und dem Gleichstrom von Batterien (*galvanischer Strom*) vollkommen *gleichwertig* ist. Wechselströme liefert auch jeder Transformator, gleichgültig, ob er primär mit sinusförmigem Wechselstrom oder mit zerhacktem Gleichstrom gespeist wird; im ersteren Fall ist der sekundäre Wechselstrom gleichfalls von Sinusform, also symmetrisch, im zweiten Fall (medizinisches Induktorium, S. 252) unsymmetrisch. Hochfrequenzströme für die Diathermie oder die Kurzwellenbehandlung werden mit Hilfe

von Hochfrequenzschwingungen erzeugt, welche durch Funken-
entladung (*Funkenstreckenapparat, Funkenstreckensender*)
oder durch Rückkopplung in Senderöhren (*Röhrenapparat,
Röhrensender*) entstehen.

Die wichtigsten *chemischen Stromquellen* sind die **galvanischen Elemente.** Sie bestehen meist aus Zink und Kupfer bzw.
Zink und Kohle, die in einen bestimmten Elektrolyten eintauchen. Sie liefern durchwegs Gleichströme, wobei der Zink-
anschluß immer den *negativen* Pol darstellt. Der Vorgang der
Stromerzeugung soll kurz am VOLTASchen **Element** besprochen
werden, das aus einer Zink- und einer Kupferplatte in ver-
dünnter Schwefelsäure besteht. Das Bestreben beider Metalle,
positive Ionen in den Elektrolyten zu treiben (*Lösungstension*),
kann nur vom Zink erfüllt werden, da dessen Lösungstension
größer als die des Kupfers ist; die abgestoßenen positiven
Zn-Ionen bilden mit H_2SO_4 das $ZnSO_4$ unter Freiwerden von
$2 H^+$, während die Zinkplatte selbst negativ wird. Die Ladung
der beiden H^+ wird von der Cu-Platte aufgenommen, die positiv
wird, während sich an ihr neutraler H_2 abscheidet. Die Verbindung der *äußeren* Pole des Elements führt daher zu einem
galvanischen Strom (Gleichstrom)von Cu nach Zn. Der H_2
bleibt nun teilweise an der Cu-Platte haften und sammelt sich
dort während der Stromerzeugung in immer größerer Menge
an; diese elektrolytische Wasserstoffansammlung ist die Ursache, daß ein entgegengesetzt gerichteter Polarisationsstrom
entsteht, der den Primärstrom allmählich schwächt und
schließlich ganz unterdrücken kann. Das VOLTASche Element
gibt demnach eine Entladungskurve etwa nach Abb. 89 *II*, und
stellt ein *inkonstantes Element* dar, bei dem die Stromstärke vom
Augenblick der Einschaltung an allmählich geringer wird. Bei
Verhinderung der Ansammlung des H_2 entsteht ein **konstantes
Element.** Das hierher gehörige LECLANCHÉ-**Element** enthält
als negativen Pol einen Zn-Stab, als Elektrolyten Salmiaksalz
(Ammoniumchlorid), als positive Elektrode eine Kohlenplatte,
die sich in einem porösen Tonzylinder befindet und von Braun-
steinpulver (Mangansuperoxyd) umgeben ist. Bei einer an-
deren Ausführung ist das Zn zylinderförmig, die Kohle von
Stabform, der die Kohle umhüllende Braunstein wird durch
einen Leinwandbeutel zusammengehalten **(Beutelelement).** Der
Braunstein oxydiert den H_2 zu H_2O und verhindert so die
Polarisation: $H_2 + 2 MnO_2 = H_2O + Mn_2O_3$. Derartige Elemente mit *flüssiger* Füllung haben heute nur mehr eine geringe
Bedeutung; durch Einbringung eines flüssigkeitsbindenden

Stoffes, wie z. B. Kieselgur, in den Elektrolyten beim Beutelelement und Verguß der freien Oberfläche mit Teer od. dgl. entstehen die sog. *Trockenelemente*, die zu Batterien für Taschenlampen, für die Speisung batteriebetriebener Rundfunkanlagen, tragbarer Elektrokardiographen oder auch als behelfsmäßige Gleichstromquellen höherer Spannung beim Arzt Verwendung finden. In den letzten Jahren hat man auch Verfahren gefunden, den Luftsauerstoff an Stelle von Braunstein zur Depolarisation heranzuziehen („Luftsauerstoff-Batterie“).

Ein auf der Polarisation beruhendes, reversibles Element besonderer Art ist der **Bleiakkumulator.** Er besteht aus zwei oder mehreren Bleigittern, in deren Maschen ein Brei von Bleisulfat enthalten ist; diese Platten tauchen in verdünnte Schwefelsäure. Bei der *Ladung* sammeln sich an der Anode die Anionen des Elektrolyten, d. i. SO_4^{--} an, an der Kathode die Kationen $2H^+$, wodurch eine Oxydation bzw. Reduktion des Bleisulfates zustande kommt:

$$PbSO_4 + SO_4 + 2H_2O = 2H_2SO_4 + PbO_2 \quad \text{(positive Platte)}$$
$$PbSO_4 + 2H = H_2SO_4 + Pb \quad \text{(negative Platte)}.$$

Die positive Platte ist daher nach der Ladung mit *braunem* Bleisuperoxyd (PbO_2), die negative Platte mit *grauem* Blei überzogen, so daß die positiven bzw. negativen Platten leicht *an der Farbe* erkannt werden können. Bei der *Entladung* ist die Polarität im Inneren umgekehrt, weil der außen von der positiven zur negativen Elektrode fließende Strom in der Schwefelsäure von der negativen zur positiven rücklaufen muß. Daher erfolgt die Abscheidung von SO_4 und $2H$ genau umgekehrt wie bei der Ladung, wodurch an der positiven Platte unter Reduktion, an der negativen unter Oxydation wieder Bleisulfat entsteht:

$$PbO_2 + 2H + H_2SO_4 = 2H_2O + PbSO_4 \quad \text{(positive Platte)}$$
$$Pb + SO_4 = PbSO_4 \quad \text{(negative Platte)}.$$

Zur Ladung wird der Akkumulator mit den gleichnamigen Polen einer anderen Batterie verbunden oder auch unter Verwendung eines Vorschaltwiderstandes an ein Gleichstromnetz angeschlossen. Mit Wechselstrom kann natürlich nur unter Benützung eines Gleichrichters geladen werden.

Ein elektrischer Stromkreis ist durch *drei* Angaben gekennzeichnet: durch die *Spannung*, die *Stromstärke* und den *Widerstand.* Die Einheit der **Spannung,** der elektromotorischen Kraft oder Potentialdifferenz, ist das *Volt* (V). Die Spannungen der besprochenen Elemente sind: LECLANCHÉ-Element und Beutelelement 1,5 V (nach längerem Betrieb 1,3—1,2 V), Bleiakkumulator 2 V (langsam bis 1,8 V absinkend, worauf er wieder neu geladen werden muß). Die **Stromstärke** ist gegeben durch die in der Zeiteinheit durch den Querschnitt des Leiters fließende Elektrizitätsmenge. Die Einheit ist das *Ampere* (A) und fließt, wenn aus einer Silbernitratlösung auf einer Silberplatte in der Sekunde 1,118 mg oder in der Stunde rund 4 g Silber abgeschieden werden. Für physiologische und medizinische Zwecke wird die Stromstärke auch in der kleineren Einheit *Milliampere* (mA) $= \frac{1}{1000}$ A angegeben. Als Einheit für den **Widerstand** gilt das Ohm (Ω), der Widerstand einer Quecksilbersäule von rund 100 cm Länge (genau 106,3 cm) und 1 mm² Querschnitt bei 0⁰. Der Widerstand eines Körpers ist direkt proportional seiner Länge, umgekehrt proportional dem Querschnitt und direkt proportional einer für jeden Stoff gegebenen Konstanten, dem *spezifischen Widerstand*. Bei Metallen steigt der Widerstand *mit der Temperatur*, bei Kohle und den Elektrolyten sinkt er. Unter **Leitfähigkeit** versteht man den *reziproken* Wert des Widerstandes. Je nach der Leitfähigkeit teilt man die Metalle in *gute* Leiter (z. B. Silber, Kupfer) und *schlechte* Leiter (z. B. Eisen sowie Legierungen von Kupfer und Nickel) ein. Gute Leiter dienen als Werkstoff für Leitungen, schlechte zur Herstellung von Widerständen. In jedem Stromkreis unterscheidet man einen *äußeren* Widerstand (Widerstand der Stromverbraucher) und einen *inneren* Widerstand (Widerstand der Stromquelle); letzterer ist nur bei den galvanischen Elementen von wesentlicher Größe, beim Akkumulator und bei elektrischen Maschinen kann er vernachlässigt werden, ebenso wie der Widerstand der Leitungsdrähte.

Das OHMsche **Gesetz** kennzeichnet die Beziehungen zwischen der Spannung, der Stromstärke und dem Widerstand. In einem bestimmten Stromkreis ist durch die Angabe von *zwei* Größen die *dritte* bereits bestimmt; die Stromstärke ist direkt proportional der elektromotorischen Kraft, jedoch umgekehrt proportional dem Widerstand: $I = \dfrac{E}{R}$, wobei I die Intensität (Stromstärke), E die elektromotorische Kraft und R den Widerstand bedeuten. In Ampere, Volt und Ohm ausgedrückt, lautet die Formel: $A = \dfrac{V}{\Omega}$ (die Ampere in einem Stromkreis sind den Volt *direkt*, den Ohm *umgekehrt* proportional). Wird z. B. an einen Bleiakkumulator ein Stromverbraucher mit einem Widerstand von 3,4 Ω angeschlossen, so ist die Stromstärke $\dfrac{2}{3,4} = 0{,}59$ A.

Mit dem gleichen Gesetz kann aber auch bei gegebener Spannung der erforderliche Widerstand für eine bestimmte Stromstärke berechnet, oder die bei gegebener Stromstärke und gegebenem Widerstand notwendige Spannung gefunden werden: soll z. B. bei einer Spannung der Stromquelle von 10 V ein Strom von 0,25 A fließen, so ergibt sich der Widerstand des Stromkreises aus $0,25 = \dfrac{10}{R}$ mit 40 Ω; ist bekannt, daß durch einen Widerstand von 50 Ω ein Strom 2 A fließt, so muß die Spannung E der Stromquelle nach $2,0 = \dfrac{E}{50}$ gleich 100 V sein.

Jeder Strom leistet während seines Fließens Arbeit. Die **Stromarbeit** oder **elektrische Energie** ist von Spannung, Stromstärke und Stromflußzeit abhängig, also gleich $E \cdot I \cdot t$. Wenn das Produkt aus E, I und t gleich 1 ist, so liegt die Einheit der elektrischen Energie, die *Wattsekunde*, vor; eine Wattsekunde kann beispielsweise bei 1 V und 1 A in 1 sec oder bei 10 V und 0,1 A in 1 sec oder bei 20 V und 0,1 A in 0,5 sec oder schließlich bei 10 V und 0,05 A in 2 sec geliefert werden. Für technische Zwecke wird als praktische Einheit — auch bei den „Stromzählern" — die *Kilowattstunde* benützt, die gleich $1000 \cdot 60 \cdot 60 = 3\,600\,000$ Wattsekunden ist: Wird Stromarbeit in Wärme umgesetzt, so entsprechen einer Wattsekunde 0,239 Grammkalorien (cal). Die **Stromleistung** ist gleich der Stromarbeit in der Zeiteinheit, also $\dfrac{E \cdot I \cdot t}{t} = E \cdot I$. Die Strom*leistungseinheit* bildet das *Watt* $= E \cdot I$. und darf mit der Strom*arbeitseinheit*, der Wattsekunde, nicht verwechselt werden.

Bei den im folgenden zu besprechenden Schaltungen wird immer ein **Stromschlüssel** mitverwendet, der zur Ausschaltung dient, wenn kein Strom gebraucht wird; auf ihn darf *niemals* verzichtet werden. Abb. 90 zeigt einen solchen Stromschlüssel, der aus zwei Metallstücken besteht, die durch einen umlegbaren Hebel mit Handgriff metallisch miteinander verbunden werden können. Der dem einen Metallstück (durch einen Draht) zugeleitete Strom kann durch den umgelegten Hebel zum anderen Metallstück gelangen, er wird aber unterbrochen, wenn durch Zurücklegen des Hebels die metallische Verbindung der beiden Metallstücke wieder gelöst wird. Für physiologische Untersuchungen ist der mit dem beweglichen Hebel durch Federn hergestellte Kontakt nicht immer verläßlich; man benützt diesen sog. gewöhnlichen Stromschlüssel daher vorwiegend nur im *Sekundär*kreis des Schlittenapparates in Kurzschlußschaltung (S. 251 und Abb. 104). Im *Primär*kreis des Induktoriums sowie bei galvanischer Reizung zieht man den **Quecksilberschlüssel** vor, der ähnlich Abb. 90 gebaut ist, jedoch am beweglichen Hebel einen nach unten gerichteten Stift und an Stelle der Federn einen mit Quecksilber gefüllten Napf besitzt. Der Kontakt wird nach Umlegen des Hebels in die Waagerechte durch das Eintauchen des Stiftes in das Quecksilber einwandfrei herbeigeführt und zeigt — reines Quecksilber und blankes Metall vorausgesetzt — keinerlei Schwankungen. Schaltungsbeispiele für den Gebrauch von Stromschlüsseln geben die folgenden Bilder, in denen die einzelnen Schaltelemente durch die in Abb. 91 zusammengefaßten Zeichen dargestellt sind.

Als Stromquellen für das physiologische Praktikum werden meistens einzelne Akkumulatoren benützt, seltener galvanische Elemente. Zur Abnahme niederer

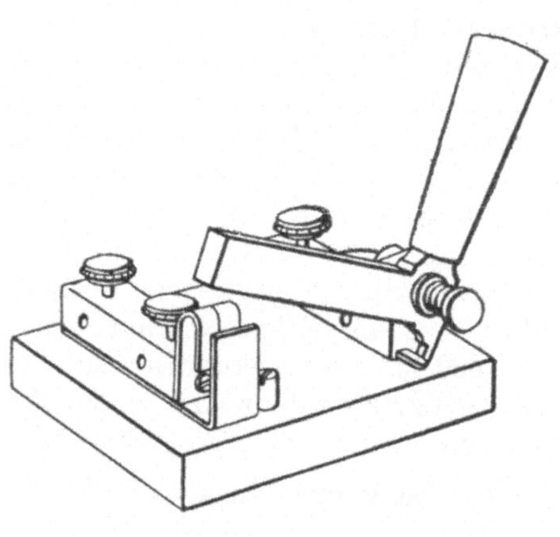

Abb. 90. Stromschlüssel.

Spannungen kann auch eine gemeinsame Akkumulatorenbatterie (z. B. von 10 V) aufgestellt sein, von welcher Leitungen zu den Schaltbrettern über den einzelnen Arbeitsplätzen führen; diese Schaltbretter besitzen dann meistens auch Abnahmeklemmen für Wechselstrom höherer Spannung (110 oder 220 V), gegebenenfalls auch mit „Uhr" bezeichnete Klemmen zur Abnahme eines im Sekundenrhythmus eingeschalteten Stromes niederer Spannung, mit dem unter Benützung eines elektromagnetischen Zeitschreibers Sekundenmarken zur Zeitschreibung aufgezeichnet werden können (vgl. S. 53). Zur *Begrenzung der Stromstärke*, d. h. zur Vermeidung eines Kurzschlusses, kann in solche Leitungen je eine Schutzlampe unmittelbar vor den Abnahmeklemmen eingefügt sein. Von einem **Kurzschluß** spricht man, wenn die Stromstärke infolge eines *zu kleinen äußeren* Widerstandes eine für die Stromquelle oder die Leitung gefährliche Größe erreicht. Würde z. B. eine 10 V-Akkumulatorenleitung bloß über einen Leitungsdraht mit 0,1 Ω geschlossen werden, so würde

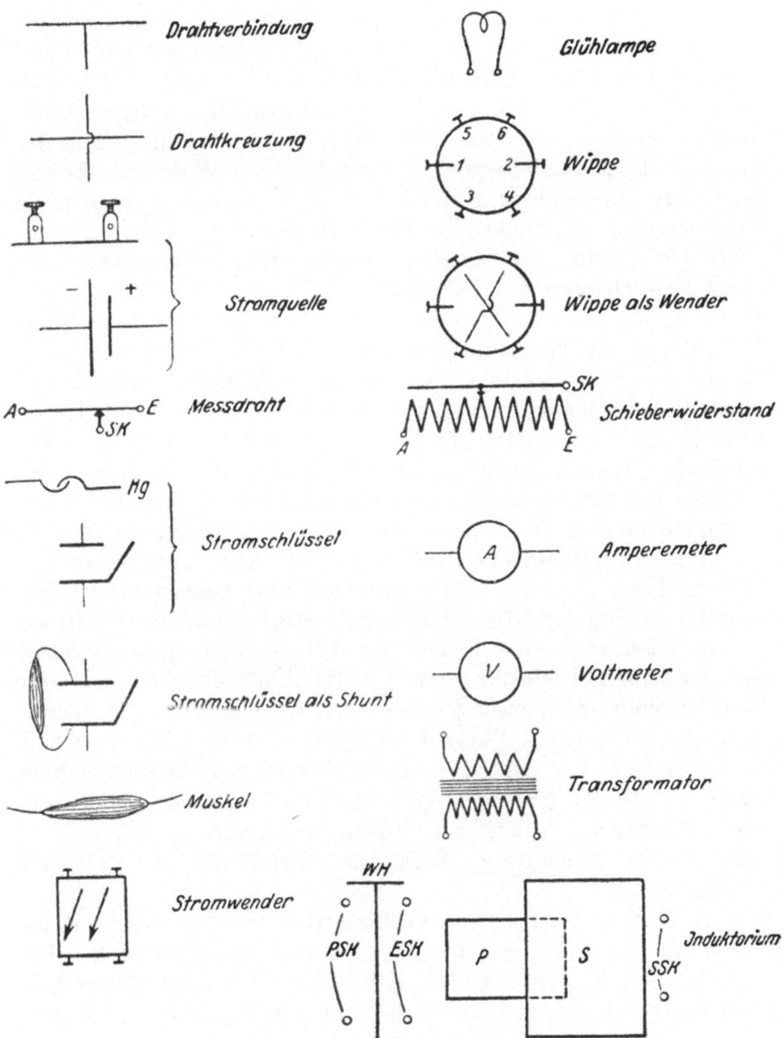

Abb. 91. Zweckmäßige Zeichen für die verschiedenen Schaltelemente.

die Stromstärke nach dem OHMschen Gesetz $\dfrac{10}{0,1} = 100$ A betragen. Diese Stromstärke von 100 A würde nicht nur die Akkumulatorenbatterie in kurzer Zeit zerstören, sondern auch die Leitungsdrähte so stark erhitzen, daß sie durchschmelzen. Durch Einschaltung einer Schutzlampe von z. B. 10 Ω wird aber die Stromstärke auf einen Höchstwert von 1 A beschränkt. In den üblichen Licht- und Kraftstromleitungen sind an Stelle solcher Schutzlampen sog. „*Sicherungen*" eingeschaltet, das sind kurze Stücke Blei- oder Neusilberdraht, welche sofort durchschmelzen und den Stromkreis unterbrechen, wenn die Stromstärke infolge eines zu kleinen äußeren Widerstandes auf einen für die Leitung gefährlichen Wert ansteigt. In neuerer Zeit werden an Stelle durchschmelzender Sicherungen sog. „*Sicherungsautomaten*" benützt, welche einen Unterbrecher und einen Elektromagneten enthalten; bei Überschreiten des Höchststromes betätigt der Elektromagnet den Unterbrecher. Nach Beheben der Kurzschluß-Ursache genügt der Druck auf einen Knopf, um die Unterbrechung wieder aufzuheben; das lästige Auswechseln der Sicherungen entfällt daher. Von einem „Kurzschluß" spricht man im übrigen auch dann, wenn ein Apparat oder ein Muskel, Nerv u. dgl. durch Parallelschalten einer Leitung mit dem Widerstand von praktisch null Ohm vor jeder elektrischen Durchströmung geschützt wird (vgl. S. 251).

Einzelne galvanische Elemente oder Akkumulatorenzellen können fallweise auch hintereinander oder nebeneinander geschaltet werden. Praktisch hat nur die **Hintereinanderschaltung** (*Serienschaltung*) eine Bedeutung, bei der sich die Spannung der einzelnen Elemente bzw. Akkumulatorenzellen *addiert*; man verbindet zu diesem Zweck den Minuspol des ersten Schaltungsgliedes mit dem Pluspol des zweiten, dessen Minuspol mit dem Pluspol des dritten usw., während zur Stromabnahme nach außen der erste Pluspol und der letzte Minuspol verwendet werden. Außer zur Spannungserhöhung führt diese Hintereinanderschaltung auch zur Erhöhung des inneren Widerstandes.

In Fällen, in welchen Wechselstrom benötigt wird, ist oft die hohe Spannung der üblichen Wechselstromleitungen (110 oder 220 V) überflüssig. Mit Hilfe eines **Transformators** läßt sich die Wechselspannung leicht und praktisch verlustlos herabsetzen. Ein Transformator besteht aus zwei voneinander getrennten, auf einem gemeinsamen Eisenkern gewickelten Spulen. Wird durch die eine, die *Primärspule*, Wechselstrom geleitet, so entsteht ein schwankendes magnetisches Feld, das auch in

der zweiten Spule, der *Sekundärspule*, Ströme induziert, deren
Spannung vom Verhältnis der Windungszahlen beider Spulen
abhängt. Haben beide Spulen die gleiche Windungszahl, so ist
die induzierte Spannung der Netzspannung gleich, der Transformator bietet in diesem Fall nur den Vorteil, daß der
Sekundärkreis keine direkte Verbindung mit dem Netz hat
(Freiheit von *Erdschluß*). Ist die Windungszahl der am Netz
liegenden Spule größer, so wird *herunter*transformiert, die
Spannung im Verbraucherkreis ist kleiner; ist die Windungszahl auf der Verbraucherseite größer, so wird *hinauf*transformiert, es kann eine höhere Spannung als die Netzspannung
erzielt werden, beispielsweise zur Speisung von Röntgenappa-
raten. Zum Betrieb von Induktionsapparaten und kleinen
Lämpchen eignen sich die sog. Klingeltransformatoren gut, die
meist Spannungen zwischen 3 und 8 V liefern. Die Spule auf
der Seite des Verbraucherkreises (Sekundärspule) hat meist
eine unsymmetrisch gelegene Mittelanzapfung, so daß drei
Spannungen (z. B. 3 V, 5 V und 8 V, vgl. Abb. 94) entnommen
werden können. Der Wattverbrauch ist auf beiden Seiten des
Transformators praktisch gleich: wird z. B. einem solchen
Transformator, der primär an ein Netz von 110 V angeschlossen ist, sekundär bei 8 V ein Strom von 1 A entnommen, das
sind 8 W, so besteht die Beziehung $8 \cdot 1 = 110 \cdot x$ und die Stromstärke x auf der Netzseite ist $\dfrac{8}{110}$ A.

Häufig vorkommende Schaltungsaufgaben.

1. Polbestimmung an elektrischen Leitungen; Unterscheidung von Gleich- und Wechselstrom.

Bei Benützung von galvanischen Elementen oder Akkumulatoren sind der Plus- und Minuspol meist ohne weiteres
erkennbar, nicht aber bei Benützung eines unbezeichneten Netz-
steckkontaktes. Bei der Hintereinanderschaltung mehrerer Apparate oder bei Verwendung von verdrillten Leitungen (Litzen)
ist gleichfalls sehr oft die Bestimmung der Pole notwendig. Bei
der **Polbestimmung mit Wasser** werden die zu prüfenden
Drähte mit blanken Enden in ein Schälchen mit Wasser getaucht. Bei Leitungen mit *niederen* Spannungen (wenige Volt)
ist es zweckmäßig, die Leitfähigkeit des Wassers durch Zusatz
eines Elektrolyten, z. B. einiger Tropfen einer Kochsalzlösung,
zu erhöhen, ferner die Drahtenden nahe beisammen (1—2 mm
Abstand) ins Wasser zu halten; bei Spannungen von 110 oder
220 V genügt gewöhnliches, reines Leitungswasser. Der durch

das Wasser fließende Strom führt zu einer elektrolytischen
Zersetzung mit Wasserstoffabscheidung an der *Kathode*,
Sauerstoffabscheidung an der *Anode*. Da das Verhältnis der
beiden Gase 2:1 (H_2:O) ist, so tritt an der Kathode die *stärkere*
Gasentwicklung auf, die auch dadurch besonders auffällig ist,
daß der Sauerstoff infolge der Oxydation des Kupferdrahtes
sich an der Anode meist nur sehr spärlich abscheidet. Die
Probe erlaubt auch die Unterscheidung von Gleich- und
Wechselstrom: bei Gleichstrom ist die Gasentwicklung *ungleich*, bei Wechselstrom — da jeder Draht abwechselnd Anode
und Kathode ist — beidseitig *gleich stark*. Bei der **Polbestimmung mit Lackmuspapier** wird ein mit Wasser nicht
zu stark befeuchteter Streifen des Reagenspapieres auf eine
Glasplatte gelegt; die blanken Drahtenden werden für kurze
Zeit im Abstand von einigen Millimetern auf das Papier gesetzt. Auch hier tritt elektrolytische Zersetzung des Wassers
mit H_2-Entwicklung an der Kathode bzw. O-Entwicklung an
der Anode auf. Durch die H_2Abscheidung im Bereich der Kathode tritt in der Flüssigkeit eine Verminderung der H-Ionenkonzentration ein, durch die Entfernung des O im Bereich
der Anode dagegen bleibt ein H-Ionenüberschuß in der Flüssigkeit. Da Verminderung der H-Ionenkonzentration *alkalische*
Reaktion, Vermehrung der H-Ionenkonzentration dagegen
saure Reaktion bedeutet, reagiert das Lackmuspapier auf die
Pole: *blaues* Lackmuspapier wird unter der *Anode rot*, dagegen *rotes* Lackmuspapier unter der *Kathode blau*. Neutrales,
grauviolett gewordenes Lackmuspapier kann beide Reaktions-
änderungen nebeneinander zeigen. Bei der **Polbestimmung mit
Polreagenspapier** (Phenolphthaleinpapier), wie es vom Elektro-
techniker gebraucht wird, ist die gleiche Reaktionsänderung
wirksam. Phenolphthaleinpapier ist mit NaCl-Lösung und
Phenolphthaleinlösung getränkt. Das vorbereitete trockene Papier wird schwach befeuchtet und auf die Glasplatte gelegt;
beim Aufsetzen der blanken Drahtenden zeigt sich die alkalische Reaktion unter der *Kathode* durch Entstehung eines
roten Punktes an.

2. Gebrauch des Stromwenders.

Da die physiologischen Wirkungen der Anode und Kathode
verschieden sind, ist bei Versuchen mit Gleichstrom oft ein
Vertauschen der z. B. an einen Muskel oder Nerven angelegten
Pole notwendig. Die Polarität an den Klemmen der Stromquelle
kann natürlich nicht geändert werden; zur Vertauschung der

Pole am Muskel bzw. zur Umkehr der Stromrichtung dienen *Kommutatoren* oder *Stromwender*. Ein solcher ist in Abb. 92 dargestellt. Auf einem Brettchen sind die Klemmschrauben Sr_1 bis Sr_4 befestigt. Sr_1 und Sr_2 werden unter Zwischenschaltung eines Stromschlüssels S mit den Klemmen der Batterie B verbunden; unter dem Brettchen führen Drähte von Sr_1 und Sr_2 zu den beiden beweglichen Hebeln, die stets parallel zueinander entweder in die Stellung I (vollgezeichnet) oder II (gestrichelt) gebracht werden können. Die Hebel schleifen zum Teil auf den seitlichen Metallbacken MB_1 und MB_2, die mit der Klemmschraube Sr_3 in Verbindung sind, zum Teil auf dem Mittelkontakt M, der mit Sr_4 verbunden ist. Wie sich beim Verfolgen des Stromverlaufes ergibt, ist bei der Stellung I Sr_1 +, Sr_4 —; bei der Stellung II ist dies umgekehrt. Der an die Klemmen Sr_3 und Sr_4 angeschaltete Muskel Mu wird daher einmal von links nach rechts, das andere Mal von rechts nach links vom Strom durchflossen.

3. Gebrauch von Widerständen und Meßinstrumenten.

Der Arzt steht häufig vor der Aufgabe, zum Betrieb eines kleinen Endoskopielämpchens oder eines Glühdrahtes bei gegebener Spannung eine bestimmte Stromstärke durch Einschalten eines bestimmten Widerstandes herzustellen. Wenn z. B. ein Glühlämpchen von 14 Ω Widerstand und einer maximal zulässigen Stromstärke von 0,25 A an ein Netz von 10 Volt angeschlossen werden soll, so ergibt sich aus dem OHMschen Gesetz, daß dies nicht ohne weiteres durchführbar ist;

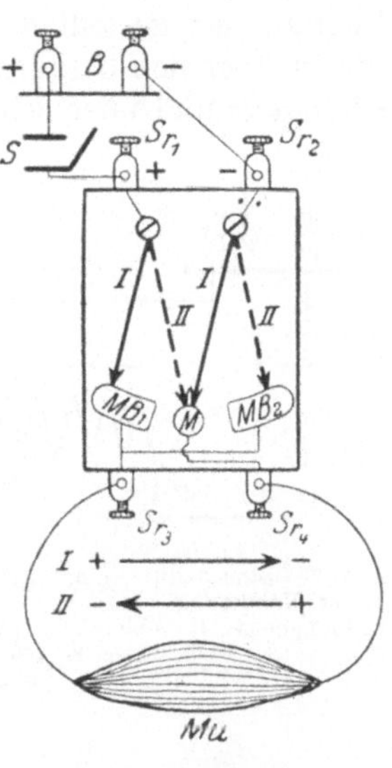

Abb. 92. Schematische Darstellung der Wirkung des Stromwenders.
B Klemmen der Stromquelle; MB_1, MB_2 seitliche Metallbacken; M Mittelkontakt; Mu Muskel; S Stromschlüssel; Sr_1, Sr_2, Sr_3, Sr_4 Klemmschrauben des Stromwenders; I und II die beiden Stellungen des Doppelhebels.

$0{,}25 = \dfrac{21}{R}$, $R = 40\,\Omega$. *Nur* bei Einschaltung von 40 Ω würde die zulässige Stromstärke nicht überschritten werden, bei z. B. bloß 14 Ω (Lampe allein im Stromkreis) würde das Lämpchen zerstört. Es ist daher zum Lämpchen noch ein *Zusatzwiderstand* (*Vorschaltwiderstand*) von $40 - 14 = 26\,\Omega$ einzuschalten. Solche Widerstände bestehen meist aus einem viele Meter langen Widerstandsdraht (meist Kupfer-Nickel), der auf einem Rohr in Form einer Wendel aufgewickelt ist. Anfang und Ende sind mit je einer Klemmschraube verbunden; über den Drahtwindungen befindet sich meist eine Stange mit einem Schleifkontakt (*Schleifer*), der mit einer dritten Klemmschraube verbunden ist. Während beim Durchleiten des Stromes durch den ganzen Widerstand (Benützung der Anfangs- und Endklemme) der Widerstandswert *unveränderlich* ist, besteht bei Benützung der Anfangsklemme und der Schleiferklemme die Möglichkeit, beliebige Stücke des Widerstandes, somit verschiedene Widerstandswerte, einzuschalten. Abb. 93 zeigt die Lösung der gestellten Aufgabe; vom positiven Pol wird der Strom über den Schlüssel S zur Anfangsklemme A des Widerstandes R und über den Schleifer Sch und Schleiferklemme SK, schließlich durch das Lämpchen L zum negativen Pol zurückgeführt. Da der ganze Strom durch den eingeschalteten Teil des Widerstandes fließt, spricht man von *Hauptschlußschaltung* im Gegensatz zu dem auf S. 246 besprochenen Nebenschluß. Der Schleifer Sch ist so einzustellen, daß der zwischen der Klemme A und dem Kontaktpunkt des Schleifers eingeschaltete Teil des Widerstandes für das angenommene Beispiel gerade 26 Ω beträgt, was leicht abgeschätzt werden kann, wenn der Gesamtwiderstand bekannt ist. Stünde der Schleifer direkt über A, so ist der eingeschaltete Widerstand Null, stünde er über E, so wäre der *ganze* Widerstand eingeschaltet. Außer der Ohmzahl ist auf jedem Widerstand noch die maximale Belastbarkeit in Ampere angegeben. Jeder Widerstand erwärmt sich beim Stromdurchgang; diese Wärme muß durch die Oberfläche der Drahtwindungen zum Teil wieder abgestrahlt werden, damit der Widerstand keine zu hohe Temperatur annimmt. Je dünner der Widerstandsdraht ist, um so mehr würde er bei gleicher Stromstärke erhitzt, und um so schwerer kühlt er sich ab. Es

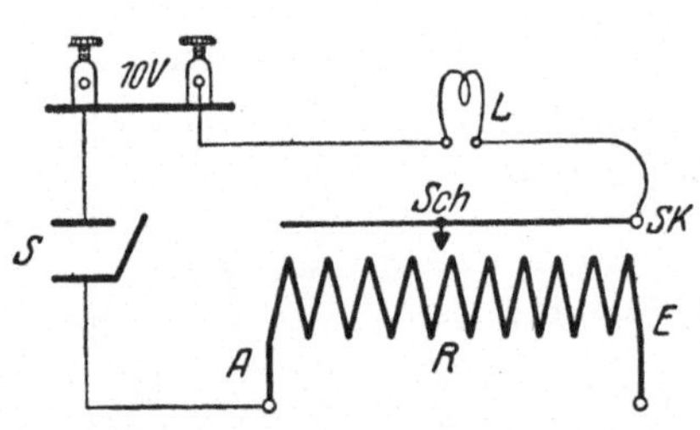

Abb. 93. Einschaltung eines Niedervoltlämpchens unter Benutzung eines Vorschaltwiderstandes. L Lämpchen; R Widerstand (mit der Anfangsklemme A, Endklemme E Schleiferklemme SK und dem Schleifer Sch).

muß daher die zulässige maximale Stromstärke, die „*Belast-barkeit*", um so geringer sein, je dünner der Widerstandsdraht ist. Überlastung eines Widerstandes kann in kurzer Zeit zum Durchbrennen führen. In unserem Beispiel dürfte daher ein Widerstand mit einer maximalen Belastbarkeit von z. B. 0,1 A nicht verwendet werden, wohl aber ein solcher mit einer Belastbarkeit von 0,25 A und darüber. Das gleiche wie für Widerstände gilt auch für alle Wicklungen von Apparaten, die für eine bestimmte Stromstärke gebaut sind. Gesamt-Ohmzahl und Belastbarkeit sind in der Regel auf jedem Widerstand angegeben.

Für die elektrische Strömung gilt ebenso wie für die Strömung von Flüssigkeiten, daß die Stromstärke in *allen Querschnitten* einer Leitung *immer gleich groß* ist; es wäre demnach gleichgültig, ob sich in der Schaltung nach Abb. 93 das Lämpchen L *nach* dem Widerstand R oder auch *vor* ihm — beispielsweise zwischen Schlüssel S und Widerstand R — befindet. Immer fließt im Stromkreis und daher durch das Lämpchen bloß die durch den gesamten Widerstand von $26 + 14 = 40 \ \Omega$ bedingte Stromstärke von 0,25 A (unter Voraussetzung einer Spannung von 10 V). Die Einschaltungsstelle für das Glühlämpchen im Stromkreis ist daher *beliebig wählbar.*

Befindet sich, wie bereits auf S. 232 erwähnt, schon in der Leitung eine Schutzlampe von z. B. 10 Ω, so muß der in R liegende Vorschaltwiderstand natürlich um 10 Ω verkleinert werden; an Stelle von 26 Ω würden in unserem Beispiel daher an R nur 16 Ω einzuschalten sein.

Um mit Sicherheit das kleine Lämpchen vor einer Überlastung zu schützen und die Stromstärke genauer, als dies durch Schätzung des eingeschalteten Widerstandes möglich ist, einzustellen, ist es auch zweckmäßig, einen Strommesser, ein *Amperemeter*, in den Stromkreis zu bringen. Abb. 94 zeigt eine solche Anordnung für den Fall, daß als Stromquelle ein Klingeltransformator mit den 8-V-Klemmen benützt wird. Die Berechnung zur Schaltung nach Abb. 94 ist folgende. Benötigt wird eine Stromstärke von 0,25 A bei einer Spannung von 8 V. Nach dem Oʜᴍschen Gesetz ist daher $0{,}25 = \dfrac{8}{R}$ und

$R = \dfrac{8}{0{,}25} = 32 \ \Omega$. Da das Lämpchen selbst 14 Ω Eigenwiderstand besitzt, werden nur $32 - 14 = 18 \ \Omega$ im Widerstand R vorzuschalten sein. Zur Strommessung wird in den Stromkreis noch das Amperemeter A geschaltet, wobei es wieder gleich-

gültig ist, wo die Einschaltung erfolgt, da die Stromstärke in
allen beliebigen Querschnitten der Leitung immer wieder gleich
groß ist. Bevor der Schlüssel S in der Schaltung nach Abb. 94
geschlossen wird, stellt man den in R eingeschalteten Wider-
standsabschnitt zweckmäßig auf etwas *mehr* als 18 Ω ein;
dann wird S geschlossen und der Schleifer an R solange gegen
die Anfangsklemme verschoben, bis das Amperemeter die verlangte Stromstärke von 0,25 A anzeigt. In der gleichen Art
wird auch die Berechnung und Schaltung für den Fall durchgeführt, daß bloß 5 V vom Klingeltransformator abgenommen

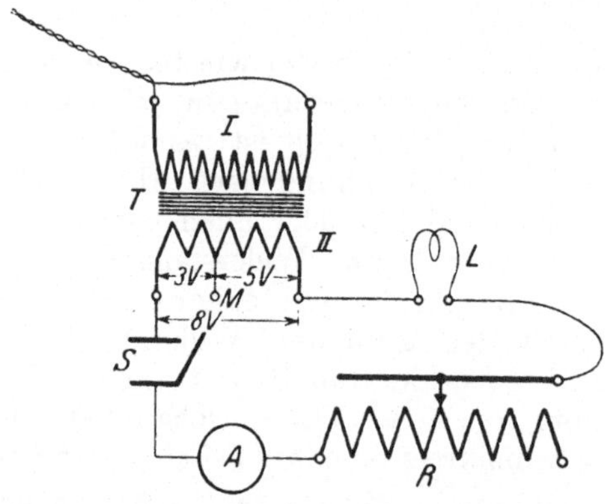

Abb. 94. Betrieb eines kleinen Niedervoltlämpchens
L mit einem Klingeltransformator und Regelung der
Stromstärke mit einem Widerstand *R*. Messung der
Stromstärke durch das Amperemeter *A*.
I am Netz liegende Primärwicklung des Transfor-
mators; *II* Sekundärwicklung des Transformators für
Abnahme von 3 V, 5 V und 8 V.

werden. Vor der
Stromentnahme muß
der Klingeltransfor-
mator natürlich mit
seiner *Primär*wick-
lung schon an die
Wechselstromlei-
tung angeschlossen
sein.

Je nach der Art
der **Meßinstrumente**
sind diese Hilfsge-
räte nur für die
Verwendung in
Schaltungen mit
Gleichstrom oder
nur mit Wechsel-
strom geeignet oder
können auch bei

beiden Stromarten gebraucht werden. Bei für Gleichstrom geeigneten Instrumenten ist auch die Polung, d. h. der Anschluß
der Instrumentklemmen, nicht immer gleichgültig. Schließlich
ist zu beachten, daß die Einschaltungsart des Instrumentes in
den Stromkreis davon abhängt, ob es sich um einen Stromstär-
kemesser (*Amperemeter*) oder um einen Spannungsmesser
(*Voltmeter*) handelt.

Am gebräuchlichsten sind **Drehspulen- und Weicheisen-
instrumente.** Bei den ersten ist in einem kräftigen Feld eines
Dauermagneten eine leichte, drehbare Spule möglichst reibungs-
los befestigt, durch die der zu messende Strom geleitet wird;
die Spule wird im Sinn der Ampereschen Regel abgelenkt, wobei die Bewegung auf einen Zeiger übertragen wird. Nach
Unterbrechen des Stromes kehrt der Zeiger wieder in die Ruhe-

lage zurück, weil beim Ausschlagen eine Spiralfeder gespannt
oder bei hochempfindlichen Instrumenten ein feiner Aufhänge-
faden torquiert wurde. Bei den Weicheiseninstrumenten fließt
der Strom durch eine Spule und zieht durch das dort entstehende Magnetfeld ein Stück weiches Eisen in das Spulen-
innere hinein oder dreht ein Weicheisenplättchen in die Richtung der Kraftlinien. Auch diese Bewegung wird auf einen
Zeiger übertragen und dabei eine Spiralfeder gespannt, welche
nach Aufhören des Stromes den Zeiger bzw. das Eisenstück
wieder in die Ruhelage zurückführt. Infolge der Verwendung
eines Magneten können mit den Drehspuleninstrumenten nur
Gleichströme gemessen werden, mit den Weicheiseninstrumenten auch *Wechselströme*, weil das Weicheisenstück von beiden
magnetischen Polen angezogen wird. Sog. *Wechselstrom-Dreh-
spuleninstrumente* haben einen Gleichrichter eingebaut.

Man unterscheidet **Strom- und Spannungsmesser** bzw.
Amperemeter und Voltmeter; da für physiologische Zwecke
vielfach nur ganz schwache Ströme benützt werden, kommen
auch Milliamperemeter in Verwendung. **Amperemeter** bzw.
Milliamperemeter haben einen sehr *kleinen* Eigenwiderstand;
sie werden wie dies auch Abb. 94 oder Abb. 95 zeigt, immer
unmittelbar in die Leitung eingeschaltet. Bei den Drehspuleninstrumenten darf der Strom allerdings nur in *einer* Richtung
durchfließen, weshalb die Klemmen mit + und —, oder durch
Farben (rot = +, schwarz = —) gekennzeichnet sind. Nur
wenn ein Drehspuleninstrument nach *beiden* Seiten ausschlagen
kann (Nullpunkt in der *Mitte* der Skala), braucht auf die
Polung beim Anschluß nicht geachtet zu werden. **Voltmeter**
haben stets einen *hohen* Eigenwiderstand; ihre Klemmen werden mit denjenigen Punkten der Schaltung verbunden, deren
Spannungsdifferenz gemessen werden soll. Auch bei Volt-
metern ist zunächst darauf zu achten, ob die Anschlußklemmen Polbezeichnungen tragen oder durch verschiedene Farben
kenntlich gemacht sind; denn auch bei einem Voltmeter nach
dem Drehspulenprinzip würde verkehrter Anschluß das Instrument zerstören. Bei Weicheiseninstrumenten (sowohl Ampere-
als auch Voltmeter) ist im allgemeinen die Polung gleichgültig;
sie tragen daher unbezeichnete (meist schwarze) Klemmen,
ebenso wie die mit einem Gleichrichter versehenen Wechsel-
strom-Drehspuleninstrumente.

Bei jedem Meßinstrument hat man **Empfindlichkeit** und
Meßbereich zu unterscheiden. Die Empfindlichkeit wird durch
den *Wert des einzelnen Skalenteiles* angegeben, das Meßbereich

durch den *größten Ausschlag* bis zum Endwert der Skala. Vor
Einschaltung jedes Meßinstruments ist daher einerseits zu
überlegen, ob seine Empfindlichkeit groß genug ist, um den
zu messenden Strom bzw. die zu messende Spannung auch
deutlich anzuzeigen, und anderseits, ob nicht vielleicht das
Meßbereich zu klein ist, so daß der Ausschlag über das Skalen-
ende hinaus gehen und das Instrument durch Überlastung zerstört würde.

4. Messung eines Widerstandes.

Die Messung beruht auf dem OHMschen Gesetz und ist nach
Abb. 96 vorzunehmen. Der Widerstand R wird unter Zwischenschaltung eines Stromschlüssels S und eines Amperemeters A
mit den Klemmen einer Batterie verbunden, wobei diesmal Anfangsklemme A und Endklemme E des Widerstandes in den
Stromkreis geschaltet werden.
Parallel zu Widerstand und
Amperemeter liegt das Voltmeter V. Die Berechnung
erfolgt auf Grund der
Stromstärke- und Spannungs-
messung. Das Amperemeter
A mißt die durch den Widerstand R fließende Stromstärke, das Voltmeter V die
am Widerstand — richtiger

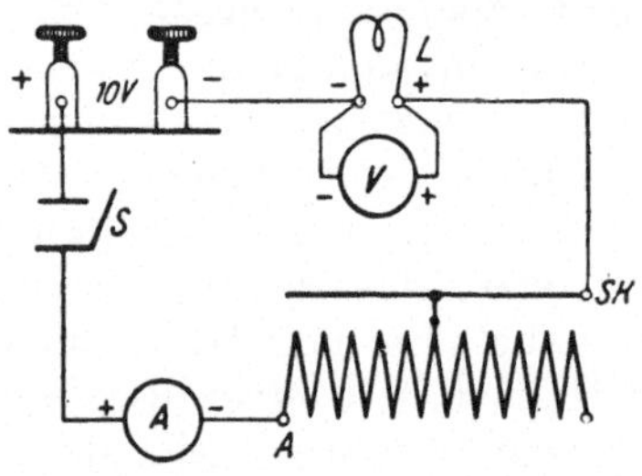

Abb. 95. Einschaltung eines Niedervoltlämpchens mit Strom- und Spannungs-
messung.

die an Widerstand R + Amperemeter A — liegende Spannung.
Nach dem OHMschen Gesetz muß $A = \dfrac{V}{R}$ sein; wurde A und V
gemessen, so ist R aus der Formel zu berechnen. Wurden
z. B. 0,17 A und 7,6 V abgelesen, so wäre R nach der Formel:
$0,17 = \dfrac{7,6}{R}$ gleich $7,6 : 0,17 = 44,7\ \Omega$. Allerdings hat diese Messung einen Fehler: in diesem Wert von R ist auch der Eigenwiderstand des Amperemeters mit enthalten. Ist dieser aber wie
gewöhnlich klein gegen R, so kann er außer Betracht bleiben
und der tatsächliche Wert des Widerstandes R in der Messung
nach Abb. 96 ist von 44,7 Ω nicht wesentlich verschieden. Man
könnte, um diesen Fehler zu vermeiden, die eine Klemme des
Voltmeters V in der in Abb. 96 strichliert gezeichneten Art
auch unmittelbar an den Widerstand R bei der Anfangsklemme A anschalten; dann aber würde das Amperemeter nicht

bloß den Strom durch den Widerstand R messen, sondern auch den Nebenstrom durch das Voltmeter V und es würde damit in die Rechnung ein anderer Fehler treten. Im allgemeinen ist die erstbeschriebene Art der Messung die genauere.

5. Schaltungen mit der Wippe (Doppelschlüssel).

Wie Abb. 97 *rechts* zeigt, besteht die Wippe aus einer runden Holz- oder Hartgummischeibe mit kreisförmig angeordneten, lochartigen Vertiefungen (Näpfe), die mit *1—6* bezeichnet sind. An der Seite sind sechs Klemmschrauben so befestigt, daß ihre Stifte in das Innere der Näpfe führen. In den Löchern *1* und *2* liegen die Gelenke eines Doppelhebels, der jedoch in der Richtung *1—2* durch Einschaltung eines Isolierstückes, das auch den Handgriff trägt, keinen Strom durchläßt. Die halbrunden Bügel des Doppelhebels tauchen nun je nach seiner Lage in die Näpfe *3* und *4* oder *5* und *6*. Der Kontakt mit den Klemmschrauben wird durch in die Näpfe gefülltes Quecksilber hergestellt. Wegen des Isolierstückes kann daher bei der in Abb. 97 rechts gezeichneten Stellung der Strom nur von der zum Napf *1* gehörenden Klemme nach *3*, von der zum Napf *2* gehörenden Klemme

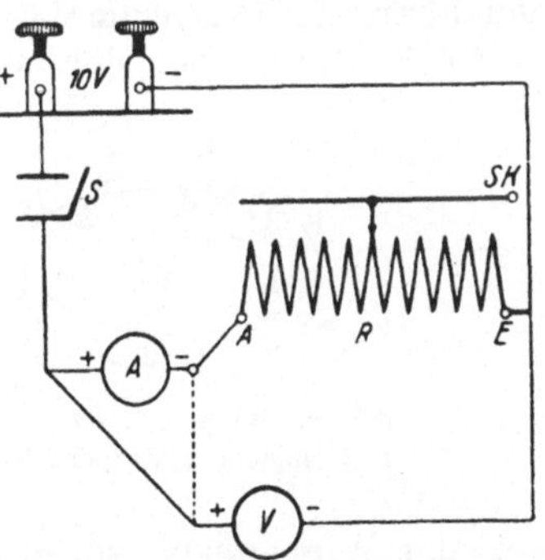

Abb. 96. Messung eines Widerstandes. *A* Amperemeter; *R* Widerstand (mit Anfangsklemme *A*, Endklemme *E* und Schleifkontakt *SK*); *S* Stromschlüssel; *V* Voltmeter.

nur nach *4* fließen; beim Umlegen des Hebels könnte er nur von 1 nach 5 oder von 2 nach 6 gehen. Die Klemmen 1 und 2 heißen auch *Achsenklemmen* der Wippe, die anderen *Seitenklemmen; der Strom kann demnach nur von der Achsenklemme zu einer benachbarten Seitenklemme fließen.* In einer besonderen Schaltung als Stromwender (S. 246) werden die Näpfe *3* und *6* bzw. *4* und *5* — so wie Abb. 97 *links* zeigt — durch zwei Drahtbügel verbunden, von denen der eine zur Vermeidung einer Berührung den anderen mit einem Bogen überbrückt (*Wippenkreuz*).

Da die Handhabung der mit Quecksilber gefüllten Wippen große Vorsicht verlangt, um nicht Quecksilber zu verschütten, so werden an Stelle einer Wippe mitunter auch *Doppel*schlüssel verwendet, welche im wesentlichen den gleichen Bau wie die Wippe zeigen, aber nicht Quecksilberkontakte, sondern metallische Feder- bzw. Klemmkontakte ähnlich wie beim einfachen Stromschlüssel (Abb. 90) besitzen. Die Schaltung des Doppelschlüssels ist grundsätzlich gleich wie bei der Wippe; auch beim Doppelschlüssel kann zum Zweck einer Benützung als Stromwender ein Kreuz eingelegt werden. In Schaltplänen wird auch für den Doppelschlüssel das gleiche Zeichen wie für die Wippe benützt.

Die Wippe ermöglicht eine Reihe von Schaltungen, die übersichtlich in Abb. 98 zusammengestellt sind. I. **Wippe als Stromschlüssel** (einpoliger Unterbrecher). Der positive Pol der Batterie B wird mit einer Achsenklemme (*1*) verbunden, eine benachbarte Seitenklemme (*3*) führt zum Muskel, von diesem die Rückleitung über den Widerstand R zum negativen Pol.

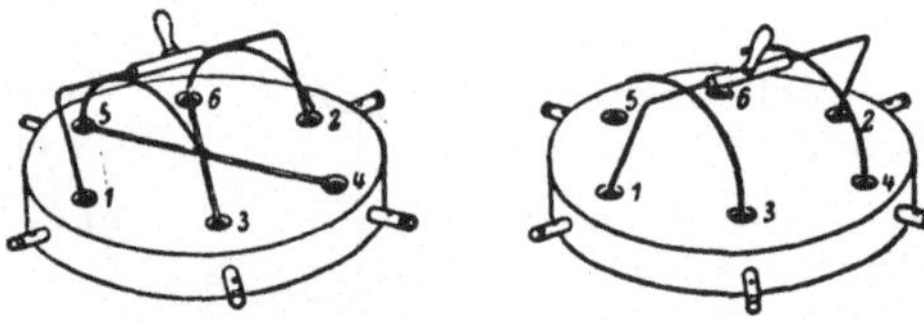

Abb. 97. Wippe mit Kreuz (links) und ohne Kreuz (rechts).
1, 2 Näpfe der Wippenachse; *3—6* Näpfe der beiden Seiten.

Liegt der Wippenhebel so, daß die angeschaltete Achsenklemme und die an den Muskel geschaltete Seitenklemme miteinander verbunden werden, so kann der Strom fließen, beim Umlegen des Hebels wird er unterbrochen. Da in letzterem Falle aber die Leitung vom Muskel zum negativen Pol *nicht* unterbrochen ist, nennt man diese Schaltung — ebenso die gleichartige Verwendung eines Stromschlüssels — *einpolige* Unterbrechung. II. **Wippe als zweipoliger Unterbrecher.** Die Batterie wird mit beiden Achsenklemmen, der Muskel mit den beiden Klemmen einer Seite verbunden. Liegt der Wippenhebel auf dieser Seite, so geht der Strom vom positiven Pol über *1* und *3* zum Muskel, von diesem nach Durchlaufen des Widerstandes R über *4* und *2* zurück; nach Umlegen ist der Muskel von *beiden* Batteriepolen abgeschaltet, da weder Napf *3* noch Napf *4* mit der Stromquelle in Verbindung stehen. III. **Wippe als Stromwähler.** Mit jeder Seite der Wippe wird eine Stromquelle verbunden, z. B. ein Transformator T und eine beliebige Batterie B; jeder Stromkreis ist durch einen Schlüssel (S_1 und S_2)

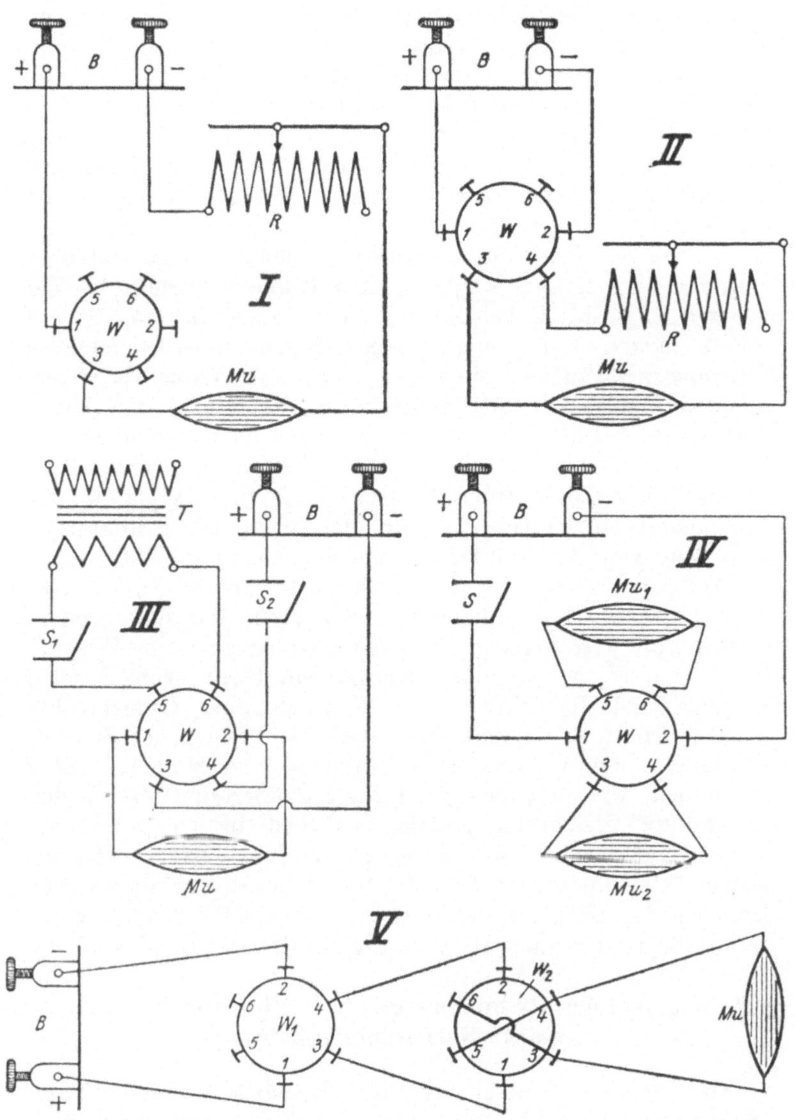

Abb. 98. Schaltungen mit der Wippe (Doppelschlüssel).

I Wippe als einpoliger Unterbrecher; *II* Wippe als zweipoliger Unterbrecher; *III* Wippe als Stromwähler; *IV* Wippe als Umschalter; *V* Wippe als zweipoliger Unterbrecher sowie Wippe als Stromwender. — *B* Batterieanschluß; *Mu* Muskel; *R* Widerstand; *S* Stromschlüssel; *T* Transformator; *W* Wippe (Doppelschlüssel).

zu unterbrechen. An die Achsenklemmen wird der Muskel geschaltet. Liegt der Hebel nach *5* und *6*, so geht der Wechselstrom des Transformators zum Muskel, liegt er nach *3* und *4*, der Strom der Batterie. Diese Schaltung erlaubt also, den gleichen Muskel mit verschiedenartigen Strömen abwechselnd zu reizen. IV. **Wippe als Umschalter,** eine gegen III gerade verkehrte Schaltung. Die Stromquelle wird mit den Achsenklemmen verbunden, während an jede Seite je ein Muskel geschaltet wird. Ist der Wippenhebel bei der Anordnung nach Abb. 98 IV nach oben gelegt, so fließt der Strom vom positiven Pol über *1* und *5* zum Muskel Mu_1 und über *6* und *2* zurück, bei der zweiten Lage des Hebels über *1* und *3* zum Mu_2 und über *4* und *2* zurück. Der gleiche Strom kann so abwechselnd zwei *verschiedenen* Muskeln zugeleitet werden. V. **Wippe als Stromwender.** Bei dieser Schaltung ist in die Wippe das *Kreuz einzulegen;* bei allen anderen Schaltungen darf man nicht vergessen, es *herauszunehmen.* Die Batterie kommt — unter Zwischenschaltung des Stromschlüssels, hier einer Wippe W_1 als zweipoliger Unterbrecher —, an die Achse, das Präparat an eine Seite von W_2. Wird im Sinne der Zeichnung Abb. 98 V der Wippenhebel von W_2 nach rechts gelegt, so ist Napf *3* über Napf *1* positiv, Napf *4* über Napf *2* *negativ;* das Kreuz ist in diesem Fall wirkungslos. Bei nach links umgelegtem Wippenhebel von W_2 würde *ohne* Kreuz kein Strom zum Muskel kommen und die Wippe nur als zweipoliger Unterbrecher wirken. Durch das Kreuz wird aber das Fließen des Stromes ermöglicht: die Achsenklemme *1* (positiv) ist zunächst mit *5* verbunden, von dort aus wird Napf *4* über die eine·Kreuzverbindung gleichfalls *positiv*, während in entsprechender Weise Napf *3* von *2* über *6* negativ wird. Bei nach *rechts* gelegtem Wippenhebel ist *3* positiv und *4* negativ, während beim Umlegen des Hebels nach *links* *4* positiv und *3* negativ wird; damit ändert sich auch die Richtung des Stromes im Muskel Mu.

6. Widerstände als Spannungsteiler; Einschleichen eines Stromes (Nebenschlußschaltung).

Zur genauen Einstellung einer beliebigen Teilspannung **(Spannungsteilerschaltung)** wird ein der Länge nach über eine Millimeterskala ausgespannter Widerstandsdraht (*„Meßdraht“*) benützt, dessen Grundform Abb. 99 wiedergibt; er ist zwischen der Anfangsklemme *A* und Endklemme *E* ausgespannt und besitzt wie der Schiebewiderstand einen Schleifkontakt *SK*. Die gesamte Schaltung unter Verwendung einer Akkumulatorenzelle als Stromquelle zeigt Abb. 100. Die Stromquelle wird unter Zwischenschaltung eines Stromschlüssels *S* mit *Anfang* und *Ende* des Meßdrahtes (*A* und *E*) verbunden; im Nebenschluß zum Meßdraht liegt hier zwischen den Klemmen *A* und *SK* ein Voltmeter *V* oder beim Reizversuch das physiologische Präparat. Da der Stromschlüssel und die Schaltdrähte praktisch widerstandslos sind, stellt der Meßdraht den gesamten Widerstand des Stromkreises dar und in ihm muß daher zur Gänze die Batteriespannung von 2 V liegen. Von dieser Gesamtspannung kann nun durch entsprechende Stellung des Schleifkontaktes *SK* ein beliebiger Spannungsbruchteil zum Voltmeter *V* abgegriffen werden. Wie groß dieser Bruchteil ist, ergibt sich aus der folgenden Überlegung.

Die Spannung einer Stromquelle ist stets gleich der *Differenz* der Potentiale an den beiden Polen. Die Spannung des Akkumulators mit 2 V kann daher als Differenz der Potentiale an der Plus- und Minusklemme, somit als Differenz von

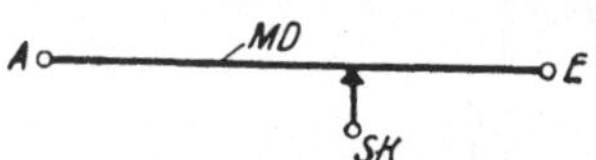

Abb. 99. Grundform des Meßdrahtes *MD* mit Anfangsklemme *A*, Endklemme *E* sowie der Klemme *SK* für den Schleifkontakt.

+ 1,0 und — 1,0 aufgefaßt werden. Diese beiden Potentiale von + 1,0 und — 1,0 müssen auch an den Enden des Meßdrahtes, also an *A* und *E* liegen; innerhalb des Meßdrahtes muß das Potential allmählich von + 1,0 auf — 1,0 absinken und es werden in gleichen Abständen auf dem Draht *MD* — gleichmäßige Beschaffenheit über seine ganze Länge vorausgesetzt —, die entsprechenden Potentialzwischenstufen liegen müssen. Genau in der Mitte befindet sich daher das Potential 0, zwischen erstem und zweitem Viertel beispielsweise das Potential + 0,5, zwischen drittem und viertem Viertel das Potential — 0,5 usw. Das im Nebenschluß befindliche Voltmeter wird stets jene Spannung anzeigen, die zwischen seinen Klemmen liegt; von diesen Voltmeterklemmen ist die linke dauernd auf dem Potential + 1,0, da sie mit der Anfangsklemme *A* des Meßdrahtes *MD* in fester Verbindung steht, während die rechte Voltmeterklemme je nach der Stellung des Schleifkontaktes *SK* ein ganz verschiedenes Potential haben kann. Befindet sich der Schleifer ganz links am Anschlag in der Stellung *I*, so hat er dasselbe Potential wie die Klemme *A*, nämlich + 1,0, die Differenz ist demnach gleich Null und das Voltmeter zeigt *keine* Spannung an. Wird aber der Schleifer allmählich *nach rechts* verschoben, so beginnt das Voltmeter auszuschlagen; bei der Stellung *II* des Schleifers muß das Instrument gerade 0,5 V anzeigen, da die linke Klemme das Potential + 1,0, die rechte + 0,5 besitzt und die Differenz zwischen beiden 0,5 V ist. Bei der Stellung *III* hat der Schleifkontakt *SK* und daher die rechte Voltmeterklemme das Potential 0, die Differenz gegen die linke mit dem Potential + 1,0 beträgt daher 1 V. Bei der Stellung *IV* des Schleifkontaktes *SK* muß das Voltmeter 1,5 V zeigen, bei der Stellung *V* dagegen 2,0 V, da jetzt der Schleifer am Ende des Meßdrahtes bei *E* mit dem Potential — 1,0 liegt. Wird am Meßdraht daher zwischen der Anfangsklemme *A* und dem Schleifer *SK* eine Teilspannung abgegriffen, so stellt *A* den Bezugspunkt dar und man kann den Meßdraht, wie in Abb. 101, unmittelbar für verschiedene Schleiferstellungen eichen; selbstverständlich lassen sich auch alle in der Abb. 101 nicht angeführten beliebigen Zwischenspannungen einstellen. Aus dieser Darstellung und Abb. 101 erhellt, daß zwischen *A* und der Widerstands*mitte* bei *III* gerade die *halbe* Batteriespannung liegen muß, zwischen *A* und *Dreiviertel* des Widerstandes bei *IV* auch *Dreiviertel* der Batteriespannung usw. Da nun der Meßdraht über eine Millimeterskala von gerade 1 m Länge ausgespannt ist, läßt sich an dieser — ohne jede

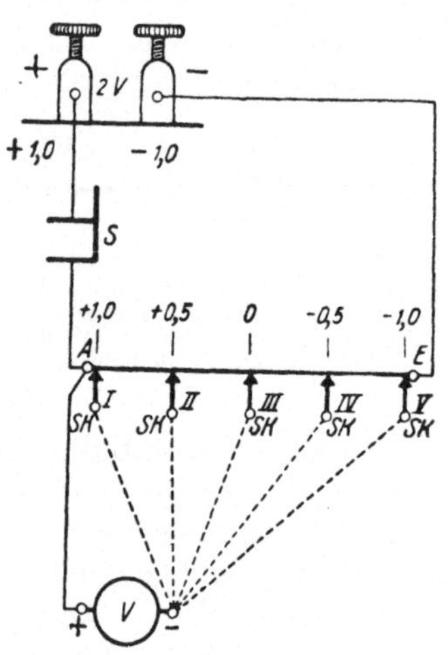

Abb. 100. Spannungsteilerschaltung mit einem Meßdraht.
A und *E* Anfangs- und Endklemme des Meßdrahtes; *S* Stromschlüssel; *V* Voltmeter; *I—V* verschiedene Stellungen des Schleifkontaktes *SK*.

weitere Überlegung über die Potentialverteilung, die nur für das Verständnis der Spannungsteilerschaltung notwendig war —, jede beliebige Teilspannung aus jeder beliebigen Batteriespannung einstellen. Auf jeden Millimeter der 1000 mm langen Skala entfällt $^1/_{1000}$ der Batteriespannung; wird der Schleifkontakt mit seiner Kontaktschneide z. B. gerade auf 100 mm eingestellt, so liegen zwischen *A* und *SK* 100 $\cdot ^1/_{1000}$ der Batteriespannung. Beträgt die letztere 2 V, so ist $^1/_{1000}$ davon gleich 0,002 V und zwischen *A* und *SK* liegen daher 100 . 0,002 = 0,2 V; beträgt die Batteriespannung z. B. 10 V,

so entspricht jedem Millimeter der Skala $^1/_{1000}$ von 10 V = 0,01 V
und bei der Stellung 100 mm des Schleifers würden zwischen
A und SK daher 100 . 0,01 = 1 V liegen.

Die Spannungsteilung kann grundsätzlich von links nach
rechts, also unter Benützung der Klemmen A und SK, als auch
von rechts nach links unter Benützung der Klemmen SK und
E erfolgen. Nur ist im ersteren Fall A der Bezugspunkt, im
zweiten E. Steht daher der Schleifer, wenn SK und E als Abnahmeklemmen für den Nebenkreis benützt werden, auf 100 mm
der von links nach rechts bezifferten Skala, so würden für den
Nebenkreis tatsächlich $^{900}/_{1000}$ der Batteriespannung abgegriffen;
wären nur $^{100}/_{1000}$ der Batteriespannung verlangt, so müßte bei
Abnahme zwischen SK und E der Schleifer SK auf die Stellung
900 mm der Skala gebracht werden, damit eben zwischen SK
und E tatsächlich nur $^{100}/_{1000}$ des Widerstandes eingeschaltet
sind.

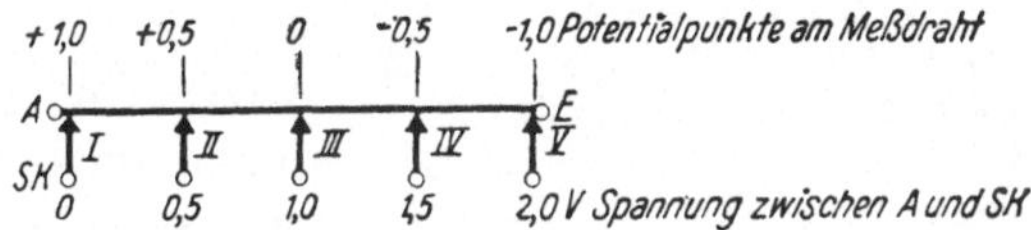

Abb. 101. Eichung des Meßdrahtes zur Spannungsteilung.

Diese Spannungsteilerschaltung **(Nebenschlußschaltung)**
findet Verwendung: 1. zur Reizung mit kleineren Spannungen
als die Batteriespannung; 2. zum allmählichen Verstärken des
Reizstromes von Null aus oder zu dessen allmählicher Schwächung. Im *ersten* Fall (*Reizung mit einer Teilspannung*) wird
der Schleifer bei zunächst offenem Stromschlüssel auf die verlangte Teilspannung eingestellt und dann der Stromschlüssel
geschlossen bzw. wieder geöffnet; es wirkt dann auf das Präparat im Nebenkreis nur die eingestellte Teilspannung ein. Im
zweiten Fall („*Ein-*" und „*Ausschleichen*" bzw. *Dosieren des
Stromes*) wird der Schleifer ganz nach links bis zum Anschlag geschoben, so daß zwischen A und SK zunächst noch
keine Teilspannung liegt, auch wenn jetzt der Stromschlüssel
geschlossen wird und durch den Meßdraht selbst schon Strom
fließt. Verschiebt man nun allmählich den Schleifer von A weg
nach rechts, so steigt die Spannung im Nebenkreis an und mit
der Spannungszunahme muß auch die Stromstärke im Nebenkreis größer werden, da auch dort das OHMsche Gesetz gilt:

$$I = \frac{E}{R},$$ wobei E die abgegriffene Teilspannung, I den Strom im

Nebenkreis und *R* den Widerstand im Nebenkreis bedeuten. Wird ein konstanter Gleichstrom (*galvanischer Strom*) in der besprochenen Art von Null aus ganz allmählich verstärkt, so bleibt jede Erregungswirkung in einem im Nebenkreis befindlichen Präparat aus, die sonst beim *plötzlichen* Einschalten der gleichen Teilspannung auftreten würde („*Einschleichen*" des Stromes); ebenso kann jede Öffnungsreizung unterdrückt werden, wenn der Strom von einer gegebenen Stärke durch Verschieben des Schleifers gegen *A* wieder allmählich verringert wird („*Ausschleichen*" des Stromes). Ein- und Ausschleichen sind von Bedeutung, wenn bloß *Dauer*wirkungen eines galvanischen Stromes unter Ausschluß seiner Reizwirkung ausgeübt werden sollen, so z. B. für die elektrotonischen Erscheinungen, elektrolytische Entfernung von Haaren, Warzen u. dgl., Galvanisation bei Muskel- und Nervenerkrankungen usw.

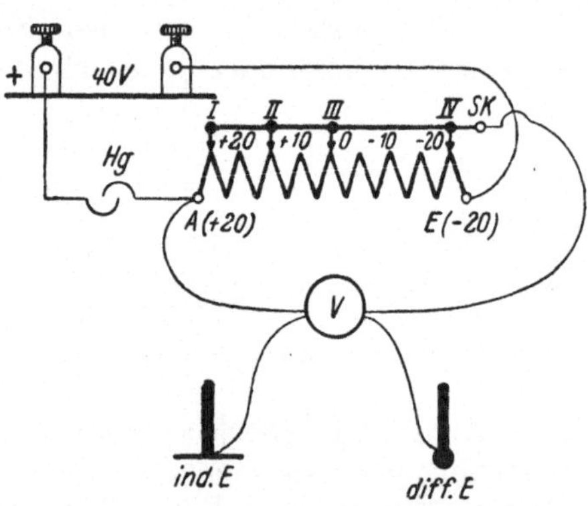

Abb. 102. Spannungsteilerschaltung mit einem Schiebewiderstand.
A, E, SK Anfangs-, End- und Schleiferklemme des Widerstandes; *V* Voltmeter; *I—IV* verschiedene Stellungen des Schleifkontaktes *SK*. Dem Voltmeter sind eine differente und eine indifferente Elektrode, etwa zur Untersuchung des Pflügerschen Zukkungsgesetzes am Menschen, parallel geschaltet.

Zur Spannungsteilung kann an Stelle des Meßdrahtes auch ein gewöhnlicher Schiebewiderstand verwendet werden; an diesem läßt sich die verlangte Teilspannung allerdings nicht genau einstellen, da keine Millimeterteilung vorhanden ist und die Stellung des Schleifers nur geschätzt werden kann; außerdem gleitet der Kontakt des Schleifers nicht auf der ganzen Länge des Widerstandsdrahtes, da er immer nur den obersten Punkt jeder Windung berühren kann. Während daher am Meßdraht jede beliebige Teilspannung *stufenlos* eingestellt werden kann, ist am Schiebewiderstand nur eine Regelung in Stufen möglich, da immer eine volle Windung übersprungen wird. Abb. 102 zeigt als Beispiel die Spannungsteilerschaltung mit einem Schiebewiderstand, wobei hier eine Batteriespannung von 40 V angenommen ist.

7. Verwendung des Stromschlüssels als Kurzschluß.

Teilt sich an einer Stelle, wie in Abb. 103, die Leitung, so kommt es zu einer Stromverzweigung. Die Summe der beiden Zweigströme i_1 und i_2 ist gleich J; nach dem KIRCHHOFFschen **Verzweigungsgesetz** verhalten sich $i_1 : i_2$ so wie $w_2 : w_1$, also *umgekehrt* wie die Widerstände in den beiden Zweigleitungen. Ist z. B. w_1 gleich w_2, so ist i_1 ebenso wie i_2 gleich $J/2$.

Ist jedoch der Widerstand in einer der beiden Zweigleitungen *null*, dann geht der ganze Strom J durch diesen Zweig und der andere bleibt *stromlos*. Dies wird bei der **Kurzschlußschaltung** eines Stromschlüssels (*Shunt*) ausgenützt, so vor allem im Sekundärkreis eines Induktoriums (S. 252) zum Schutz des Präparates bzw. zur Reizgebung.

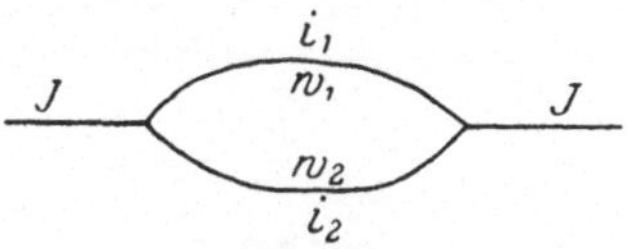

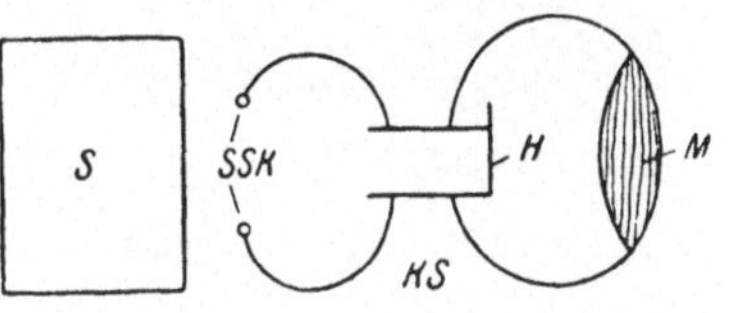

Abb. 103.
Schema einer Stromverzweigung.
i_1 und i_2 Teilströme; J unverzweigter Strom; w_1 und w_2 Widerstände in den Zweigleitungen.

Zur Verwendung kommt gewöhnlich ein Schlüssel mit Federkontakt nach Abb. 90. der schon durch den Besitz von *zwei* Klemmschrauben auf jeder Seite für diese Schaltung eingerichtet ist. Wie Abb. 104 zeigt, schaltet man den Schlüssel KS zunächst an die Klemmen SSK der Sekundärspule S an, gleichzeitig an den Schlüssel KS aber auch das Präparat M. Ist der Schlüssel wie in Abb. 104 geschlossen, so hat der von der Sekundärspule S kommende Strom

Abb. 104. Verwendung des Stromschlüssels in Kurzschlußschaltung im Sekundärkreis eines Induktoriums. H Hebel des Kurzschlußschlüssel; KS Kurzschlußschlüssel; M Präparat; S Sekundärspule; SSK Klemmen der Sekundärspule.

zwei Wege, den durch den Hebel H des Schlüssels und den durch den Muskel M; da aber der Widerstand im Hebel H praktisch null ist, geht der *ganze* Strom durch diesen Leitungszweig, während der Muskel *stromlos* bleibt. Wird der Kurzschlußschlüssel aber geöffnet, so hat der Sekundärstrom nur mehr den *einzigen* Weg durch den Muskel und kann diesen erregen. Man wendet diese Schaltung an, um bei frequenter Reizung den WAGNERschen Hammer des Induktoriums dauernd laufen zu lassen, trotzdem aber die Reizung — durch Öffnen von KS —, erst im erforderlichen Augenblick durchzuführen.

8. Der Schlittenapparat (Induktorium).

Der **Schlittenapparat (medizinisches Induktorium)** ist einerseits ein *Transformator*, weil der verhältnismäßig starke Strom der *Primärspule* (mit *wenigen* Windungen eines dicken Drahtes) eine *niedrige* Spannung besitzt, in der *Sekundärspule* (*viele* Windungen eines dünnen Drahtes) aber zu einem schwachen Strom mit *hoher* Spannung wird; es ist anderseits aber auch ein *Umformer* bzw. *Wechselrichter*, weil der zum Betrieb der Primärspule gewöhnlich benützte *Gleich*strom sekundär zu einem *Wechselstrom* wird. Abb. 105 zeigt die ge-

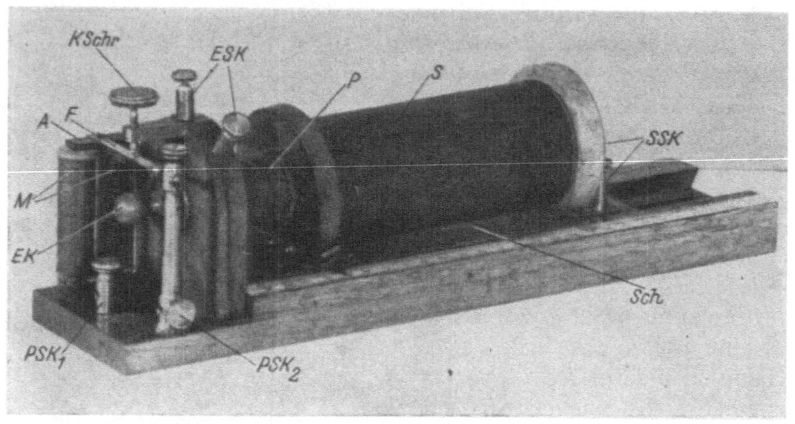

Abb. 105. Medizinisches Induktorium.

A Anker des **Wagner**schen Hammers; *EK* Eisenkern; *ESK* Klemmen für den Extrastrom bzw. zur Stromspeisung der Primärspule unter Umgehung des **Wagner**schen Hammers; *F* Feder des **Wagner**schen Hammers; *KSchr* Kontaktschraube des **Wagner**schen Hammers; *M* Magnetspulen für den **Wagner**schen Hammer; *P* Primärspule; PSK_1 und PSK_2 Klemmen für den **Primärkreis** unter Benutzung des **Wagner**schen Hammers; *S* Sekundärspule; *Sch* Schlitten; *SSK* Klemmen für den faradischen Strom bzw. für einzelne Induktionsschläge.

bräuchliche Ausführung des Induktoriums. *P* ist die Primärspule, *S* die in einem Schlitten *Sch* verschiebliche Sekundärspule („Schlittenapparat"). Da das ruhende Magnetfeld der Primärspule *keine* Induktionswirkung ausübt, so muß der Primärstrom mit einem WAGNERschen Hammer *unterbrochen* werden. Der der Klemme PSK_1 zugeführte Primärstrom fließt zunächst durch die beiden Spulen des Magneten *M*, sodann durch die Primärspule *P*, durch die Kontaktschraube *KSchr* in die Feder *F* und durch die Säule mit Klemme PSK_2 zur Batterie zurück. Der Strom erzeugt nach dem Einschalten in den

Spulen *M* ebenso wie in der Primärspule *P* ein Magnetfeld. Das Feld in *M* zieht den mit der Feder *F* verbundenen Anker *A* an, hebt die Feder *F* von der Kontaktschraube *KSchr* ab und unterbricht dadurch den Strom; die Feder schnellt wieder nach oben, berührt die Schraube *KSchr*, schließt dadurch wieder den Strom, der sich neuerlich selbst unterbricht usw. Die Unterbrechungszahl — kenntlich am Höherwerden des Brummtones — steigt, wenn die Schraube *KSchr* etwas tiefer geschraubt wird, weil dann der Weg für die Feder kürzer ist. Das bei jeder Schließung gleichzeitig in *P* entstehende Feld dient zur Induktion auf die Sekundärspule.

Der Strom der Primärspule ist somit ein *zerhackter Gleichstrom.* Da das Feld nur im Augenblick seiner Schwankung induziert, entstehen in der Sekundärspule *nur im Augenblick* des Stromschlusses und im *Augenblick* der Stromunterbrechung je ein — bloß einige tausendstel Sekunden dauernder — Stromstoß. Diese Induktionsströme werden als Schließungsinduktionsstrom und Öffnungsinduktionsstrom (auch als *Schließungs*- und als *Öffnungsschlag*) bezeichnet. Die rhythmische Aufeinanderfolge der *beiden* Arten von Stromstößen heißt **faradischer Strom** oder Induktionsstrom. Da beim Stromschluß die magnetischen Kraftlinien aus der Primärspule herauswachsen, bei Unterbrechung zurückschrumpfen, somit in beiden Fällen die Bewegungsrichtung der Kraftlinien entgegengesetzt ist, haben Schließungs- und Öffnungsstrom eine verschiedene Richtung, *der faradische Strom ist ein Wechselstrom.*

Bei der Schließung und Öffnung wird stets die gleiche Elektrizitätsmenge induziert, *physikalisch* sind daher die beiden Stromstöße gleich wirksam, *physiologisch* hat aber der *Öffnungsschlag* eine *stärkere* Wirkung. Maßgebend dafür ist die **Unsymmetrie der beiden Schläge,** deren Kurvenform Abb. 106 unten zeigt. Der Schließungsschlag *SS* dauert länger als der Öffnungsschlag *OeS*; die für beide Schläge gleiche Elektrizitätsmenge muß daher beim Schließungsschlag *SS* in *längerer*, beim Öffnungsschlag in *kürzerer* Zeit abfließen, weshalb der Öffnungsschlag eine größere Amplitude erreicht; auch ist beim letzteren die Anstiegssteilheit größer. Größere Amplitude und größere Anstiegssteilheit sind die Ursache der größeren physiologischen Wirkung des Öffnungsschlages. Die Unsymmetrie der beiden Induktionsschläge ist auf die *Selbstinduktion* in der Primärspule zurückzuführen. Ebenso wie in der Sekundärspule entstehen *auch in der Primärspule* Induktionsströme („*Extraströme*", „*Selbstinduktionsströme*"), von denen der *Schließungs-*

extrastrom (Schließungs-Selbstinduktionsstrom) über die Batterie abfließen kann. Da er dem Primärstrom *entgegengesetzt* gerichtet ist, schwächt er diesen für die Dauer seines Fließens; wie Abb. 106 oben zeigt, erreicht daher der Primärstrom nur verzögert seine volle Stärke. Entsprechend der langsameren Entwicklung des Primärstromes bei der Einschaltung ist auch die Induktionswirkung verzögert und der Schließungsschlag in der *Sekundärspule* von längerer Dauer, von langsamerem Anstieg, aber auch von kleinerer Amplitude. Der *Öffnungs-extrastrom* (Öffnungs-Selbstinduktionsstrom) kann gewöhnlich *nicht* fließen, da der Weg über die Batterie *unterbrochen* ist; er beeinflußt daher den Primärstrom gewöhnlich nicht, der demnach bei Stromausschaltung *plötzlich* zusammenbricht (Abb. 106 oben) und den Öffnungsschlag in der *Sekundär*-spule mit bloß kurzer Stromflußzeit, großer Anstiegssteilheit und großer Amplitude induziert. Zur Abnahme der Extraströme etwa für Reizzwecke sind am Schlittenapparat zwei besondere Klemmen *ESK* (Abb. 105) angebracht, welche eine Verbindung mit der Primärspule unter Umgehung des WAGNER-

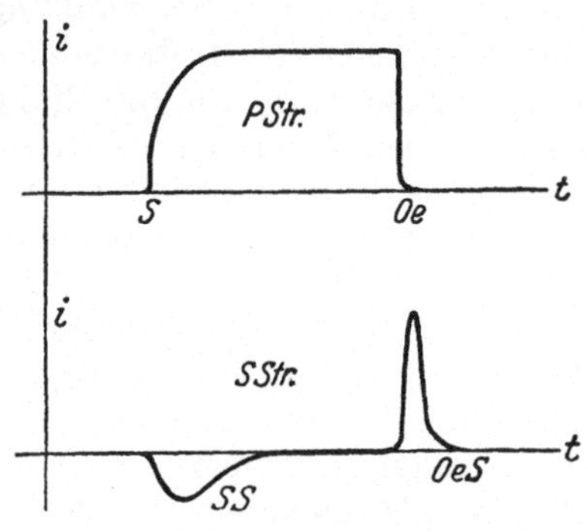

Abb. 106. Kurvenverlauf des Primärstromes (*PStr*) u. des Sekundärstromes (*SStr*) eines Induktoriums.
S Schließung, *Oe* Öffnung des primären Stromes; *SS* Schließungsschlag; *OeS* Öffnungsschlag.

schen Hammers herstellen. Da Extraströme allerdings kaum mehr verwendet werden, sind diese Klemmen für eine Strom-*ableitung* ohne wesentliche Bedeutung; sie sind aber für die *Zuleitung* des Primärstromes dann wichtig, wenn der WAGNER-sche Hammer zur Reizung mit *einzelnen* Induktionsschlägen ausgeschaltet bleiben muß.

Der in die Primärspule eingeschobene Eisenkern *EK* (Abb. 105) — der zur Verringerung der Wirbelströme aus einzelnen, gegeneinander durch einen Schellacküberzug isolierten Drähten besteht („unterteilter Eisenkern“) —, konzentriert das magnetische Feld und erhöht die Induktionswirkung. Wird er ganz oder teilweise herausgezogen, so wird eine **Schwächung der Induktionsströme** erzielt. Ebenso kann eine Schwächung durch Verschieben der Sekundärspule im Schlitten — von der Primärspule weg —, erfolgen, weil mit zunehmender Entfernung von der Primärspule immer weniger Kraftlinien die Sekundärspule schneiden. Eine weitere Schwächung des faradischen Stromes könnte auch durch Verringern des Primärstromes (Einschaltung eines Schiebewiderstandes in den Primärstromkreis) erfolgen oder auch durch Verdrehen der aus dem Schlitten genommenen Sekundärspule gegen die primäre. Die gewöhnliche Stärkeregelung der Induktionsströme erfolgt durch *Verschieben* der Sekundärspule, wobei man die Reizstärke als *Rollenabstand* zwischen Primär- und Sekundärspule in Zentimetern — oder bei den Schlittenapparaten der Elektrotherapiegeräte in Graden des Einstellknopfes —, angibt; allerdings sagen diese Zahlen nichts über die wirkliche Reizstromstärke aus und es besteht zwischen den Zentimetern Rollenabstand bzw. den Skalengraden und der Reizstärke keine geradlinige Beziehung.

Bei Reizung mit faradischen Strömen gerät ein Muskel in eine Dauerkontraktion (*Tetanus*). Um eine Einzelkontraktion (*Zuckung*) auszulösen, darf nur ein Einzelreiz, also nur *ein* Schließungs- oder Öffnungsschlag allein, den Muskel treffen; da dem Öffnungsschlag infolge seiner größeren Amplitude und größeren Anstiegssteilheit eine stärkere Reizwirkung als dem Schließungsschlag zukommt, werden zur Einzelreizung meistens Öffnungsschläge benützt.

Zur **tetanisierenden Reizung** mit faradischen Strömen wird daher der Primärstrom der Primärspule über die *unteren* Klemmen PSK_1 und PSK_2 (Abb. 105) zugeleitet, wobei der WAGNERsche Hammer spielt; an die Sekundärklemmen SSK schließt man vorerst einen Stromschlüssel in *Kurzschlußschaltung* an, zu dem das Präparat parallel gelegt wird (Abb. 104). Die Reizgebung erfolgt dann durch *Öffnen* dieses Kurzschlußschlüssels.

Zur **Reizung mit Einzelschlägen** darf der WAGNERsche Hammer *nicht* in Betrieb sein. Stromschluß und Stromunterbrechung im Primärkreis müssen vielmehr in langsamer Folge durch Bedienung des Schlüssels im Primärkreis (zweckmäßig eines Quecksilberschlüssels) mit der Hand bewirkt werden. Zur Umgehung des WAGNERschen Hammers wird daher der Primärstrom der Primärspule bei den *oberen* Klemmen ESK (Abb. 105) zugeleitet.

Da häufig das Induktorium kurz nacheinander sowohl zur Einzelreizung als auch zur frequenten tetanisierenden Reizung gebraucht wird, ist es zweckmäßig, im Primärkreis von vorn herein eine Umschaltvorrichtung vorzusehen. Als solche wird am besten eine Wippe oder ein Doppelschlüssel benützt, welche mit den Achsenklemmen an die Batterie angeschlossen werden, während je ein Paar der Seitenklemmen mit den *unteren* bzw. *oberen* Primärstromklemmen in Verbindung steht. Eine solche Schaltung ist in Abb. 29 bereits dargestellt worden.

Die Störungen, welche der oft launenhafte WAGNERsche Hammer verursacht, und auch die geringe Möglichkeit der Frequenzänderung haben zum Ersatz des faradischen Stromes durch **rhythmische Kondensatorentladungen** — vor allem für die Zwecke der Elektrotherapie und bei wissenschaftlichen Untersuchungen —, geführt. Diese Entladungen werden nach Abb. 107 in der Weise erzeugt, daß ein Kondensator K von einer Gleichspannungsquelle GSQ über einen regelbaren hohen Widerstand W_a allmählich aufgeladen wird; parallel zu K liegt ein als Spannungsteiler

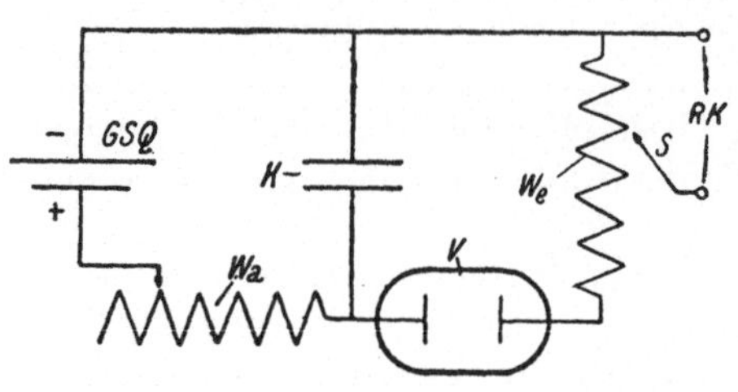

Abb. 107. Die Grundschaltung zur Erzeugung rhythmischer Kondensatorentladungen bei neuzeitlichen Elektrotherapiegeräten.

GSQ Gleichspannungsquelle (100—150 V, meist Netzgleichrichter); *K* Kondensator; *RK* Abnahmeklemmen für den Reizstrom; *S* Schleifer des Spannungsteilers; *V* elektrisches Ventil (Glimmröhre, Gastriode); *Wa* Aufladewiderstand; *We* Entladewiderstand (Spannungsteiler).

geschalteter Entladungswiderstand W_e und ein elektrisches Ventil V (Glimmröhre, Gastriode). Bis zur sog. *Zündspannung* läßt das Ventil keine Ladung abfließen; ist aber die allmähliche Aufladung des Kondensators bis knapp über diesen Wert gediehen, so *ionisiert* das Ventil und leitet die Ladung schnell über W_e ab, worauf es dann infolge des Sinkens der Spannung am Kondensator wieder *sperrt* und sich das Spiel der Auf- und Entladung wiederholt („*Kippschwingungen*"). Die Entladungsfrequenz ist durch die Größe von W_a einstellbar; die Stromstöße können im Nebenschluß von W_e bei den Reizstromklemmen RK abgenommen und durch die Stellung des Schleifers S in ihrer Stärke von null aus geregelt werden. Bei dieser Anordnung besteht der frequente Strom aus Stößen *gleichbleibender* Richtung; wird W_e durch eine Primärspule ersetzt, die mit einer verschieblichen Sekundärspule eisenlos gekoppelt ist, so werden Stromstöße mit abwechselnd entgegengesetzter Richtung und praktisch symmetrischer Form erhalten (neuzeitliche Elektrotherapiegeräte). Zur Messung der Reizstromstärke können in den Reizkreis Gleichstrom- bzw. Wechselstrommilliamperemeter (je nach der Ankopplung des Präparates über einen Spannungsteiler oder eine Spule) eingeschaltet werden. Über die Vorteile solcher Geräte wurde schon auf S. 152 berichtet.

Sachverzeichnis.

Zwischen ( ) gesetzte Seitenzahlen verweisen auf Seiten, welche Abbildungen zu dem betreffenden Schlagwort enthalten.